Innovation im Arzneimittelmarkt

Springer

*Berlin
Heidelberg
New York
Barcelona
Hongkong
London
Mailand
Paris
Singapur
Tokio*

Jürgen Klauber   Helmut Schröder
Gisbert W. Selke (Hrsg.)

Innovation im Arzneimittelmarkt

Mit Beiträgen von
Jürgen Bausch, Manfred Erbsland, Liselotte von Ferber,
Uwe Fricke, Ingeborg Geisler, Claudia A. Habl,
Wolfgang Hartmann-Besche, Wolfgang Kaesbach,
Angelika Kiewel, Ingrid Köster, Donald Macarthur,
Frank W. Münnich, Klaus Quiring, Ingrid Rosian,
Birger Rostalski, Norbert Schleert, Sebastian Schneeweiß,
Helmut Schröder, Ingrid Schubert, Gisbert W. Selke,
Volker Ulrich, Sabine Vogler, Eberhard Wille

Mit 35 Abbildungen und 24 Tabellen

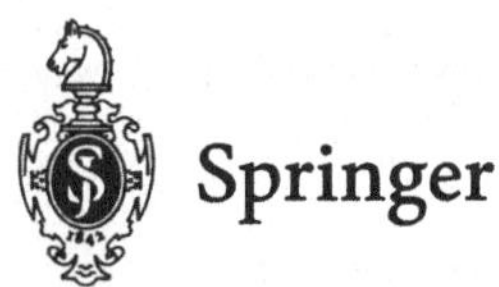

Springer

Herausgeber
Jürgen Klauber
Helmut Schröder
Gisbert W. Selke

Wissenschaftliches Institut der AOK (WIdO)
Kortrijker Straße 1
53177 Bonn

ISBN-13:978-3-642-64129-9 Springer-Verlag Berlin Heidelberg New York

Die Deutsche Bibliothek – CIP-Einheitsaufnahme
Innovation im Arzneimittelmarkt / Hrsg.: Jürgen Klauber .... - Berlin ; Heidelberg ; New York ;
Barcelona ; Hongkong ; London ; Mailand ; Paris ; Singapur ; Tokio : Springer, 2000
  ISBN-13:978-3-642-64129-9   e-ISBN-13:978-3-642-59796-1
  DOI:10.1007/978-3-642-59796-1

Springer-Verlag Berlin Heidelberg New York
ein Unternehmen der BertelsmannSpringer Science+Business Media GmbH
© Springer-Verlag Berlin Heidelberg 2000
Softcover reprint of the hardcover 1st edition 2000

Wichtiger Hinweis: Die Erkenntnisse in der Medizin unterliegen laufendem Wandel durch Forschung und klinische Erfahrungen. Sie sind darüber hinaus vom wissenschaftlichen Standpunkt der
Beteiligten als Ausdruck wertenden Dafürhaltens geprägt. Wegen der großen Datenfülle sind Unrich-
tigkeiten gleichwohl nicht immer auszuschließen. Alle Angaben erfolgen insoweit nach bestem
Wissen.

Die Wiedergabe von Gebrauchsnamen, Warenbezeichnungen usw. in diesem Werk berechtigt auch
ohne besondere Kennzeichnung nicht zu der Annahme, daß solche Namen im Sinne der Warenzei-
chen- und Markenschutzgesetzgebung als frei zu betrachten wären und daher von jedermann benutzt
werden dürften.

Produkthaftung: Für Angaben über Dosierungsanweisungen und Applikationsformen kann vom
Verlag keine Gewähr übernommen werden. Derartige Angaben müssen vom jeweiligen Anwender im
Einzelfall anhand anderer Literarturstellen auf ihre Richtigkeit überprüft werden.

Umschlaggestaltung: *design & production*, Heidelberg
Satz: Reproduktionsfertige Vorlage der Herausgeber
Gedruckt auf säurefreiem Papier   SPIN: 10772853   14/3130/ag – 5 4 3 2 1 0

Vorwort

Unter Innovation versteht man im Arzneimittelmarkt die Schaffung neuer Produkte. Dies führt dazu, dass die Arzneimittelversorgung permanent erneuert wird und einstmals unbehandelbare Erkrankungen durch die medikamentöse Behandlung zu einer Heilung bzw. zu einer Linderung führt. Auch wenn dieser Fortschrittsgedanke manche Risiken in sich birgt, wie an dem Beispiel von Contergan deutlich wurde, ist der Fortschritt auch in diesem Markt unaufhaltsam. Für Gesellschaften, die danach streben Krankheit und Gebrechen von ihrer Bevölkerung abzuwenden, ist das Ergebnis der Forschungs- und Entwicklungsaktivitäten der pharmazeutischen Industrie von zentraler Bedeutung.

Mit dem Prozess der Arzneimittelinnovation sind entsprechende Hoffnungen aller Beteiligten im Gesundheitswesen verbunden:

- Die Patienten erhoffen sich dadurch eine Heilung ihrer Krankheit,

- die Ärzte Therapiefortschritt und einen größeren Heilungserfolg ihrer Patienten,

- die pharmazeutischen Hersteller einen guten Markterfolg, der entweder durch die Menge oder den Preis bestimmt wird,

- die Krankenkassen als Bündelungsinstanzen der Versicherteninteressen einen größeren Heilungserfolg, der möglichst kostengünstig erbracht wird und

- schließlich der Gesetzgeber ein leistungsstarkes und finanzierbares Gesundheitswesen im Hinblick auf die Abwägung aller gesellschaftlicher Interessen.

Die Konflikte im bundesdeutschen Arzneimittelmarkt sind damit systemimmanent. Es zeigt sich vor allem eine klare ökonomische Konfliktlinie zwischen den Gewinnerwartungen der pharmazeutischen Industrie auf der einen Seite und den Wirtschaftlichkeitsbemühungen der Krankenkassen auf der anderen Seite.

Den sozialgesetzlichen Rahmen für eine ökonomische Berücksichtigung von Innovationen in der Arzneimittelversorgung bildet in Deutschland die Festlegung des § 84 SGB V. Innovation auf der einen und bestehende Wirtschaftlichkeitsreserven auf der anderen Seite sind hier zwei zentrale Parameter, die bei der Fortschreibung von Arzneimittelbudgets zu berücksichtigen sind und die ausgesprochen kontrovers diskutiert werden.

Vor diesem Hintergrund haben wir uns entschlossen, mit dem vorliegenden Reader das Thema „Innovation im Arzneimittelmarkt" für die weitere Diskussion aufzubereiten. Die ersten von insgesamt 13 Originalbeiträgen gehen insbesondere der Frage nach, was international unter Innovation im Arzneimittelmarkt verstanden wird und wie sich der jeweilige nationale Umgang im Hinblick auf Finanzierung und Art und Grad der Reglementierung gestaltet. Es finden sich Analysen zu Japan, British Columbia, England, Frankreich, Italien und Deutschland.

Die Beiträge im zweiten Teil fokussieren auf die deutsche Diskussion, wobei die unterschiedlichen Perspektiven von Pharmakologen, Epidemiologen, Ökonomen,

Ärzten sowie der Gesetzlichen Krankenversicherung zu Wort kommen. Die Beiträge gehen unter anderem den Fragen nach, was innovative Arzneimittel sind, wie die Gewinnerwartungen der pharmazeutischen Industrie aussehen, wie die Ärzte die optimale Arzneimittelversorgung unter Budgetdruck sicherstellen und wie die Gesetzliche Krankenversicherung den zukünftigen Finanzierungsherausforderungen durch neuartige Arzneimittel begegnen kann.

Die Rezeption der internationalen Erfahrungen und die facettenreiche Aufbereitung der deutschen Diskussion liefern eine Zusammenstellung des momentanen Wissens- und Diskussionsstandes zum Thema „Innovation im Arzneimittelmarkt". Wir hoffen, mit diesem Buch einen Beitrag zur Versachlichung der Thematik zu leisten und dass dieser Reader bei allen Marktbeteiligten im Gesundheitswesen auf ein breites Interesse stoßen wird.

Unser Dank geht an alle Autoren, die trotz knapper Termine an diesem Buch mitgewirkt haben. Weiterhin danken wir denen, die uns bei der Fertigstellung des Buches tatkräftig unterstützt haben. Dabei gebührt der Dank insbesondere Heidi Klinger, Ulla Mielke, Hans-Peter Metzger und Susanne Sollmann im Wissenschaftlichen Institut der AOK (WIdO), die durch das Übersetzen, Erfassen und Gestalten der Texte zum Gelingen dieses Buchprojektes beigetragen haben. Schließlich möchten wir uns bei Herrn Dr. Mager und Frau Dr. Segräfe beim Springer-Verlag für die kompetente Planung und Betreuung dieses Buches bedanken.

Königswinter, Wachtberg-Ließem und Bonn, im Mai 2000
J. Klauber
H. Schröder
G. W. Selke

Inhaltsverzeichnis

Kapitel 7
Innovatorischer Wettbewerb auf dem Arzneimittelmarkt
FRANK W. MÜNNICH

Kapitel 8 ....
**Arzneimittelinnovationen im Spannungsfeld zwischen Versorgung
und Budgetierung**
JÜRGEN BAUSCH

Kurzzusammenfassungen

1 Japan

DONALD MACARTHUR

Die gesamte Kultur Japans, seine Regelungssysteme und die ärztlichen Verschreibungsgewohnheiten stehen Innovationen sehr aufgeschlossen gegenüber. Insbesondere die Mechanismen zur Festsetzung und regelmäßigen Überprüfung der Arzneimittelpreise sind stets ein wesentlicher Ansporn für pharmazeutische Forschung und Entwicklung gewesen. Innovative Produkte mit therapeutischen Vorteilen erhalten Preiszuschläge bei der Zulassung, während spätere Preisabsenkungen die überaus wichtigen Rabatte auffressen, die die Leistungserbringer einbehalten können. Dadurch wird die wirtschaftliche Lebensspanne der Produkte verringert und die Suche nach Nachfolger-Wirkstoffen verstärkt. Eine weitere Motivation bildet der Wunsch einheimischer Hersteller, in die Märkte anderer Länder vorzudringen.

Bis vor wenigen Jahren war Japan der weltweite Marktführer bei der Einführung neuer Produkte. Mittlerweile ist das Zulassungsverfahren in Folge einer Serie von Arzneimittelskandalen jedoch gelähmt. Hinzu kommen praktische Schwierigkeiten bei der Umsetzung härterer GCP-Anforderungen sowie neue Regelungen, die die Preiszuschläge für „Me-too"-Produkte abgeschafft haben. Die Zahl der Neuzulassungen ließ stark nach, begann im Jahre 1999 jedoch wieder in dem Maße zu steigen, wie Krankenhäuser mit GCP-Untersuchungen vertrauter wurden. Als Folge des ICH-Prozesses ließ das Gesundheitsministerium zudem in erheblich größerem Maße auch die Nutzung ausländischer klinischer Daten zu. Angesichts einer Einjahresfrist für die Zulassungsprüfung neuer Wirkstoffe, die ab April 2000 eingehalten werden soll, sind die Zukunftsaussichten für Innovationen rosig.

2 Britisch Columbia

SEBASTIAN SCHNEEWEIß

Neue Arzneimittel (AM) durchlaufen in British Columbia drei Stufen bis zu einer Entscheidung über ihre Erstattungsfähigkeit und damit zu einer breiten Anwendung: (1) Zulassung basierend auf Wirksamkeit und Sicherheit, (2) Preisregulierung patentgeschützter Wirkstoffe basierend auf Kosten- und Innovationsüberlegungen und (3) Aufnahme in die provinzspezifischen *formularies*, die auf Kosten-Effektivitäts-Überlegungen basieren. Für Deutschland könnte eine eng gefasste *formulary* zu weiteren Entlastungen führen, wenn die Aufnahme in diese Liste erstattungsfähiger Medikamente ausschließlich durch wissenschaftlich fundierte Kosten-Effektivitäts-Analysen entschieden wird. Insbesondere neu zugelassene Wirkstoffe sollten diesbezüglich untersucht werden, da hier die existierenden Mechanismen der Festpreise nicht greifen. Eine *formulary* kann in Kombination mit AM-Budgets zu effizienterem Verschreiben führen. Der wirtschaftliche Gewinn kann jedoch geringer als erhofft ausfallen, da (konsequent eingehaltene) AM-Budgets ja bereits ein Anreiz für effizientes Verschreiben sein sollten.

3 Frankreich, Großbriannien, Italien

INGRID ROSIAN, SABINE VOGLER UND CLAUDIA HABL

Der Beitrag analysiert, welche Bedeutung innovativen bzw. neuen Arzneimitteln in drei europäischen Pharma-Ländern zukommt. Untersucht werden dabei die Arzneimittelsysteme der bedeutenden Pharma-Produktionsländer Frankreich, Italien und Großbritannien – letzteres ist EU-Spitzenreiter bei der Entwicklung neuer Wirkstoffe. Die Autorinnen gehen den Fragen nach, welche Charakteristika ein neues Arzneimittel als innovativ ausweisen, wie der regulatorische Rahmen für neue Arzneimittel ausgestaltet ist, ob Anreize für Innovationen gesetzt werden (z. B. höhere Preise). Die Ergebnisse einer empirischen Erhebung anhand von 20 neuen Wirkstoffen verdeutlichen, inwieweit die neuen Arzneimittel auch in den untersuchten Ländern verfügbar sind und welche Kosten von den Krankenkassen bzw. dem Nationalen Gesundheitsdienst übernommen werden. Der Beitrag schließt mit einem Vergleich der Preise von neuen, identischen Arzneimittel in den drei untersuchten Ländern.

4 Deutschland

ANGELIKA KIEWEL UND BIRGER ROSTALSKI

Der Beitrag von Kiewel und Rostalski stellt die gesetzlichen und vertraglichen Rahmenbedingungen dar, unter denen die Arzneimittelversorgung in Deutschland erfolgt. Die Qualität der neu in den Markt tretenden Mittel wird analysiert und die methodischen Probleme bei der Bewertung von Innovationen werden aufgezeigt. Patentgeschütze Arzneimittel in Deutschland sind teuer; sie bieten häufig nur einen marginalen therapeutischen Fortschritt und werden zu schnell über das medizinisch gebotene Maß hinaus eingesetzt. Die bestehenden Instrumente wie Budgets, Arzneimittelrichtlinien oder Negativliste steuern das Versorgungsgeschehen nur unzureichend. Die Autoren machen Vorschläge, wie die Qualität sowohl mit Blick auf das Arzneimittelangebot – die Strukturqualität – als auch die Prozesss- und Ergebnisqualität verbessert werden kann.

5 Arzneimittelinnovationen – Neue Wirkstoffe: 1978 – 1999 Eine Bestandsaufnahme

UWE FRICKE

Seit Inkrafttreten des Gesetzes zur Neuordnung des Arzneimittelrechts (AMG '76) sind ausführliche Darstellungen pharmakologischer und klinischer Daten nach 1978 in den Markt eingeführter Fertigarzneimittel mit neuen Wirkstoffen sowie eine Bewertung ihres Innovationsgrades periodisch veröffentlicht worden. Das hierzu verwendete Klassifikationsschema wird vorgestellt und die Methodik am Beispiel der ACE-Hemmer erläutert. Eine zusammenfassende Darstellung zeigt, dass etwa die Hälfte der neuen Wirkstoffe einen therapeutischen Fortschritt gegenüber jeweils aktuell im Markt befindlichen Arzneimitteln darstellt, der Rest zeigt dagegen keine wesentlichen Vorteile. Die Fertigarzneimittel mit neuen Wirkstoffen hatten 1998 einen Anteil von ca. 20 % an den insgesamt zu Lasten der GKV verordneten Arzneimittel. Der Umsatz war mit 40 % doppelt so hoch.

Am häufigsten wurden sog. Analogpräparate verordnet. Vorteilhaft sind – bei gleicher Wirksamkeit gegenüber bereits früher eingeführten innovativen Substanzen ähnlicher Struktur – die oft niedrigeren Kosten dieser Arzneimittel.

6 Markteinführung von Innovationen

KLAUS QUIRING UND INGEBORG GEISLER

Innovationen im Arzneimittelbereich werden durch administrative Verfahren so wenig wie vertretbar an einem raschen Marktzugang gehindert – dies gilt für das deutsche ebenso wie für die supranationalen europäischen Zulassungsverfahren, mit denen die nationalen Verfahren zunehmend abgelöst werden. Die besondere Problematik bei der Einführung von Innovationen in die Therapie liegt darin, dass der durch sie erzielbare therapeutische Fortschritt nicht notwendigerweise gesichert zu sein braucht und dass insbesondere seltenere Risiken nicht ausgeschlossen werden können. Arzneimittelentwicklungen für seltene Krankheiten (orphan drugs), die für Firmen der pharmazeutischen Industrie nicht notwendigerweise von ökonomischem Interesse sind, werden durch besondere wirtschaftliche Anreize zu induzieren versucht.

7 Innovatorischer Wettbewerb auf dem Arzneimittelmarkt

FRANK W. MÜNNICH

Innovation und Wettbewerb sind zu beliebten Wieselworten in der politischen und in der gesundheitspolitischen Diskussion geworden. Sie werden je nach Standort und Absicht ganz unterschiedlich gebraucht. Der wirtschaftliche Begriff von Innovation geht auf die Untersuchungen Schumpeters über die wirtschaftliche Evolution zurück. Danach sind Innovationen erfolgreich durchgesetzte Veränderungen der volkswirtschaftlichen Produktionsbedingungen, die die gesamtgesellschaftliche Produktivität erhöhen. Neue Arzneimittel, die in diesem Sinne Produktinnovationen darstellen, werden heutzutage von einem komplexen Netzwerk verschiedenster Akteure bewirkt, in denen die beteiligten forschenden Arzneimittelhersteller die Produktmanager darstellen. Kennzeichnend hierfür ist die simultan und parallel betriebene Forschung (Ziel: Entdeckung) und Entwicklung (Ziel: Anwendungsreife) mit vielfältigen zirkulären Vernetzungen und „Rückversetzungen". Der innovative Erfolg lässt sich daher nicht mehr eindeutig einzelnen Forschern, Unternehmen oder Produkten zurechnen.

8 Arzneimittelinnovationen im Spannungsfeld zwischen Versorgung und Budgetierung

JÜRGEN BAUSCH

Dieser Beitrag beschreibt das bestehende und zukünftige Spannungsfeld, dem sich der Arzt bei der Verordnung von Innovationen in der therapeutischen Praxis gegenübersieht. Die Budgetierung löst deutlichen Rationierungsdruck aus, dem nur begrenzt durch Ausschöpfung von Wirtschaftlichkeitsreserven begegnet werden kann. Erschwert wird dies dem Arzt in der Praxis durch fehlende Rationalisierungsedukation und die Marketingstrategien der pharmazeutischen Industrie.

Natürlich ist nicht jedes neue Patent eine pharmakologische Innovation. Selbst pharmakologische Innovationen sind nicht unbedingt praxisrelevant, können sich sogar wie bei dem Grippemittel Zanamivir als untauglich für die Praxis erweisen.

Gleichwohl stellen innovative Entwicklungen eine zentrale Herausforderung dar. Dies betrifft u.a. die Verlagerung von teuren Spezialpräparaten aus dem stationären Sektor in die ambulante Praxis (AIDS, Krebs, Multiple Sklerose, Hepatitis B und C, Transplantationsnachsorge) und kostentreibende Entwicklungen im Bereich der therapeutischen Innovation (z. B: ACE-Hemmer, Diabetes-Versorgung). Für die Jahre seit 1990 wird eine jährliche Innovationskomponente zwischen 3% und 4% postuliert. Es rollt eine Innovationsbombe an, da die Industrienationen vor der Zulassung einer Reihe von hochpreisigen, meist gentechnisch hergestellten, hochwirksamen Innovationen stehen. Verschärft wird diese Herausforderung durch den generellen Umgang mit Arzneimitteln in der Konsumgesellschaft, insbesondere auch Life-Style-Innovationen.

Am Ende des Beitrags steht die offene Frage, wie der Zugang zu hilfreichen Innovationen zukünftig gesteuert werden kann, wenn sie finanziell jeden Rahmen sprengen, welche Maßnahmen Politik und Krankenkassen ergreifen sollten, damit die Ärzte hier nicht allein gelassen werden.

9   Die Verordnung neuer Arzneimittel – ein Thema für Pharmakotherapiezirkel Innovationen – ein neuer Topos in der Diskussion über die Gesundheitsreform

INGRID SCHUBERT, INGRID KÖSTER UND LISELOTTE VON FERBER

Jedes Jahr werden zahlreiche neue Fertigarzneimittel auf den Markt gebracht. Zum Zeitpunkt der Markteinführung liegen in der Regel keine vom Hersteller unabhängig ermittelten Nutzen-Risiko-Bewertungen und nur selten vergleichende Therapiestudien vor. Der Beitrag befasst sich deshalb mit dem „doppelten Dilemma", das diese Situation (vor allem) für Hausärzte hervorruft: Sie müssen eine Entscheidung für oder gegen den Einsatz eines neuen Produktes oftmals auf einer unzureichenden Informationsbasis fällen und laufen Gefahr, bei einer Nichtverordnung dem Vorwurf ausgesetzt zu werden, dem wissenschaftlichen Fortschritt nicht angemessen Rechnung zu tragen bzw. aus rein ökonomischen Gründen eine Verordnung neuer und teurer Präparate nicht vorzunehmen. Hilfestellung in diesem Dilemma können hier die Pharmakotherapiezirkel anbieten. Die Reflexion der Verordnungsdaten im Zirkel sensibilisiert für diese Thematik. Im kollegialen Erfahrungsaustausch werden Entscheidungshilfen für die Verordnung gemeinsam formuliert und der Stellenwert der neuen Arzneimittel sachlich diskutiert.

10   Ökonomische Bewertung von Arzneimittelinnovationen

MANFRED ERBSLAND, VOLKER ULRICH UND EBERHARD WILLE

Das Gesundheitsstrukturgesetz (GSG) führte 1993 die Budgetierung auf dem Arzneimittelmarkt in Form des Arznei- und Heilmittelbudgets ein. Einen Anpassungsfaktor für das Arzneimittelbudget bildet die Innovationskomponente. Ihr kommt dabei grundsätzlich die Bedeutung zu, den finanziellen Spielraum zu schaffen, der erforderlich ist, um den anerkannten technischen Fortschritt für den Patienten verfügbar zu machen. Der Beitrag stellt einen Ansatz zur Berechnung der Innovationskomponente vor, wobei zur Abgrenzung der Innovationsphase ein mikroökonomischer Marktansatz zugrunde gelegt wird. Die reale Innovationskomponente, d. h. die um Preisänderungen bereinigte Umsatzsteigerung der innovativen Wirkstoffe, betrug 1995 und 1996 rund 3 %. Der Marktansatz bildet eine Alternative und möglicherweise eine sinnvolle Ergänzung zu stärker pharmakologisch-therapeutisch orientierten Konzepten, die auf Expertenurteilen aufbauen.

11 Finanzierbarkeit von Innovationen im GKV-Markt

WOLFGANG KAESBACH UND NORBERT SCHLEERT

Die Diskussion um die finanziellen Wirkungen von Arzneimittelinnovationen hat sich unter dem Budget und den Richtgrößen zunehmend intensiviert. Von Ärzte- und Industrieseite wird argumentiert, dass Budgetüberschreitungen durch neue, teure Arzneimittel oder neue Therapieansätze zwingend verursacht sind. Dabei ist nicht alles, was von Ärzten und Industrie als neu verkauft wird, wirklich neu und Innovationen sind bei diesen Neuheiten immer noch die Ausnahme. Um die Spreu vom Weizen zu trennen und auch zukünftig die finanziellen Mittel für Innovationen über die Gesetzlichen Krankenversicherungen bereitstellen zu können, sind deshalb Kosten-Nutzen-Analysen zur Bewertung der Arzneimittel einzuführen. Im Ergebnis sollen damit mittelfristig nur Arzneimittel mit einer ausreichenden Kosten-Nutzen-Relation in den Leistungskatalog der Gesetzlichen Krankenversicherung übernommen werden.

12 Innovation: Kosten und Gewinnspannen

WOLFGANG HARTMANN-BESCHE

Die Voraussetzung für Entscheidungen der Nachfrageseite (GKV) in Bezug auf die Versorgung mit Arzneimitteln ist Transparenz des Marktgeschehens. In diesem Feld haben die Krankenkassen in den letzten Jahren ein Instrumentarium aufgebaut, dass mit einer differenzierten Komponentenzerlegung die Mengen-, Preis- und Strukturentwicklungen der Arzneiversorgung sichtbar macht. Hieraus wurden in der Vergangenheit Möglichkeiten der Bewertungen geschöpft und politisch neue Instrumente generiert, die eine Beeinflussung der Kostenentwicklung möglich machten. Die nächsten Schritte dieser Entwicklung laufen auf eine Bewertung der innovativen Kraft neuer Arzneimittel hinaus, die sich in Beziehung setzen lassen muss zu dem geforderten Preis. Die entscheidende Frage nach dem Zusatznutzen zu etablierten Therapieformen muss in einem Markt, dessen Zahler die Solidargemeinschaft ist, in Bezug auf den Preis beantwortet werden. Hier werden Steuerungsmechanismen vorgeschlagen, die in Anlehnung an die Festbeträge Erstattungsgrenzen für neue Arzneimittel festlegen und diese gegebenenfalls bei Sprunginnovationen unter Berechnung von Produktionskosten, angemessenen Aufwendungen für Marketing und für die Refinanzierung von Forschung und Entwicklung bestimmen.

13 Lebenszyklen von Arzneimittelinnovationen

HELMUT SCHRÖDER UND GISBERT W. SELKE

Die Diskussion über Innovationen im Arzneimittelmarkt der Vergangenheit steht im Zusammenhang mit den Forderungen von Ärzte- und Industrieseite, dass Innovationen bei der Anpassung der Arzneimittelbudgets/Richtgrößen zu berücksichtigten sind. Die bisher vorgelegten Ansätze vernachlässigen die Frage, ob wirklich jeder neue Wirkstoff eine Innovation darstellt. Bei der Analyse der letzten Jahre wird deutlich, dass den Me-too-Präparaten ein großer Anteil an der Ausgabendynamik zuzurechnen sind. Daneben zeigt sich, dass Lebenszyklen mit den typischen Entwicklungsphasen wie Markteintritt, Marktdurchdringung und Marktsättigung im Arzneimittelmarkt nicht systematisch anzutreffen sind. Die Preisfindung der pharmazeutischen Industrie für neue Arzneimittel orientiert sich somit nicht an dem Nutzen des neuen Produkts, sondern unterliegt allem Anschein nach marktexogenen Faktoren. Zukünftig muss – mit entsprechenden Steuerungsmechanismen – die Preisfindung wieder auf marktintrinsische Faktoren gelenkt werden, wobei als eine Möglichkeit unabhängige Kosten-Nutzen-Analysen genutzt werden können.

Kapitel 1
Japan

DONALD MACARTHUR[1]

Neuankömmlinge machen zuweilen Bemerkungen über die großen Mengen an durchaus brauchbarem Mobiliar, Elektrogeräten und anderen Konsumgütern, die an bestimmten Tagen des Monats auf der Straße stehen. Diese sind für die Sperrmüllsammlung bestimmt. Sie mögen zwar erst ein Jahr alt sein, aber fast neu ist halt nicht gut genug; ein heftiges Verlangen nach der allerneuesten Technologie scheint im japanischen Charakter tief verwurzelt zu sein. Second-Hand-Läden zielen hauptsächlich auf weniger anspruchsvolle *gaijin* (Ausländer).

Das gleiche gilt für verschreibungspflichtige Arzneimittel. Eine traditionell effiziente Regulierungsbehörde und ein unbeschränkter Zugang zum umfassenden, universellen japanischen Sozialversicherungssystem haben regelmäßig Neuaufnahmen ins Verzeichnis der erstattungsfähigen Medikamente begünstigt, so dass dieses zur Zeit etwa 14.000 Einträge stark ist. Die Patienten haben freie Arztwahl, egal ob niedergelassen oder im Krankenhaus, und die Vergütung der Leistungserbringer erfolgt im Allgemeinen nach Einzelleistungen. Es gibt keine Negativlisten, keine Festbeträge, keine Profitkontrollen der Hersteller, keine Ärztebudgets, keine Verschreibungsrichtlinien, keine Forderungen der Kostenträger nach ökonomischen Evaluationsdaten, keine langwierigen Aufnahmeprozeduren ins Arzneimittelverzeichnis, lediglich einen schwachen Wettbewerb durch Generika und – jedenfalls bis September 1997 – nur eine begrenzte Zuzahlungspflicht für Patienten.

Die Öffentlichkeit erwartet die besten und neuesten Medikamente und wird im Allgemeinen auch nicht enttäuscht; 28 % des Arzneimittelmarktes werden von Neuentwicklungen der letzten fünf Jahre eingenommen. Die Nachfrage nach neuen Produkten ist lange Zeit von der Werbetaktik der Arzneimittelindustrie, eine Flut von Menschen loszulassen, angeheizt worden. Zu einer wahren Armee von 45.000 Pharmareferenten kommen 40.000 „Marketingspezialisten" des Großhandels – das ergibt insgesamt 85.000 Verkäufer (und wenige Verkäuferinnen) für 210.000 potenziell verschreibende Ärzte, oder anders ausgedrückt ein Verhältnis von Repräsentanten der Pharmaindustrie zu Ärzten von 1:2,5.

Die Einführungspreise werden als hoch bezeichnet (auch wenn verlässliche Vergleichsdaten überraschend spärlich sind), obwohl sie im internationalen Vergleich wohl nicht so hoch sind wie das Verbrauchsvolumen. Nur wenige Patienten verlassen das Sprechzimmer eines Arztes ohne ein Medikament, und die meisten erhalten mehrere verschiedene Präparate. Nach einer vor einigen Jahren von

---

[1] Übersetzung: Susanne Sollmann

Verbraucherverbänden durchgeführten Studie lag die durchschnittliche Anzahl der verschriebenen Medikamente pro Arztbesuch bei fünf, bei älteren Patienten sogar bei zehn. Japan wandte 1997 1,5 % des Bruttoinlandprodukts für (sowohl verschreibungspflichtige als auch rezeptfrei gekaufte) Arzneimittel auf und steht damit hinter Frankreich auf Platz zwei der OECD-Länder. Kritische Bemerkungen, die Bevölkerung sei übermedikamentiert, hat den populären Ausdruck *kusurizuke* hervorgebracht, was wörtlich übersetzt „in Arzneimittel eingelegt" bedeutet.

Wichtige Ursachen für das hohe Verschreibungsvolumen und die Tendenz zu neueren Produkten liegen sowohl im Preissystem (siehe unten) als auch in der Erstattungsmethode. Der Einkauf von Pharmazeutika macht einen großen Anteil des Einkommens von Krankenhäusern und niedergelassenen Ärzte aus. Sie pflegen erfolgreich Medikamente zu Preisen einzukaufen, die unter dem Niveau der im Arzneimittelverzeichnis der staatlichen Krankenversicherung (*National Health Insurance*; NHI) ausgewiesenen Erstattungsbeträge liegen. Je härter der Preiswettbewerb zwischen den Herstellern ist, desto größer ist die Marge zwischen dem Großhandelspreis und dem erstatteten Preis, die als Kompensation für unzureichende Vergütung rein medizinischer Leistungen einbehalten werden kann. Die *yakkasa* , d. h. die Marge bei Arzneimittelpreisen, variiert zwischen unter 5 % (für Indikationsgruppen mit geringem Wettbewerb wie z. B. Krebsmedikamente) und über 50 % (z. B. für orale Antibiotika) und beträgt zur Zeit im gesamten Markt durchschnittlich 9 %.

Als 1987 die Regierung zum ersten Mal das Gesamtvolumen der *yakkasa* berechnete, ergab sich ein Betrag in Höhe von 1,3 Billionen Yen. Dies entsprach einer jährlichen Einnahme je Krankenhaus, Privatklinik oder Allgemeinarztpraxis von 700.000 DM – oder dem Doppelten des gesamten Arzneimittelmarktes in Spanien! Durch periodisch vorgenommene Preisrevisionen hat die Regierung versucht, diesen Überschuss zu drücken und die verzeichneten Preise näher an die tatsächlichen Marktpreise anzugleichen. Außer der Tatsache, dass die *yakkasa* die Verschreibungspraxis fördert, hat sie den perversen ökonomischen Effekt, dass die Nachfrage sich zu neueren, teureren Produkten hin verschiebt, bei denen höhere Margen einbehalten werden können. Sobald ein Produkt ein- oder zweimal eine Preisrevision erfahren hat, ist es oft schwer, seinen Absatz zu fördern, weil keine ausreichend große prozentuale Marge angeboten werden kann, die für den Kunden in absoluten Yen-Beträgen interessant wäre.

Nur drei oder vier Jahre nach ihrer Einführung in Japan erleben neue Produkte ihren Verkaufsgipfel, und die Hersteller müssen ihre Produktpalette ständig erneuern, um sich über Wasser zu halten. Nachahmerprodukte können bereits ein Jahr nach ihrer Einführung auf Kosten der Innovation einen beträchtlichen Marktanteil gewinnen.

1.1   Wachsende Bedeutung von Forschung und Entwicklung

Die führenden japanischen Pharmafirmen haben meist als lokale Vertreiber ausländischer Lizenzprodukte angefangen. Die Firma Takeda gründet 1959 das erste
Forschungs- und Entwicklungslabor, die meisten anderen Unternehmen folgten
bis Mitte der 60er Jahre.

Die langfristige Wettbewerbsposition der Pharmaindustrie wird heute von der
Produktentwicklung bestimmt und damit von ihrem Engagement und ihrer Kom-
petenz in Forschung und Entwicklung. Alles in allem investiert sie durchschnittlich 8 % des Umsatzes in Forschung und Entwicklung (50 % höhere Ausgaben als
die japanischen Elektronikkonzerne und dreimal soviel wie die Automobilin-
dustrie; siehe *Tabelle 1.1*), wobei die Top-Pharmakonzerne sogar noch größere
Summen investieren (*Tabelle 1.2*). Eine Umfrage unter den 86 Mitgliedsfirmen
des japanischen Verbandes der pharmazeutischen Industrie (*Japan Pharmaceutical Manufacturers Association*; JPMA) aus dem Jahre 1997 ergab, dass 24,5 %
der Ausgaben für Forschung und Entwicklung für Grundlagenforschung aufgewendet wurden, 32 % für angewandte Forschung und 43,5 % für Entwicklung.

Tabelle 1.1 Gesamtausgaben der japanischen Pharmaindustrie für Forschung und
Entwicklung 1975 – 1997

Fiskaljahr	F&E-Ausgaben in Mrd. Yen	Jährliche Verän- derungen in %	Anteil am Um- satz in %
1975	95,2	+ 20,3	4,91
1980	189,8	+ 7,3	5,45
1985	341,9	+ 15,8	7,04
1986	342,0	0,0	6,89
1987	380,7	+ 11,3	6,96
1988	416,2	+ 9,3	6,94
1989	456,0	+ 9,5	7,50
1990	516,1	+ 13,2	8,02
1991	590,1	+ 14,3	8,66
1992	643,4	+ 9,0	8,70
1993	629,2	- 2,2	8,23
1994	632,8	+ 0,6	7,79
1995	642,2	+ 1,5	8,03
1996	667,1	+ 3,9	8,11
1997	643,3	- 3,6	8,06

Quelle: JPMA Data Book 1999

Tabelle 1.2 Ausgaben für Forschung und Entwicklung der führenden Pharmafirmen 1997

Hersteller	Verkaufsrang	Ausgaben für F&E in Mrd. Yen	F&E/Verkäufe in %
Takeda	1	76,3	11,9
Sankyo	2	51,7	11,2
Yamanouchi	3	38,0	12,0
Daiichi	4	30,4	13,1
Eisai	5	41,4	16,0
Taisho	6	19,6	8,2
Shinongi	7	25,3	12,0
Fujisawa	8	32,6	15,1
Tanabe	9	20,6	11,3
Chugai	10	33,0	20,1

Quelle: JPMA Data Book 1999

In den 70er und 80er Jahren haben japanische Pharmafirmen ihr Engagement in der Forschung und Entwicklung nicht nur schneller als andere japanische Industriezweige erhöht, sondern auch schneller als ihre Pendants in den USA und in Europa. Zwischen 1975 und 1984 gab es beim F&E-Personal einen Anstieg um 55 %; der Anstieg beim gesamten Personal lag bei nur 29 %. Im gleichen Zeitraum verdoppelten sich die Ausgaben für F&E alle fünf Jahre. Die jährlichen Gesamtausgaben werden zur Zeit auf 650 Mrd. Yen (11,9 Mrd. DM) geschätzt, was einem Anteil von 20,4 % der Ausgaben von 1996 in der ganzen Welt entspricht, wodurch Japan hinter den USA (37,7 %) einen sicheren zweiten Platz einnimmt. Der Anteil der Investitionen in F&E am Bruttoinlandsprodukt (0,15 %) ist in Japan zugegebenermaßen geringer als in der Schweiz (0,52 %), Schweden (0,39 %), Dänemark (0,29 %), Großbritannien (0,28 %), Belgien (0,20 %), den USA (0,19 %) und Frankreich (0,18 %), aber anders als in den meisten dieser Länder liegt der Beitrag des japanischen Staates nicht höher als bei 10 % des Investitionsvolumens der Industrie.

Anreize in F&E zu investieren wurden durch die Politik der Regierung gesetzt, indem zum einen Preisaufschläge für innovative Produkte mit therapeutischen Vorteilen zugestanden und zum anderen bei bereits eingeführten Produkten drastische Preissenkungen durchgesetzt werden, so dass ihr ökonomisches Überleben erschwert wird. Das Bestreben, in Überseemärkte vorzustoßen, war ein anderer stimulierender Faktor.

Während Japan noch im Jahre 1984 bei den meisten neuen chemischen Wirkstoffen (*new chemical entities*; NCEs) von ausländischer Technologie abhängig war, erfreut es sich auf diesem Gebiet inzwischen eines Handelsüberschusses; 1997 wurden Patente und Know-How für schätzungsweise 61,2 Mrd. Yen (1,1 Mrd. DM) exportiert, während beides im Werte von 36,8 Mrd. Yen

(680 Mio. DM) importiert wurde. Obwohl Lizenzvergaben für ausländische Produkte immer noch einen bedeutenden Anteil haben, verlassen sich die führenden Konzerne immer mehr auf ihre eigenen Forschungsleistungen (*Tabelle 1.3*).

Tabelle 1.3 Anzahl und Ursprung durch führende japanische Pharmafirmen vermarkteter zugelassener neuer chemischer Wirkstoffe (NCEs) (1980-97, kumuliert)

Hersteller	Zugelassene NCEs gesamt	Selbstentwickelt in %
Takeda	25	92
Sankyo	24	58
Yamanouchi	27	52
Daiichi	15	60
Eisai	16	63
Shionogi	30	33
Fujisawa	17	41
Tanabe	16	63
Chugai	8	75

Quelle: JPMA Data Book 1999

Mitte der 80er Jahre war Japan der weltgrößte Eröffnungsmarkt für neue Wirkstoffe, obwohl es in der Biotechnologie und in der Genomforschung hinterherhinkte und dies heute immer noch tut.

Die Produktivität der Forschung verbesserte sich ebenfalls. In den späten 70er Jahren wurden in Japan weniger als halb soviel neue Wirkstoffe eingeführt wie in den USA. 1995 waren die Investitionen für F&E inzwischen halb so hoch wie die der USA, und die japanische Industrie entwickelte und lancierte fast so viele neue Wirkstoffe wie die USA, obwohl fraglich ist, ob diese genauso innovativ waren. In dem Achtjahreszeitraum zwischen 1985 und 1992 führten japanische Firmen 50 % mehr neue Wirkstoffe ein als in den vorausgegangenen acht Jahren von 1976 bis 1983. Dies steht im Vergleich zu einem 10 %igen Rückgang bei den in den USA entwickelten neuen Wirkstoffen und einem Rückgang um 45 % bei denen deutschen oder französischen Ursprungs.

Einige in Japan als innovativ angesehene Präparate werden in anderen Ländern immer noch häufig als „Me-too"-Produkte" bezeichnet. Hierfür gibt es eine Reihe von Gründen:

1. Produktpatente existierten vor 1976 nicht, so dass sich die Innovation hauptsächlich auf die Verfahrensentwicklung beschränkte.

2. Durch die Größe des Marktes vor Ort und die traditionell hohen Zuwachsraten spürten die japanischen Pharmafirmen keinen Druck, Produkte mit internatio-

nalem Standard zu entwickeln, bis erstens die US-amerikanischen und europäischen Hersteller aggressiv auf dem japanischen Markt aufzutreten begannen und zweitens die regelmäßigen Senkungen der Erstattungspreise die Profite ernsthaft beeinträchtigten.

3. Das japanische Preisfestsetzungssystem für Medikamente fördert ein risikofeindliches Klima, da der Preis eines neuen Arzneimittels in Relation zu einem eingeführten vergleichbaren Produkt bestimmt wird. Für einen neuen Stoff, der keinem bekannten vergleichbar ist, wird nicht notwendigerweise ein Preis festgesetzt, der dem mit seiner Entwicklung verbundenen Risiko entspricht. Daher war es schon immer sicherer, nachzufolgen statt voranzugehen.

4. Die in Japan dominierenden sozialen Konventionen lassen vor Risiken zurückschrecken. Das Schulsystem ist oft unbeweglich, konservativ und bürokratisch.

5. Japanische Firmen waren von den Verkaufszahlen vieler im Westen entwickelter Präparate beeindruckt, die nicht die ersten ihrer Klasse waren, die in den Handel gelangten, z. B. Ranitidin, Atenolol, Enalapril.

Außerdem ist, im Vergleich mit den meisten westlichen Märkten, Wirksamkeit in Japan weniger wichtig als Freiheit von Nebenwirkungen. Als Folge davon wurden einige Produkte zugelassen, die aus westlicher Sicht geringen therapeutischen Nutzen hatten. Krestin (Polysaccharid-K) – ein Pilzsporenextrakt – war ein Beispiel dafür. Es wurde von der Firma Kureha Chemicals entwickelt und von Sankyo als zytostatisches Immunstimulans „fast ohne Nebenwirkungen" vermarktet und war nach seiner Einführung im Jahre 1977 mehr als ein Jahrzehnt lang durchgängig auf Platz zwei oder drei der Bestsellerliste. Außerhalb Asiens ist Krestin nie auf den Markt gekommen.

Dennoch ist eine wachsende Zahl japanischer Produkte auf den wichtigsten Überseemärkten vertreten (*Tabelle 1.4*), die meisten durch lokale Lizenznehmer oder Partner in Gemeinschaftsunternehmen. Einige wenige, besonders Diltiazem und Pravastatin, sind zu wahren Knüllern geworden.

Tabelle 1.4 Aus Japan stammende Arzneimittel auf internationalen Märkten

Wirkstoff	Ersthersteller
Alprostadil	Ono
Bleomycin	Nippon Kayaku
Cefazolin	Fujisawa
Diltiazem	Tanabe
Donepezil	Eisai
Famotidine	Yamanouchi
Latamoxef	Shionogi
Leuprorelin	Takeda
Mitomycin C	Kyowa Hakko
Nicardipine	Yamanouchi
Ofloxacin	Daiichi
Pravastatin	Sankyo

Quelle: Eigene Recherchen

1.2 Preisfindung für neue Produkte

Normalerweise erhält ein neues Arzneimittel den gleichen Höchsterstattungspreis pro Tag wie ein ähnliches Produkt, das bereits auf dem Markt ist, plus möglicherweise einen Preisaufschlag als Anreiz für Investitionen in innovative F&E. Das Vergleichspräparat sollte dem neuen Produkt von der Wirksamkeit und der generellen pharmakologischen und chemischen Struktur her ähneln und mindestens eine Preisrevision in Japan durchgemacht haben. Wenn es kein vergleichbares Produkt gibt, wird der Preis durch Kostenkalkulation festgesetzt. Dies kommt jedoch in weniger als 10 % der Fälle vor und ist damit recht selten.

Von 1982 an konnten zehn Jahre lang 1,5 bis 4,5 % der Tagestherapiekosten mit dem Vergleichspräparat für „Originalität" (d. h. Arzneimittel wurde in Japan entwickelt) und „Nützlichkeit" (d. h. therapeutischer Vorteil) aufgeschlagen werden. Der Standardbonus betrug 3 %. Außerdem gab es einen festen „Vermarktbarkeits"-Aufschlag für Produkte mit sowohl einem niedrigen NHI-Preis als auch einem kleinen Marktpotential. Insgesamt konnten alle Incentive-Zuschläge zusammen theoretisch 10 % der Tagestherapiekosten des Vergleichspräparats nicht übersteigen. Zwischen 1985 und 1989 erfüllten 46 % der 221 neuen Produkte im Verzeichnis der erstattungsfähigen Medikamente die Voraussetzungen für einen der Einführungsaufschläge, aber nur in 10 % der Fälle wurde der Bonus für „Nützlichkeit" vergeben.

1992 wurde ein überarbeitetes System eingeführt. Aus dem einflussreichen Zentralen Medizinischen Rat der Sozialversicherung (*Chuikyo*) verlautete: „Angesichts der jüngsten Trends bei der Entwicklung neuer Arzneimittel ist es notwendig, das Zuschlagsystem zu modifizieren, indem als neue Zuschlagart der Innovationsaufschlag eingeführt wird". Diese neue Klassifikation würde auf „wirklich innovative Arzneimittel" (*pikashin*) begrenzt, erklärte der Rat. Diese werden alternativ als epochemachende Produkte, die einen Durchbruch bedeuten (*kakkisei*), beschrieben.

Der Preisaufschlag für den therapeutischen Nutzen wurde genauso wie der für die „begrenzte Vermarktbarkeit" beibehalten, aber dem internationalen Trend folgend, die Diskriminierung ausländischer Produkte zu beseitigen, wurde der Zuschlag für vor Ort entwickelte Produkte abgeschafft. 1995 erfolgte auf Veranlassung des *Chuikyo* eine weitere Modifikation der Zuschlagstruktur.

Die derzeitigen Preisaufschläge als Prozentsatz der Tagestherapiekosten des Vergleichsprodukts sind in *Tabelle 1.5* dargestellt. Für jede Indikationsgruppe gibt es eine Spanne, die umgekehrt proportional zum NHI-Preis ist; überdurchschnittlich teure Produkte, die die Voraussetzungen erfüllen, erhalten Preisaufschläge unterhalb des Standardwertes und umgekehrt. Die Aufschläge sind theoretisch additiv; bei preiswerten bahnbrechenden „Orphan Drugs" könnte es zum Beispiel einen 75 %igen Aufschlag geben. Für alle Präparate außer einfachen Produkterweiterungen, „Me-toos" (*zoro-shin*) oder Generika (*zoro-zoro*) ist jetzt ein Aufschlag zwischen 1,5 und 75 % möglich. Für Produkte, deren Preise durch Kostenkalkulation entstanden sind, gibt es keine Preisaufschläge.

Tabelle 1.5 Preisaufschläge und ihre Kriterien (1995 bis heute)

„Bahnbrechende" neue Arzneimittel (*kakkisei*)

Jede der folgenden Voraussetzungen muss erfüllt sein:

(i)   Die Entwicklung basiert auf einem völlig neuen Konzept, und

(ii)   Wirksamkeit und Sicherheit sind eindeutig mit Hilfe objektiver und wissenschaftlicher Methoden als höher als bei jeglichem vergleichbaren, bereits zugelassenen Arzneimittel aus derselben Indikationsgruppe nachgewiesen worden, und

(iii) Es wird ein eindrucksvoller Beitrag zur Therapie der Zielerkrankung erwartet.

Standardaufschlag = +40 % (Spanne 20–60 %)

„Therapeutisch sinnvolle" neue Arzneimittel (*yuyosei*)

„Therapeutischer Nutzen I": trifft zu, wenn das Produkt zwei der drei Kriterien eines bahnbrechenden neuen Arzneimittels erfüllt

Standardaufschlag = +10 % (Spanne 5–15 %)

„Therapeutischer Nutzen II": trifft zu, wenn das Produkt eins der folgenden Kriterien erfüllt:

(i)   Das Produkt hat eindeutig ein besseres Wirksamkeitsprofil als bereits vorhandene Mittel und dieser Vorteil wurde objektiv und wissenschaftlich nachgewiesen, oder

(ii)   Das Produkt hat eindeutig ein besseres Sicherheitsprofil als bereits vorhandene Mittel und dieser Vorteil wurde objektiv und wissenschaftlich nachgewiesen, oder

(iii) Es ist zu erwarten, dass das Produkt durch technische Innovationen bei seiner Zusammensetzung klare therapeutische Vorteile gegenüber bereits existierenden Arzneimitteln hat.

Standardaufschlag = +3 % (Spanne 1,5–4,5 %)

Neue Produkte mit „begrenzter Vermarktbarkeit" (*shijosei*)

Begrenzte Vermarktbarkeit I

Wenn die Zielgruppe mit der genehmigten Indikation „extrem klein" ist, beträgt der Standardaufschlag 10 % (Spanne 5–15 %).

Begrenzte Vermarktbarkeit II

Wenn das Produkt zu einer therapeutischen Gruppe mit einem „kleinen Marktsegment" gehört (etwa 0,5 % des gesamten Marktes), für die selten neue Arzneimittel entwickelt werden, beträgt der Standardaufschlag 3 % (Spanne 1,5–4,5 %)

Das Problem für die Firmen ist nicht die Höhe der Preisaufschläge, sondern die Tatsache, dass diese so selten angewandt werden. Im Laufe des Jahres 1999 veröffentlichte das Gesundheitsministerium (*Ministry of Health and Welfare*, MHW) aggregierte Daten über alle Preisaufschläge von neuen Produkten, die zwischen Juni 1996 und Mai 1999 eingeführt wurden. Die Daten bestätigten die Befürchtungen der Industrie, dass die oberflächlich betrachtet besonders attraktiven Top-Prämien nicht häufig vergeben worden waren. Seit der Empfehlung der *Chuikyo* im Jahre 1995 hat tatsächlich kein neues Produkt den *kakkisei*-Aufschlag für Neuartigkeit erhalten. Unter den davor (1992 – 1995) geltenden Regeln hat mit dem neuen Immunsuppressivum des Herstellers Fujisawa, Prograf (Tacrolimus), nur ein einziges Produkt die Voraussetzungen für *kakkisei* erfüllt.

Nur drei (3,4 %) der 89 Neuzugänge auf der NHI-Preisliste in den drei Jahren bis Mai 1999 erhielten die Prämie für therapeutischen Nutzen I: Taxol, Taxotère und TS-1, allesamt Krebsmedikamente. 15 (16,9 %) erhielten die Prämie für Nützlichkeit II, vier (4,5 %) die für geringe Marktchancen I und 14 (15,7 %) für geringe Marktchancen II.

Als 1992 die Kriterien für „bahnbrechende" Arzneimittel erstmals angewandt wurden, gab die *Chuikyo* als Beispiele nur zwei Arzneimittel an, denen während der vorausgegangenen Dekade der *kakkisei*-Aufschlag zugestanden worden wäre, wenn dieser bei ihrer Einführung bereits existiert hätte: Cimetidin und Erythropoetin.

Im Falle von Cimetidin wäre Kriterium (i) erfüllt gewesen, weil herkömmliche Mittel gegen Magengeschwüre wirkten, indem sie die Magenschleimhaut schützten. Kriterium (ii) war erfüllt, weil in vergleichenden klinischen Versuchen bewiesen werden konnte, dass statistisch eine höhere Wirksamkeit und Sicherheit vorliegt, und (iii) war erfüllt, weil der H_2-Antagonist die Operationshäufigkeit bei Magengeschwüren drastisch senkte und damit eine ambulante Behandlung ermöglichte.

Obwohl Erythropoetin ein natürlich vorkommender Stoff ist, wurde es für die Behandlung durch ein völlig neues Konzept entwickelt. Zur damaligen Zeit hätten andere biotechnisch massenproduzierte Arzneimittel auf dem Markt laut *Chuikyo* nicht die Voraussetzungen für Kriterium (i) erfüllt. Für Erythropoetin dagegen konnte ebenfalls in vergleichenden klinischen Studien eine Überlegenheit gegenüber Vergleichspräparaten nachgewiesen werden, da es die Notwendigkeit für Bluttransfusionen mit den damit verbundenen Risiken dramatisch reduziert.

Eine weitere Überlegung bei der Preisfindung, die ihren Ursprung in einem Memorandum des *Chuikyo* von 1995 hat, aber erst in den vergangenen beiden Jahren umgesetzt wurde, ist die Anpassung des ursprünglich festgelegten Preises an die wichtigsten ausländischen Märkte. Eine Neuanpassung – nach oben oder unten – wird ausgelöst, wenn ein NHI-Preis mehr als doppelt oder weniger als halb so hoch ist wie der durchschnittliche Preis in den USA, Großbritannien, Frankreich und Deutschland. Das MHW zieht den ursprünglich im Vergleich mit einem Referenzprodukt kalkulierten Preis auf dem japanischen Markt und den durchschnittlichen ausländischen Preis heran und bildet aus beiden den Mittelwert.

1.3 „Orphan Drugs"

Mit der Verabschiedung des Gesetzes zur Förderung der Entwicklung von Orphan Drugs wurde die Industrie angeregt, Medikamente gegen in Japan seltene Erkrankungen (weniger als 50.000 Patienten im Land) zu entwickeln.

Es gibt fünf Anreize für Sponsoren: Entwicklungszuschüsse, die bis zu 50 % der direkten Gesamtkosten decken (mit einer teilweisen Rückerstattungspflicht, falls die Verkaufserlöse 100 Mio. Yen übersteigen), Steuernachlässe im Gegenwert von 6 % der Entwicklungskosten des Orphan-Produkts, Beratung zu Entwicklungsprotokollen und zur Vorbereitung von Anträgen für Herstellungs- oder Importgenehmigungen, beschleunigte Prüfung durch die Regulierungsbehörde (drei bis sechs Monate) und die Verlängerung der Neubewertungsfrist der Daten (dies ist gleichbedeutend mit einer zehnjährigen Exklusiv-Vermarktung – eine zweite Firma, die innerhalb dieses Zeitraums ein ähnliches Produkt zulassen will, muss das ganze toxikologische/klinische Prozedere durchmachen).

Die Einführung des Programms liegt in der Verantwortung der dem Ministerium zugeordneten Behörde für pharmazeutische Sicherheit und Forschung (*Iyakuhin Fukusayo Higai Kyusai Kenkyu Chosa Kiko* oder *Iyakuhin Kiko*) – vormals die Behörde für Hilfe bei unerwünschten Nebenwirkungen, F&E-Förderung und Produktprüfung –, obwohl die eigentlichen Genehmigungen auf Empfehlung des Arzneimittel-Komitees des Zentralrats für Pharmazeutische Angelegenheiten erteilt werden.

Das MHW hat den Pharmafirmen dringend davon abgeraten, Genehmigungen für nicht erhärtete Ideen zu beantragen – es müssen konkrete Daten aus pharmakologischen Versuchen vorliegen, und idealerweise sollten diese bereits in Phase II bis III der klinischen Untersuchungen sein. Auch ist es notwendig darzulegen, aus welchen Gründen „das Produkt als wertvoll beurteilt wird". Bis September 1999 lag die Gesamtzahl der Genehmigungen für Orphan Drugs bei 135 (nicht weniger als 15 davon waren Mittel zur Behandlung von HIV/AIDS oder seinen Komplikationen), und von diesen haben mehr als 40 die Marktzulassung erhalten.

Ein früheres Programm des MHW gewährte finanzielle Unterstützung für Orphan-Drug-Grundlagenforschung, wobei die Beihilfe hauptsächlich auf akademische Institute und Krankenhäuser beschränkt war. Das Jahres-Gesamtbudget lag bei etwa 185 Mio. Yen; jedes unterstützte Projekt erhielt drei bis fünf Jahre lang ungefähr 10 bis 30 Mio. Yen. Wie verlautete, wurden auf diesem Weg fünf Arzneimittel entwickelt, u.a. Ceredase (Alglucerase) von der Firma Genzyme, ein Mittel gegen Morbus Gaucher, der in Japan in zehn bestätigten Fällen vorgekommen ist. Ein anderes Programm, das auf einige der Zulassungsdaten verzichtete oder deren Erhebung erst später verlangte, basierte auf der Mitteilung über Orphan Drugs, die das Amt für Pharmazeutische Angelegenheiten 1985 veröffentlichte. Obwohl es hauptsächlich auf die Behandlung eingeschleppter Tropenkrankheiten wie Malaria oder Bilharziose zielte, war das von der Firma Sumitomo hergestellte rekombinante Somatotropin (Somatnorm; Lizenzvergabe von

KabiVitrum) bemerkenswerterweise das erste japanische Medikament, dessen Zulassung sich ausschließlich auf ausländische Daten stützte.

1.4   Auftretende Probleme

Der Anteil Japans am globalen Arzneimittelmarkt lag 1998 bei 14,1 %, mehr als doppelt so hoch wie der Deutschlands (6,2 %) auf Platz 3. Jedoch war 1998 keine japanische Firma unter den 20 größten Herstellern und kein japanisches Medikament schaffte es unter die ersten 20 Verkaufsränge.

Obwohl der Widerwillen vieler Firmen, es allein in Übersee zu versuchen, zum scheinbaren internationalen Niedergang der japanischen Industrie beitrug, lagen die meisten der in den letzten fünf Jahren aufgetretenen Probleme in Japan selbst.

Die Anzahl der neuen chemischen Wirkstoffen, für die in Japan die Zulassung zur Herstellung vergeben wurde, sank von durchschnittlich 20 pro Jahr in den zehn Jahren bis 1994 im Jahre 1995 auf zwölf, 1996 auf acht und 1997 auf fünf. Im Jahre 1999 zeigte sich eine leichte Zunahme auf zwölf Wirkstoffe. Es gab zwar eine längere Wirtschaftskrise und Preissenkungen des nationalen Gesundheitswesens NHI in drei aufeinanderfolgenden Jahren (1996, 1997 und 1998), während diese vorher in zweijährigem Abstand vorgenommen worden waren, aber darüber hinaus wurden vier andere Faktoren, die mehr oder weniger gleichzeitig auftraten, für die Situation mitverantwortlich gemacht.

1.4.1   Lähmung bei der Zulassung

Als Folge einer Serie von Skandalen, in die einige hochstehende Beamte des MHW während der letzten sechs Jahre verwickelt waren und deren schwerwiegendster die Verbreitung von HIV-infizierten Blutprodukten war, gab es eine Reihe von internen Reorganisationen im Ministerium. Verbunden mit einem Unwillen, der Industrie klare offizielle Richtlinien an die Hand zu geben, hat dies buchstäblich zu einer Blockade im Zulassungsverfahren für neue Arzneimittel geführt. Zur Zeit vergehen mehr als zweieinhalb Jahre zwischen dem Antrag auf Zulassung eines neuen Arzneimittels und der abschließenden Genehmigung durch das MHW, während die Zielvorgabe für dieses Verfahren bei 18 Monaten liegt.

1.4.2   Einführung von Good Clinical Practice (GCP)

Im Zuge einer Initiative der dreiseitigen (USA/Europa/Japan) International Conference on Harmonisation (ICH) wurde eine strengere Verordnung für klinische Versuche eingeführt. Dies war ein Hauptgrund für den hohen Rückgang bei den Anmeldungen für klinische Versuche; die durchschnittliche Anzahl lag zwischen 1990 und 1995 bei 1.000 – 1.200 pro Jahr, während sie 1998 auf unter 300 sank.

In vielen Krankenhäusern fehlte die Infrastruktur für eine effektive klinische Versuchspraxis (Good Clinical Practice), und ein ungenügendes Bewusstsein der Öffentlichkeit für die Bedeutung klinischer Versuche machte es schwierig, von

Patienten schriftliche Einverständniserklärungen zu bekommen. Diese haben sich häufig gegen die Teilnahme an Versuchen entschieden, wenn sie sich aller potenziellen Nebenwirkungen bewusst waren – früher wurden die Patienten überhaupt nicht über Nebenwirkungen, die Art der Behandlung und zuweilen nicht einmal über ihren Gesundheitszustand informiert. Auch unter den Ärzten gab es wenig Verständnis und Enthusiasmus für GCP. Die mit den Versuchen einhergehende zusätzliche Arbeit war beträchtlich, die dafür von den Pharmafirmen vorgesehenen Honorare wurden jedoch häufig von der Krankenhausverwaltung einbehalten.

Sogar große japanische Firmen wandten sich von Japan ab und waren gezwungen, einen Großteil ihrer klinischen Entwicklungsprogramme ins Ausland zu verlagern.

1.4.3   Veränderungen bei der Preisfindung für „Me-Toos"

Zoro-shin- oder „Me-Too"-Produkte waren in der Vergangenheit die Haupteinnahmequelle für die Firmen vor Ort. Jede kleine molekulare Modifikation erbrachte häufig einen kleinen Einführungszuschlag, wodurch risikoarme Nachahmer-F&E angeregt wurde. Seit 1995 werden „Me-Toos" jedoch eher bestraft statt mit einem Einführungsaufschlag belohnt. Die Preise für neue Produkte werden nun festgelegt, indem a) der Durchschnittspreis für in den vorausgegangenen zehn Jahren eingeführte ähnliche Produkte, oder b) der niedrigste Preis für in den vorausgegangenen sechs Jahren eingeführte ähnliche Produkte herangezogen wird – je nachdem, welcher der niedrigere ist. Neue Medikamente werden als *zoro-shin* kategorisiert, wenn es zur Zeit ihrer Aufnahme in die Liste der erstattungsfähigen Arzneimittel drei oder mehr als ähnlich betrachtete Produkte gab oder eines seit mindestens drei Jahren in der Liste vertreten war.

Generika (*zoro-zoro*-Produkte) wurden noch härter getroffen. Die „0,8-Regel" (gültiger NHI-Preis des Originalpräparats multipliziert mit 0,8) wird bei der ersten Preisfestsetzung für Generika angewendet. Wenn die Anzahl der Produkte mit gleicher Zusammensetzung bei mindestens 20 liegt, tritt die „0,9-Regel" in Kraft (niedrigster gültiger Preis eines Präparats mit gleicher Zusammensetzung × 0,9).

Das MHW hat dafür zu sorgen gelobt, dass ein gewisser Generika-Wettbewerb bestehen bleibt, insbesondere bei den Produkten, die im japanischen Arzneimittelverzeichnis enthalten sind. Um zu verhindern, dass Generika sehr niedrige Preise haben (was nicht nur ihre Herstellung unwirtschaftlich machen würde, sondern auch dazu führen würde, dass sie selten verschrieben würden, weil *yakkasa* für Generika nicht existieren würde), wendet das MHW jetzt die „2,5-fach-Regel" an. Diese bezieht sich auf Produkte, bei denen zwischen der teuersten und der billigsten Version mit den gleichen Wirkstoffen ein Preisunterschied von mindestens 250 % besteht. In der Liste erstattungsfähiger Arzneimittel wird der generische Name aufgeführt, und die niedrigsten Erstattungspreise liegen 40 % unter denen der teuersten Originalpräparate jeder Kategorie.

1.4.4 Schwächung der Rechte auf geistiges Eigentum?

Seit 1976 werden in Japan Patente mit einer Laufzeit von 15 Jahren für pharmazeutische Innovationen vergeben. Seit 1988 kann dieser Zeitraum um maximal fünf Jahre verlängert werden. Als Folge der TRIPS-Verhandlungen 1996 ist die gesamte Schutzfrist auf maximal 25 Jahre ausgedehnt worden. Dadurch wurde der Aushöhlung der Patente durch immer längere Zeiten für Entwicklung und Zulassungsprüfungen entgegengewirkt.

In einem von der Firma Ono gegen Kyoto Yakuhin 1999 angestrengten Grundsatzverfahren, das als Meilenstein gelten kann, hat der oberste japanische Gerichtshof entschieden, dass der Generikahersteller während der Gültigkeit des Patents Entwicklungsarbeiten leisten durfte, um eine Zulassung für generische Versionen von Foipan (Camostat-Mesilat) zu erhalten, ohne das Patentrecht zu verletzen – die sogenannte Roche-Bolar-Bestimmung.

Die von Glaxo Wellcome in einem ähnlichen Fall bezüglich Zovirax (Aciclovir) eingelegte Berufung wurde aus demselben Grund zurückgewiesen. Die Verbände der forschenden Arzneimittelhersteller in Japan und in Übersee haben auf die mögliche Inkonsistenz dieser Bestimmung mit der TRIPS-Vereinbarung der WTO hingewiesen. Paradoxerweise hat die Vereinigung ethischer Hersteller, die die Generikaproduzenten vertritt, ihr eigenes Gesuch nach einer Roche-Bolar-Klausel als Ausgleich für die Begrenzung der Minimalfrist für Patentverlängerungen auf fünf Jahre fallengelassen. Das derzeitige Minimum liegt bei zwei Jahren.

1.5 Reformen

Die Beteiligten sind sich einig, dass die Dinge sich ändern werden bzw. müssen, um die Nachfrage nach neuen Therapiemöglichkeiten bedienen zu können. Glücklicherweise gab es im letzten Jahr bedeutende neue Entwicklungen.

Bei gemeinsamen Gesprächen zwischen Vertretern der USA und Japans bestätigte das MHW, dass der offizielle Zeitraum für die Überprüfung eines später als April 2000 eingereichten Zulassungsantrags für ein neues Arzneimittel von 18 auf 12 Monate verkürzt werden soll. Dies wird erreicht, indem Beratungen für Protokolle über klinische Versuche vorgeschrieben werden, die Anzahl der nachgeordneten Arzneimittelprüfkommissionen reduziert und die Anzahl der Prüfer auf 200 verdoppelt wird und schließlich die Prüfstandards rationalisiert und an internationale Kriterien angepasst werden.

Einen großen Nutzen brachte den multinationalen Konzernen, dass das MHW im August 1999 die internationalen ICH-E5-Richtlinien akzeptiert hat, so dass nun auch ausländische klinische Daten unter Berücksichtigung ethnischer Faktoren bei der Zulassung verwendet werden können. Die alten Zulassungsrichtlinien, die vorsahen, dass die Daten aus Phase I und III sowie die Daten zur Dosisfestlegung von japanischen Versuchspersonen stammen, wurden außer Kraft gesetzt.

Im Prinzip können nun internationale Daten zusammen mit Transferstudien eingereicht werden, vorausgesetzt, es gibt bei der Anwendung des Medikaments keine Unterschiede im Stoffwechsel der nicht-japanischen Versuchspersonen und der japanischen Bevölkerung.

ICH E5 teilt Arzneimittel in ethnische Sensibilitätsstufen ein. Es gibt extrinsische Faktoren (zum Beispiel medizinische Praxis und umweltbezogene Unterschiede) und intrinsische Faktoren (z. B. genetisch bedingte Stoffwechselunterschiede). Falls beispielsweise in den USA eine nicht-lineare Stoffwechselkinetik in Phase I gefunden wurde, könnte dies bedeuten, dass das Arzneimittel „ethnisch sensibel" ist – was zusätzliche klinische Entwicklungsarbeiten in Japan erforderlich macht. Eine Studie über die Pharmakodynamik des Arzneimittels in Japan wäre in diesem Fall obligatorisch. Wenn die kinetischen Daten jedoch völlig linear sind und die klinische Wirksamkeit eindeutig vorhersagbar, könnte das Arzneimittel in Japan allein auf der Basis internationaler Daten zugelassen werden, sofern die Plasmawerte des Arzneimittels bei Japanern bestimmt worden sind.

Dies könnte ein oder zwei Jahre an Entwicklungszeit in Japan sparen, was zusammen mit einem schnelleren Zulassungsverfahren einen echten Fortschritt bedeuten würde. Viagra (Sildenafil) wurde bereits innerhalb eines halben Jahres ausschließlich auf der Basis ausländischer klinischer Daten zugelassen, genauso wie zwei HIV-Mittel von Glaxo Wellcome. Der Zulassungsantrag des von der Firma Eisai hergestellten Präparats Aricept (Donepezil) stützte sich auf die Ergebnisse von US-amerikanischen und europäischen klinischen Daten, die durch Phase-III-Versuche in Japan unter Verwendung der gleichen Evaluationsmethoden wie in den USA ergänzt wurden.

Die Versuchsanordnung hat sich ebenfalls verändert; das MHW empfiehlt nun, dass die Hersteller die Anzahl ihrer Versuchszentren reduzieren und die Anzahl an Patienten jeweils erhöhen. Sogenannte Perimarketing-Studien (Versuche, die nach der Antragstellung, aber vor der Zulassung durchgeführt werden) bleiben verboten, und die Hersteller befürchten, dass sie eine Markteinführung in Japan in größerem Stil nicht effektiv vorbereiten können.

Zwei GCP-Modellzentren an Universitätskliniken haben die Standards erfolgreich verbessert, und einer kürzlich durchgeführten Studie von Seed Planning zufolge erklären sich inzwischen 83 % der Krankenhäuser bereit, GCP-gerechte Versuche mit Standard-Verfahren durchzuführen. Viele haben auch klinische Versuchssekretariate und Forschungskoordinatoren eingesetzt. Zudem können den an Versuchen teilnehmenden Patienten ihre Unkosten erstattet werden. Die Aktivitäten von Forschungsorganisationen, die auf vertraglicher Basis arbeiten – ein in Japan relativ neues Konzept – weiten sich schnell aus, um die GCP-Anforderungen zu erfüllen.

Sogar die mit fast vier Jahrzehnten längste Verzögerung bei einer Arzneimittelzulassung ist endlich überstanden. Nach einem neun Jahre dauernden Prüfverfahren – das durchsetzt war mit Befürchtungen über hormonelle Nebenwirkungen, ein explosionsartiges Wachstum der heterosexuellen Übertragungsrate von AIDS, Geschäftseinbußen bei Kondomherstellern und Gynäkologen und sogar der Sorge, latente weibliche Kräfte könnten entfesselt werden – wurden im Sommer 1999 schließlich 16 niedrig dosierte orale Kontrazeptiva (zehn Fabrikate) für die Zulassung in Japan empfohlen. Eine weitere – verglichen mit der anderswo herrschenden Praxis – verspätete Markteinführung betraf im gleichen Jahr das erste SSRI-Antidepressivum in Japan, Fluvoxamin.

So ziemlich das einzige Gebiet, in dem es in jüngster Zeit keine Veränderungen gegeben hat, war die Preisfestsetzung. Nachdem des Längeren über die mögliche Einführung eines an das deutsche Modell angelehnten Festbetragssystems nach therapeutischen Gruppen diskutiert worden war, hat das MHW entschieden, dass der Mechanismus für die Festsetzung der Einführungspreise nicht wie ursprünglich geplant im April 2000 reformiert werden soll. Die Re-Evaluation der Kriterien für Innovationen wird ebenfalls bis 2002 oder 2004 verschoben.

Aus der Ferne mag es so erscheinen, als würde Japan sich mehr westlich orientieren. Der Schein kann jedoch bekanntlich trügen. Das Land wird die Dinge auch weiterhin auf seine Art tun. Zum Beispiel waren 1998 *Kampoyaku*-Präparate (traditionelle chinesische Naturheilmittel) mit 200 erteilten Herstellungsgenehmigungen die zweitgrößte Gruppe unter den Neuzulassungen.

Kapitel 2
British Columbia

SEBASTIAN SCHNEEWEIß

2.1 Innovationsbegriffe

In der kanadischen Provinz British Columbia ist der Zugang zu und die Erstattung von verschreibungspflichtigen Arzneimitteln (AM) in drei Stufen gegliedert. Die erste Stufe stellt die *Zulassung* einer neuen chemischen Substanz dar, die in Abhängigkeit von deren Wirksamkeit und Sicherheit durch die kanadische Bundesbehörde „Therapeutics Products Program" (TPP) vergeben wird [27]. Entscheidungen dieser Behörde beruhen auf dem Food and Drugs Act, division seven [18] und sind für alle 14 Provinzen verbindlich. Das TPP ist in seinen Regulationspflichten und -befugnissen vergleichbar mit dem BfArM in Deutschland oder der FDA in den USA.

Bevor Medikamente unter Patentschutz vermarktet werden können, untersucht eine weitere Behörde, das „Patented Medicine Prices Review Board" oder PMPRB [21], ob *Preise von patentgeschützten Medikamenten* überhöht sind. Das Board kann seine Beschlüsse mit rechtlichen Mitteln durchsetzen.

In einer dritten Stufe entscheiden die provinzeigenen staatlichen Krankenversicherungssysteme über die Aufnahme eines Wirkstoffes in den *Katalog der erstattungsfähigen AM* (*formulary*) und die *Höhe der Erstattung*. Die Aufnahme in die *formulary* hängt in aller Regel von Kosten-Effektivitäts-Überlegungen ab. Die staatliche AM-Versicherung der Provinz British Columbia heißt Pharmacare und ist eine Abteilung des lokalen Gesundheitsministeriums.

Entsprechend ihren Aufgaben sind die Innovationsbegriffe von Therapeutics Products Program, PMPRB und Pharmacare unterschiedlich:

TPP: (Zulassung)	„Therapeutics Products Program … hilft der Bevölkerung Kanadas, ihre Gesundheit aufrecht zu erhalten und zu verbessern."
PMPRB: (Preisregulierung)	Das Mandat von PMPRB ist es, „… sicherzustellen, dass Herstellerpreise von patentgeschützten Medikamenten in Kanada nicht überteuert sind..."
Pharmacare: (formulary)	Pharmacares Ziel ist es, „… den Gesundheitszustand der Bevölkerung von British Columbia zu verbessern, indem ein hinreichender Zugang zu und die angemessene Anwendung von verschreibungspflichtigen Medikamenten und Heilmitteln …. sichergestellt wird...."

Die englischen Originalversionen finden sich im Anhang dieses Kapitels.

2.2   Die Marktsituation in British Columbia

2.2.1   Versorgungssituation

- Staatliches Versicherungssystem

  Die Provinzen Kanadas verfügen über staatlich finanzierte Krankenversicherungssysteme, die einen weitreichenden Versicherungsschutz bieten. In
  British Columbia verwaltet das Gesundheitsministerium die Krankenversicherung. Die Versicherung umfasst ähnlich dem deutschen System Arzt-
  besuche, Krankenhausaufenthalte, Pflegeheime und Arzneimittel.

- Staatliche Arzneimittelversicherung: Anspruchsberechtigter Personenkreis

  Pharmacare ist die provinzweite staatliche AM-Versicherung in British Columbia. Anspruchsberechtigt sind alle Senioren ab 65 Jahren (Plan A) und eine
  Reihe von benachteiligten Bevölkerungsgruppen: Patienten in Pflegeheimen
  (Plan B), Sozialhilfeempfänger (Plan C), Patienten mit zystischer Fibrose oder
  mit dauerhafter Sauerstofftherapie (Pläne D und E). Pharmacare gab im Jahr
  1996 insgesamt 376 Millionen CAN$ aus, davon entfielen 52 % auf Plan A
  und 22 % auf Plan C [15]. Insgesamt werden etwa 40 % des gesamten AM-
  Volumens durch Pharmacare erstattet, der Rest durch private AM-
  Versicherungen oder direkt durch die Patienten.

- Private AM-Versicherungen

  Der Markt der privaten AM-Zusatzversicherungen umfasst hauptsächlich die
  arbeitende Bevölkerung, da Arbeitgeber häufig Zahlungen zu einer dieser Versicherungen in die Vergütung einschließen. Marktführer ist Pacific Blue Cross
  [20].

In den folgenden Abschnitten wird ausschließlich die Situation der staatlichen
AM-Versicherung und für verschreibungspflichtige Wirkstoffe beschrieben, da
dies den deutschen gesetzlichen Krankenkassen am nächsten kommt. Es gilt die
grobe Regel, dass private Versicherungen mit geringen Verzögerungen allen Regelungen der staatlichen Versicherung folgen.

2.2.2   Forschung und Entwicklung in British Columbia

In British Columbia sind keine pharmazeutischen Hersteller mit Forschungs- oder
Produktionseinrichtungen angesiedelt. Generell ist der F&E-Aufwand in Kanada
im weltweiten Vergleich als gering anzusehen. Die F&E-Ausgaben als Anteil an
allen AM-Ausgaben lagen in Kanada im Jahre 1989 bei unter 5 % und betrugen
damit nur 35 % des entsprechenden Anteils in den USA (D: 77 %, UK: 206 % ,
jeweils bezogen auf den US-Anteil) [7].

2.2.3 Preisniveau

Unterschiede in Preisniveaus zwischen Ländern und Regionen werden durch Preise und Verschreibungsvolumen beeinflusst. Das jeweilige Verschreibungsvolumen setzt sich zusammen aus der mittleren Tagesdosis und der Anzahl verschriebener Tagesdosen der entsprechenden Wirkstoffe. Diese Aufteilung ist sinnvoll, um zu erkennen, ob AM-Ausgaben durch AM-Preise oder durch ein teureres Verschreibungsverhalten gesteuert werden. Bei Betrachtung von *Tabelle 2.1* fällt auf, dass Preisindices bei US-Gewichtung, d. h. das US-Verordnungsverhalten wird als Standard genommen, weniger unterschiedlich sind (Spalten 2 und 3). Bei Nicht-US-Gewichtung jedoch weisen Kanada und die europäischen Nationen deutlich geringere Preisniveaus auf (Spalten 4 und 5). Dies legt nahe, dass (im Falle von Kanada) weniger eine direkte Preissteuerung, sondern vielmehr eine Steuerung des Verordnungsverhaltens zu Einsparungen führt [8].

Tabelle 2.1 Preisindices für Kanada (CAN), Deutschland (D) und Großbritannien (UK) bezogen auf die USA, 1992. (Nur Monopräparate, Übereinstimmung nach ATC-Code, Apothekenabgaben)

Land	Pro kg – US	Pro TD – US	Pro Kg – Non-US	Pro TD – Non-US	N
USA	1,000	1,000	1,000	1,000	--
CAN	0,870	1,030	0,664	0,447	458
D	0,972	1,273	0,521	0,368	471
UK	0,678	0,761	0,479	0,465	453

Anmerkungen: US = Volumengewichtung nach den USA
Non-US = Volumengewichtung nach den übrigen Nationen
kg = Kilogramm
TD = Tagesdosis
N = Anzahl der mit den USA übereinstimmenden Monopräparate
Quelle: Danzon and Kim 1995 [7]

2.3 Marktmechanismen in British Columbia

Hauptakteur des Gesundheitssystems ist die wahlberechtigte Bevölkerung, die mit der Wahl von politischen Parteien Einfluss auf die staatliche Krankenversicherung nehmen kann. Gerade in den letzten Jahren unter dem Einfluss starken Kostendrucks und den entsprechenden Einsparungsmaßnahmen waren unterschiedliche Programme zur Kostenreduktion im Gesundheitswesen für den Ausgang der Parlamentswahlen mit entscheidend. Spezifische und nennenswerte Interessengruppen sind:

a) Patienten: Mit der Einführung von Medikamentenfestbeträgen (*reference pricing*: NSAR, H_2-Blocker, Nitrate, ACE-Hemmer, Calciumantagonisten, Antiasthmatika) wird die Medikamentenwahl zunehmend durch die Patienten mitbestimmt. Um Selbstbeteiligungen zu vermeiden oder gering zu halten, besprechen Patienten Kostenaspekte von Medikamenten mit ihrem Arzt.

b) Ärzte: Das Verschreibungsverhalten von Ärzten wird derzeit innerhalb der *formulary* nur marginal durch den Gesetzgeber gesteuert. Es existieren weder AM-Budgets noch verbindliche Verschreibungsrichtlinien. Für sehr teure Markenprodukte oder Medikamente außerhalb der *formulary* müssen Ärzte vor der Verschreibung das Einverständnis von Pharmacare einholen. Dies ist in der Regel unkompliziert, stellt jedoch eine bürokratische Hürde dar und muss alle 6 oder 12 Monate erneuert werden (*Special Authority*).

c) Pharmazeutische Hersteller: Arzneimittelhersteller aus anderen Provinzen Kanadas versuchen Einfluss auf die Entwicklungen in British Columbia zu nehmen, aus der Furcht heraus, dass Festpreise nach einer Erprobungsphase in British Columbia in anderen Provinzen mit sehr viel größerem Volumen eingeführt werden könnten.

d) Apotheker: Apothekern kommt eine wichtige Steuerungsaufgabe zu, da sie mit Einverständnis des Patienten Markenprodukte durch Generika ersetzen können, ohne Rücksprache mit dem Verschreiber zu halten. Apotheker müssen seit 1994 ferner darauf achten, dass Pharmacare lediglich den *„low-cost-alternative"*-Preis (LCA-Preis) erstattet. Der LCA-Preis wird als durchschnittlich erstatteter Betrag pro Einheit der vergangenen sechs Monate von Pharmacare berechnet und entspricht meist dem Generikapreis. Diese Preise werden auf der Internet-Seite von Pharmacare veröffentlicht und kontinuierlich auf den neuesten Stand gebracht [22]. Im Jahre 1996 wurden 55 % aller Verschreibungen als Generika ausgehändigt [4]. Pharmacare schätzt, mit der Einführung von LCA etwa 20 Mio. $ im ersten Jahre gespart zu haben. Zusätzlich dazu, dass Apotheker der LCA-Politik verpflichtet sind, besteht für sie kein Anreiz, teure Medikamente abzugeben, da sich Apotheken durch eine feste *„dispensing fee"* von derzeit 7,55 $ pro Verschreibung finanzieren.

2.4   Zulassung und Preisregulierungen

2.4.1   Zulassung von neuen Wirkstoffen und deren Preisregulierung

Die Zulassung von Medikamenten durch das TPP ist analog zu den Zulassungsbehörden in Deutschland zu sehen. Mit dem Patented Medicine Prices Review Board (PMPRB) verfügt Kanada jedoch über eine Quasi-Behörde, die exzessive Preise für neue Markenprodukte verhindern soll. Das PMPRB unterscheidet drei Gruppen von neuen Medikamenten [14]:

Kategorie 1: Modifikationen von vorhandenen Wirkstoffen. Der Preis sollte in einem vernünftigen Zusammenhang mit den Preisen von Vergleichsprodukten stehen.

Kategorie 2: Wissenschaftlicher Durchbruch oder substantielle Weiterentwicklungen von bestehenden Medikamenten. Der Preis sollte nicht die Preise aller Medikamente der therapeutischen Gruppe übersteigen und nicht den Median der Preise in sieben Vergleichsländern (Frankreich, Deutschland, Italien, Schweden, Schweiz, Großbritannien, USA).

Kategorie 3: Medikamente mit mäßiger, geringer oder ohne therapeutische Verbesserung. Der Preis sollte nicht die Preise aller Medikamente der therapeutischen Gruppe übersteigen.

Scheinen Preise zu hoch zu sein, so kommt es zu einer Anhörung und schließlich zu einem Gerichtsverfahren, das in der Regel dem PMPRB recht gibt [13].

Bis vor kurzem konnte den Patentinhabern auferlegt werden, dass sie das Patent zu moderaten Konditionen an einen Generikahersteller abtreten müssen. Dies kommt einer Aufhebung des Patentschutzes gleich und wurde daher auf internationalen Druck hin nicht weiter umgesetzt [6].

Es ist unklar, zu welchem Grade das PMPRB bisher Erfolg gehabt hat. Zum einen stieg der Preisindex für Medikamente unter Patentschutz seit Bestehen des PMPRBs etwas langsamer als der Verbraucherpreisindex [3]. Zum anderen konnte gezeigt werden, dass, wenn eine Version eines Medikaments preislich reguliert wurde, die Preise für ähnliche, nicht regulierte Substanzen gestiegen sind, insbesondere, wenn diese Produkte von demselben Hersteller stammten [3].

2.4.2 Zugang zu Arzneimitteln in British Columbia

Nachdem ein Patient ein Rezept für ein Markenprodukt vom Arzt erhalten hat, wird er in der Apotheke gefragt, ob das Produkt durch ein Generikum ersetzt werden darf. Dies erfolgt ohne Rücksprache mit dem Arzt, und das Generikum wird voll von Pharmacare erstattet. Ist dies nicht vom Patienten gewünscht, so wird der niedrigste Preis von a) dem Marktpreis des gewünschten Medikaments, b) dem LCA-Preis (siehe oben) oder c) dem Festbetrag erstattet. Liegt dieser Preis unter dem Preis des gewünschten Medikaments, so muss der Patient die Differenz zusätzlich zu der *dispensing fee* selber begleichen. Pharmacare übernimmt jedoch die volle Erstattung, falls eine speziell durch den Arzt per Fax beantragte Ausnahmeregelung entweder für den LCA-Preis oder den Festbetrag vorliegt (*Special Authority*). Diese Ausnahmeregelungen werden jedoch von Pharmacare-Seite großzügig gehandhabt. Der geringe bürokratische Aufwand einer Begründung für den spezifischen Nutzen eines außerhalb der *formulary* liegenden Medikaments scheint bereits auszureichen, um die Nachfrage gering zu halten. Liegt das gewünschte Medikament außerhalb der *formulary*, so muss der Patient die gesamten Kosten übernehmen, es sei denn, es liegt wiederum eine *Special Authority* vor.

2.4.3 Aufnahme von neuen Wirkstoffen/Generika in die *formulary*

Möchte ein Hersteller, dass ein Produkt in die Liste erstattungsfähiger Medikamente aufgenommen wird, so muss ein Antrag bei Pharmacare erfolgen. Diesem Antrag muss eine Dokumentation von Wirksamkeit, Sicherheit und Kosten-Effektivität der Substanz beiliegen. Diese Unterlagen werden durch zwei von Pharmacare finanzierte wissenschaftliche Gremien an der University of British Columbia (UBC) bewertet.

- Pharmacoecomomics Initiative (PI) [23]: Die PI, bestehend aus Pharmakoökonomen, Epidemiologen und Medizinern, evaluiert die Kosten-Effektivität eines

Medikaments mit dem Ziel, „den gesundheitlichen Gewinn der Bevölkerung vor dem Hintergrund eines beschränkten AM-Gesamtbudgets zu maximieren". Von den 21 Anträgen im Jahr 1996 wurden 14 durch die PI abgelehnt. Lediglich vier Hersteller konnten eine formale Kosten-Effektivitätsanalyse vorlegen, acht Anträge (alle abgelehnt) lieferten lediglich Berechnungen zum Budgeteinfluss der beantragten Substanzen [1]. Von 14 Anträgen, die nicht den Richtlinien des Canadian Office of Health Technology Assessment (CCOHTA) [5] entsprachen, wurden 13 abgelehnt.

- Therapeutics Initiative (TI) [26]: Die TI untersucht noch einmal unabhängig von der gesamtkanadischen Behörde (Therapeutics Products Program) die Wirksamkeit und medizinische Notwendigkeit eines Medikaments vor dem Hintergrund der existierenden *formulary*. Ergebnisse der TI fließen in die Arbeit der PI ein, nicht umgekehrt.

Nachdem beide Gremien ihre Empfehlungen abgegeben haben, entscheidet die Direktion von Pharmacare über die Aufnahme und den Vergütungsstatus (voll oder teilweise). In 95 % der Fälle folgte Pharmacare den Empfehlungen der PI und TI [1]. Generika sind von diesem Prozess ausgeschlossen.

Der gesamte Ablauf von Zulassung bis zur Erstattungsentscheidung ist in *Abbildung 2.1* zusammengefasst.

2.4.4　Bestimmung der Festbeträge

Pharmacare hat ein externes *advisory board* für das Festbetrags-Programm, bestehend aus Pharmazeuten, Ärzten, Epidemiologen und Gesundheitsökonomen. Es ist Aufgabe dieses Beirates, geeignete Stoffgruppen für Festbeträge zu identifizieren, Festbeträge festzulegen und Evaluationen der Auswirkungen von Festbeträgen auf den Weg zu bringen. Es ist nicht ganz klar, nach welchen Kriterien die Festbeträge in der Praxis bestimmt werden. Vermutlich schlicht nach den kostengünstigsten Präparaten (pro DDD, jedoch nicht pro tatsächlich üblicher mittlerer Dosis [16]) unter der Annahme einer Wirkungsgleichheit aller Substanzen dieser therapeutischen Gruppe (entsprechend den Festbeträgen der Stufe 2 in Deutschland). Überraschenderweise hat die Einführung von Festbeträgen nicht zu einer Reduktion von Preisen geführt, wie es in Deutschland zu beobachten war [16], [11]. Nachdem in Ontario, dem größten kanadischen AM-Markt, lediglich die geringsten Preise erstattet werden, die in ganz Kanada zu finden sind, wurde anscheinend ein Verlust an Marktanteilen im verhältnismäßig kleinen British Columbia in Kauf genommen, um Umsatzeinbrüche in Ontario zu vermeiden. Dennoch haben Festpreise zu Netto-Ersparungen in British Columbia geführt [16].

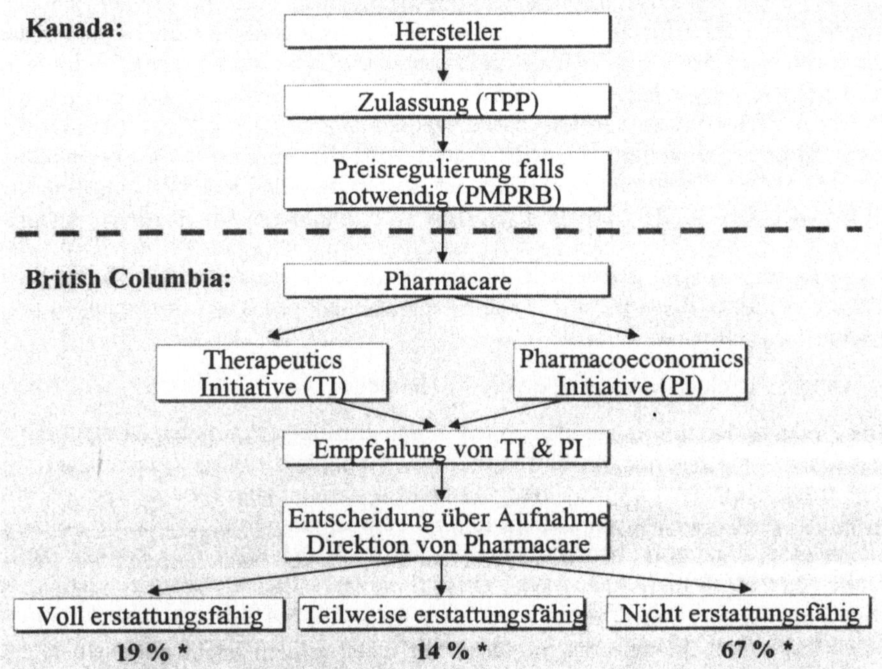

* Angaben basieren auf 21 Empfehlungen 1996.

Abbildung 2.1 Überblick über den Zulassungsprozess eines neuen Wirkstoffes in Kanada und die Aufnahme in die *formulary* der Provinz British Columbia

2.4.5   Innovationsförderung und Hemmnisse

• Zeitverzögerungen

In Kanada kommt es in Abhängigkeit von der Provinz zu Zeitverzögerungen von der ersten Zulassung von Medikamenten bis zu einer Entscheidung über deren Erstattung. Von allen 58 Medikamenten, die 1996 und 1997 für Kanada zugelassen wurden, war im Herbst 1998 in der Provinz Prince-Edward-Island erst in 43 % der Medikamente entschieden, ob sie erstattet werden oder nicht. Die Variabilität in der Bearbeitungszeit ist jedoch erheblich. So war in Saskatchewan zu diesem Zeitpunkt bereits über 95 % und in British Columbia bereits über 100 % der Medikamente entschieden. Im Mittel aller Provinzen standen nach fast zwei Jahren noch 11,5 % der Entscheidungen aus [2].

• Eingeschränkter Zugang in die *formulary*

Der Anteil an Medikamenten, die als erstattungsfähig eingestuft wurden, schwankt zwischen 81 % (Saskatchewan) und 17 % in Prince-Edward-Island (British Columbia: 53 %). Die Übereinstimmung dieser Entscheidung zwischen den Provinzen war sehr gering (Kappa = 0.2), was im Laufe der Zeit zu immer unterschiedlicheren *formularies* geführt hat [2]. Das TPP ist darüber besorgt und möchte mehr Einfluss auf die provinzspezifischen Entscheidungen nehmen. Wichtigster Grund für eine Aufnahme eines Medikaments in eine *formulary* war die Einstufung durch das TPP als „sehr innovativ", was die Chancen verdreifachte. Zweitwichtigster Faktor für eine Aufnahme in die *formulary* war ein geringer Preis im Verhältnis zu vergleichbaren Medikamenten. Dies gilt für alle Medikamentengruppen gleichermaßen [2]. Damit wird die wichtigste Vorentscheidung für eine spätere Erstattung bereits bei der Zulassung durch das TPP getroffen und in einem hohen Maße sichergestellt, dass sehr innovative Medikamente erstattet werden und es zu einer breiteren Anwendung kommen kann. Da das TPP keine Versicherung vertritt, sondern lediglich für die Sicherheit der Bevölkerung zuständig ist, sollte diese Bewertung in Bezug auf ökonomische Überlegungen relativ wertfrei sein.

• Eingeschränktes Marketing durch die Hersteller

Die Zugänglichkeit von Medikamenten in den einzelnen Provinzen ist nicht durch regionale Gemeinsamkeiten bestimmt: New Foundland (78 % Zulassungserfolg) und New Brunswick (33 %) sind Nachbarprovinzen. Die Provinz Ontario mit mehreren großen Pharmaherstellern nimmt weniger neue Produkte in die *formulary* auf (45 %) als z. B. British Columbia mit 53 % [2]. Nachdem aus den veröffentlichen Zahlen nicht hervorgeht, ob sich die Hersteller der oben erwähnten 58 Medikamente in allen Provinzen um eine Aufnahme in die jeweilige *formulary* beworben haben, können die provinzspezifischen Zahlen leicht voneinander abweichen. Die Unterschiede in den Zulassungszeiten lassen sich am ehesten mit den unterschiedlichen Anforderungen an die Antragsunterlagen erklären. So wurden z. B. in British Columbia 1996 28 % der Anträge wegen ungenügender Dokumentation zurückgestellt [1].

Aus *Tabelle 2.2* geht hervor, dass 1992 in Kanada im kardiovaskulären Bereich nur etwa 1/3 der Wirkstoffe im Handel waren, die in Deutschland erhältlich waren. Dies kann eine Folge der in Kanada unattraktiven Bedingungen für wenig innovative, aber dennoch „neue" Moleküle sein. Es ist hier jedoch nicht möglich zu beurteilen, ob die Verfügbarkeit von weniger Wirkstoffen gesundheitliche Konsequenzen hat. Grobe Maße wie mittlere Lebenserwartung sind dafür nur sehr bedingt geeignet: Die Lebenserwartung für Frauen/Männer beträgt in Kanada 81/75 Jahre [19], in Deutschland jedoch 80/74 Jahre [24].

Tabelle 2.2 Verfügbarkeit von Monopräparaten im kardiovaskulären Bereich 1992 (Apothekenangaben)

Land	Lokale Produkte	Anzahl Wirkstoffe	Produkte je Wirkstoff
USA	710	105	6,75
CAN	157	66	2,38
D	619	198	3,13
UK	176	93	1,89

Quelle: Danzon and Kim 1995 [7]

2.4.6   Mechanismen zur Mengensteuerung von innovativen AM

Sind Medikamente in eine *formulary* aufgenommen, können Ärzte innerhalb der
oben beschriebenen Erstattungsmechanismen frei entscheiden, welche Wirkstoffe
sie verschreiben. Das Verschreibungsverhalten hat keine finanziellen Konsequenzen für die Ärzte und ist nicht an Therapierichtlinien gebunden.

2.5   Gestaltungsvorschläge

Sinn einer Darstellung internationaler Erfahrungen ist es, nach möglichen Systemen oder Ergänzungen zu fahnden, die für eine Reduktion der Ausgaben im AM-
Bereich der gesetzlichen Krankenversicherung in Deutschland hilfreich sein können.

Die Erfahrungen der kanadischen Provinz British Columbia können hierfür
wertvoll sein, da sie mit anderen Maßnahmen ein etwa gleiches Preisniveau wie
Deutschland erreicht hat. British Columbia erreicht Einsparungen hauptsächlich
durch Preisregulierung von neu zugelassenen Markenprodukten und eine *formulary*, während Deutschland hauptsächlich von AM-Budgets und Festbeträgen profi-
tiert. Festbeträge sind hingegen in British Columbia derzeit noch von relativ geringer finanzieller Bedeutung, weil nur fünf Stoffgruppen betroffen sind. Patien-
tenzuzahlungen sind in beiden Ländern vorhanden, wenn auch zu leicht unterschiedlichen Bedingungen. In British Columbia handelt es sich um eine feste
dispensing fee, in Deutschland bestehen packungsgrößenabhängige Zuzahlungen.
Wenn zwei Länder ähnliches auf unterschiedlichen Wegen erreichen, heißt das,
dass die Systeme sich potenziell ergänzen können.

Folgende Fragen stellen sich vor diesem Hintergrund für Deutschland:

2.5.1   Ist direkte Preisregulierung ein gangbarer Weg für Deutschland?

Eine direkte Preisregulierung im Stil der kanadischen Behörden scheint derzeit in
Deutschland wenig sinnvoll, womit die Frage der Umsetzung entfällt. In
Deutschland werden lediglich ca. 7 % der Ausgaben durch tatsächlich innovative
Produkte (Klasse A nach Fricke und Klaus [9]) verursacht [17]. Es sei bemerkt,
dass diese 7 % lediglich einen groben Anhalt für diesen Beitrag geben. Unabhängig von einer spezifischen Klassifizierung scheint diese Zahl für den Anteil hoch
innovativer Präparate im AM-Bereich eher hoch gegriffen. Es macht also wenig
Sinn, hier Einsparungen gegen einen vermutlich nicht unerheblichen Widerstand
analog zu Kanada zu erzwingen. Wichtiger scheint damit, die Erstattungsfähigkeit
von zwar patentgeschützten, jedoch nur wenig innovativen Medikamenten (Klasse
B und C) zu steuern. Diese machen gemeinsam etwa 20 % der Gesamtausgaben
aus.

Eine Alternative zur Preisregulierung sind eng gefasste *formularies* erstattungsfähiger AM analog zu British Columbia. Teure, wenig innovative Präparate werden wegen ihres vergleichsweise ungünstigen Kosten-Effektivitäts-Verhältnisses

nicht in eine *formulary* aufgenommen. Analog zu den Erfahrungen mit Festbeträgen werden Hersteller jedoch reagieren und ihre Preise senken, um eine Erstattungsfähigkeit zu erwirken. Dieses Vorgehen hat damit ähnliche Wirkungen wie direkte Preisregulierung, bietet jedoch einen starken Anreiz für Hersteller, hoch innovative Medikamente zu entwickeln und mit diesen Produkten entsprechend hohe Gewinne zu erzielen. Die im Vergleich dazu relativ starre Preisregulierung kann dies nicht leisten.

Damit wird auch deutlich, dass eine *formulary* nur dann wirkungsvoll sein kann, wenn nicht alleine aufgrund der Wirksamkeit über eine Aufnahme entschieden wird (wie die derzeit diskutierte „Positivliste"), sondern aufgrund der *Kosten-Effektivität*.

2.5.2 Können *formularies* basierend auf Kosten-Effektivitäts-Überlegungen zu Kosteneinsparungen ohne Innovationshemmnis und ohne therapeutische Nachteile in Deutschland führen?

Formularies für erstattungsfähige AM scheinen in Kanada zu den gewünschten Einsparungen zu führen, ohne dass Innovationen aus dem Markt ausgeschlossen werden. Diese *formularies* sind relativ eng gefasst, sodass die Auswahl an Medikamenten innerhalb einer Stoffgruppe gering ist, bahnbrechend innovative Stoffe jedoch zügig aufgenommen werden.

Warum funktioniert dieses System in Kanada?
Für British Columbia bestehen mehrere Filter, bevor eine *formulary*-Entscheidung getroffen wird: Zunächst entscheiden zwei Bundesbehörden nicht nur über Sicherheit und Effektivität, sondern auch über ökonomische Aspekte und Innovativität einer Substanz. Erst danach wird in British Columbia noch einmal unabhängig davon die Sicherheit und Wirksamkeit geprüft und detailliert die Kosten-Effektivität untersucht. Dabei scheint die effektive Evaluationsarbeit in British Columbia darin zu liegen, dass eine multidisziplinäre Gruppe erfahrener Wissenschaftler als Bestandteil ihrer bezahlten Arbeit an der örtlichen Universität die Bewertung von Kosten-Effektivitäts-Analysen vornimmt. Die größte Schwierigkeit in der ökonomischen Bewertung von Medikamenten ist der Mangel an einer standardisierten Methodik vergleichbar zur Wirksamkeitsprüfung nach GCP. Kosten-Effektivitätsanalysen gehen von einer Vielzahl von Annahmen aus, die sich trotz festgelegter Rahmenbedingungen bisher nicht standardisieren lassen [10].

Durch eine universitäre Anbindung sollte nicht nur eine hohe Qualität der Bewertung sichergestellt sein, sondern es wird einer unabhängigen Gruppe auch leichter fallen, ihre Empfehlung gegenüber den Herstellern und dem Ministerium zu vertreten. Diese Gruppe bearbeitet im Mittel 20 bis 25 Anträge pro Jahr.

Wie kann eine *formulary* in Deutschland sicher und wirkungsvoll eingesetzt werden?
Die sichere Umsetzung und dennoch enge Eingrenzung kann nur erreicht werden, wenn ausgewiesene Experten substanzielle zeitliche Ressourcen investieren. Da-

mit scheint es praktisch nicht realistisch, alle bisher erstatteten Markenprodukte einer Prüfung der Kosten-Effektivität zu unterziehen. Der erste Schritt muss sich daher auf neu zugelassene Medikamente konzentrieren.

Die Frage der Auswirkungen einer eng gefassten *formulary* im deutschen Markt ist sehr schwierig abschätzbar. Mit Sicherheit wird sich nicht der kanadische Effekt zu den bestehenden Einsparungen in Deutschland addieren, da arztbezogene AM-Budgets und Festbeträge bereits dazu führen, dass Kostenüberlegungen angestellt werden.

Die größte Hoffnung liegt darin, dass wenig innovative, dennoch als „neu" bezeichnete und relativ teure Medikamente von der *formulary* ausgeschlossen werden können und es damit zu Kosteneinsparungen kommt. Die Liste muss daher bezüglich wenig innovativer Wirkstoffe möglichst eng gefasst sein, aber für bahnbrechende Innovationen offen sein. Wie bereits oben angesprochen, fördert dieser Anreiz die Entwicklung sehr innovativer Produkte und lässt die Entwicklung von Me-too-Präparaten weniger attraktiv als bisher erscheinen.

Eine weitere Chance liegt darin, dass eine solche *formulary* nicht nur Kosten betrachtet, sondern mittels formaler Analysen die Kosten-Effektivität von Wirkstoffen berücksichtigt und dabei eine gesellschaftliche Perspektive bezüglich der AM-Ausgaben einnimmt. Eine gesellschaftliche Perspektive bedeutet in diesem Fall, dass die Gesamtkosten der gesundheitlichen Versorgung und damit der Kranken berücksichtigt werden und nicht der – gezwungenermaßen – budgetorientierte Blickwinkel eines verordnenden Arztes. Damit kann eine solche *formulary* idealerweise die gesundheitliche Versorgung zu den geringstmöglichen Kosten verbessern.

Falls AM-Budgets abgeschafft werden oder sich als folgenlos herausstellen sollten, bleibt in Deutschland kaum eine sinnvolle Alternative zu einer eng gefassten *formulary*, um AM-Ausgaben zu steuern.

Was ist bei der Einführung einer Kosten-Effektivitäts-basierten *formulary* zu beachten?
Wichtig bei der Einführung von *formularies* ist es, die Transparenz der Entscheidungsprozesse zu maximieren und eine sehr gute begleitende Informationskampagne für Patienten und Versorger zu betreiben. Transparenz deshalb, damit Erstattungsentscheidungen unter dem Druck der Öffentlichkeit besonders sorgfältig und gleichzeitig zügig fallen. Information der Betroffenen ist wichtig, damit für Akzeptanz des Verfahrens gesorgt werden kann und vermieden wird, dass Patienten aufgrund mangelnder Information schlechter therapiert werden als vorgesehen.

Diese Aufgaben können, analog zu British Columbia, am besten von einer oder sogar mehreren konkurrierenden und von Herstellern und Kassen unabhängigen Gruppen mit sehr enger Anbindung an entsprechende universitäre Zentren geleistet werden. Kritisch für ein Gelingen ist, dass möglichst zügig genügend qualifizierte Wissenschaftler ausgebildet werden. Dies kann zum einen durch die universitären Zusatzstudiengänge für Epidemiologie und/oder Gesundheitsökonomie

[25] erreicht werden und durch längere Aufenthalte in den entsprechenden ausländischen Einrichtungen, z. B. British Columbia oder Australien.

Großzügige Ausnahmeregelungen waren in British Columbia wichtig, um Akzeptanz für die Implementierung von *formularies* und Festbeträgen zu erreichen. Sobald Ärzte die Notwendigkeit eines teureren Medikaments, möglicherweise außerhalb der *formulary* kurz begründeten, wurden in British Columbia etwa 99 % aller Anfragen innerhalb von 24 Stunden genehmigt. Tatsächlich wurden diese schriftlichen Anfragen nur stichprobenweise durch einen Pharmazeuten geprüft, der sich ggf. mit den Verschreibern in Verbindung setzt, um Alternativen zu diskutieren. Ausnahmeregelungen fördern ferner durch die Notwendigkeit einer Begründung eine rationale Verschreibungspraxis und lassen Spielraum für nie gänzlich auszuschließende Fehleinschätzungen von Medikamenten durch die *formulary* in spezifischen Situationen.

Eine *formulary* mit Ausnahmeregelungen besitzt ferner die Flexibilität, teure und innovative Produkte, deren Finanzierung durch eine Solidargemeinschaft umstritten ist (z. B. Viagra), für eingeschränkte Indikationen aufzunehmen. Über die Ausnahmeregelungen wird der Zugang zu einer vorher definierten Indikationsgruppe gesteuert.

Eine *formulary* wird von rational denkenden Ärzten, die einem AM-Budget unterliegen, in der Regel unterstützt, da die Entscheidung, ein nicht kosteneffektives Medikament aus Gefälligkeit zu verschreiben, sehr viel leichter mit Verweis auf eine formal geprüfte Kosten-Effektivität abgelehnt werden kann. Der Erfolg einer *formulary* steht und fällt jedoch mit der kompetenten Prüfung und Dokumentation der Kosten-Effektivität, was für sich genommen bereits einen erheblichen Informationsgewinn für verschreibende Ärzte darstellt.

Verbindliche Therapieleitlinien werden in British Columbia nicht eingesetzt. Dies lässt sich leicht damit erklären, dass (1) bisher international noch keine finanziellen Einsparungen aufgrund von Therapieleitlinien im AM-Bereich beschrieben werden konnten und (2) notwendige Kontrollmechanismen die angestrebten Einsparungen zunichte machen würden.

2.5.3 Was kann aus einzelnen Schwachstellen in British Columbia gelernt werden?

Eine Schwachstelle des kanadischen Systems sind derzeit die unterschiedlichen provinz-spezifischen Zulassungsverfahren. Dies führt zu unnötiger Doppelarbeit, verwirrt Patienten und erschwert die Versorgung, wenn Patienten die Provinzen wechseln. Es sollte also vermieden werden, dass jede Kasse eine eigene *formulary* entwickelt, was zusätzlich zu den obigen Argumenten auch die Verhandlungsstärke der Kassen gegenüber Herstellern schmälern würde.

Die wichtigste potenzielle Schwachstelle kann hier nicht untersucht werden: Ist der gesundheitliche *outcome* in Kanada aufgrund des Vorhandenseins von weniger Wirkstoffen pro therapeutischer Gruppe schlechter als in Deutschland? Wenn man der Aussagekraft von Kosten-Effektivitätsanalysen Glauben schenkt, dann dürfte kein Unterschied zu beobachten sein. Jedoch basieren Kosten-Effektivitäts-analysen auf verschiedensten Annahmen und Modellierungen, sodass deren Aussagekraft meist beschränkter ist, als behauptet wird [10]. Mit der Einführung von Festbeträgen wurden daher in British Columbia unabhängige, meist ausländische Forschergruppen dafür gewonnen, die Effekte auf Kosten, Inanspruchnahme und Gesundheit wissenschaftlich zu untersuchen. Diese Art von vorausschauend geplanter Begleitforschung wird auch in Deutschland essenziell sein, um die Einführung von neuen AM-Einsparungsmaßnahmen zu erleichtern und die Akzeptanz in der Bevölkerung zu erhöhen [12].

Die allermeisten gesundheitspolitischen Veränderungen sind bevölkerungsweite Experimente, die mit geringem Vorwissen bezüglich deren Auswirkungen durchgeführt werden. Wir sind den Betroffenen damit zumindest verpflichtet, die Auswirkungen zu untersuchen und ggf. Änderungen einzuleiten.

Anhang 1

Originaltext des Mission Statements von Therapeutics Products Program, zum Dezember 1999.

„Therapeutics Products Program is the federal department responsible for helping the people of Canada maintain and improve their health."

Food and Drugs Act and Regulations as administered by Health Canada: Division 7: New Drugs.

Anhang 2

Originaltext des Mandats des Patented Medicine Prices Review Boards, zum Dezember 1999.

„The PMPRB is an independant quasi-judicial body, created in 1987 under the Patent Act to protect consumer interests in light of increased patent protection for pharmaceuticals. Its mandate is three-fold:

to ensure that the prices charged by manufacturers of patented medicines in Canada are not excessive; to report annually to Parliament on the price trends of all medicines in Canada; and to report annually to Parliament on the ratio of research & development expenditures to sales by patentees.

The PMPRB does not

review the prices of non-patented medicines to oversee the selection and utilization process of any medicines, whether patented or not, including which drug the doctor prescribes; the amount which is prescribed; how the product is utilized; and the coverage provided by third party and provincial drug plans."

Anhang 3

Originaltext des Mission Statements von Pharmacare zum Dezember 1999:

Pharmacare's Objectives:

> Mission Statement
>
> To improve the health status of British Columbians by
> ensuring reasonable access to and appropriate use of
> prescription drugs and related benefit services for
> eligible residents of the province.

In order to achieve its mission, Pharmacare has the following strategic objectives:

1. To manage a reimbursement system for required prescription drugs and related benefit services which prevents unreasonable access due to financial barriers.

2. To monitor the appropriateness and cost effectiveness of drug therapy and prescribing patterns through the Drug Usage Review Program.

3. To contain drug costs through a Low Cost Alternative policy.

4. To increase awareness of the appropriate use of medication through health promotion strategies and PharmaNet in cooperation with the pharmaceutical industry and others.

5. To promote optimal drug therapy through the development of therapeutic guidelines by the Therapeutics Initiative.

6. To make best use of financial resources through evaluation of cost and social benefits of pharmaceutical products by the Pharmacoeconomics Initiative.

7. To make effective and efficient use of human and financial resources in order to meet program objectives.

Literatur

[1] Anis A. H., Rahman T., Schechter M.T. (1998): Using pharmacoeconomic analysis to make drug insurance coverage decisions. PharmacoEconomics, 13:119-126.

[2] Anis, A.H., Guh D., Wang X. (1999): A dog's breakfast: Prescription drug coverage varies widely across Canada. Unpublished manuscript.

[3] Anis, A.H., Wen Q. (1998): Price regulation of pharmaceuticals in Canada. J Health Economics, 17:21-38.

[4] Brogan Inc (1997): Factors affecting the cost of private drug plans: 1993-1996. Brogan, Ottawa.

[5] Canadian Office of Health Technology Assessment (CCOHTA) (1994): Guidelines for economic evaluations of pharmaceuticals. CCOHTA, Ottawa.

[6] Cantor J.C., Gross D.J. (1993): The effects of a drug price review board: Lessons from the Canadian Experience. Washington DC, US General Accounting Office.

[7]   Danzon P.M. (1997): Pharmaceutical price regulation. American Enterprise Institute, Washington DC.

[8]   Danzon P.M. (1999): Price comparisons for pharmaceuticals. A review of U.S. and cross-national studies. American Enterprise Institute, Washington DC.

[9]   Fricke U., Klaus W.: Neue Arzneimittel 1997. Fortschritte für die Arzneimitteltherapie? Wissenschaftliche Verlagsgesellschaft, Stuttgart.

[10] Gold M.R., Siegel J.E., Russell L.B., Weinstein M.C. (1996): Cost-effectiveness in health and medicine. Oxford University Press, New York.

[11] Litsch M., Reichelt H., Selke G.W. (1990): Auswirkungen der Arzneimittel-Festbeträge. WIdO, Bonn.

[12] Maclure M., Potashnik T.M. (1997): What is direct evidence-based policy-making? Experience from the drug benefits program for seniors in British Columbia. Can J Aging/Can J Public Policy:132-146.

[13] Palmer W.N. (1994): Access to affordable medicines: the role of the Canadian Patented Medicine Review Board. Proceedings, Annual meeting of the International Society of Technology Assessment in Health Care (no.133).

[14] Patented Medicines Prices Review Board (1993): International price comparison studies.

[15] Pharmacare Trends (1997): British Columbia Ministry of Health and Ministry Responsible for Seniors. Victoria, British Columbia.

[16] Schneeweiss S., Maclure M., Glynn R.J., Soumerai S.B., Dormuth C., Walker A.M. (1999): The impact of differential cost sharing of ACE inhibitors (ACEI) on drug utilization. Am J Epidemiol: 149:154.

[17] Schröder H., Selke G.W. (1999): Der Arzneimittelmarkt in der Bundesrepublik Deutschland. In: Schwabe U., Paffrath D.: Arzneiverordnungs-Report 1998 (S.627), Springer Verlag, Berlin.

Internet-Adressen

[18] Food and Drugs Act and Regulations: http://www.hc-sc.gc.ca/food-aliment/english/publications/ acts_and_regulations/food_and_drugs_acts/index.html

[19] Health Canada: http://www.hc-sc.gc.ca/english/index.htm

[20] Pacific Blue Cross: URL: http://www.pac.bluecross.ca/

[21] Patented Medicine Prices Review Board: http://www.pmprb-cepmb.gc.ca/

[22] Von Pharmacare erstattete Preise: http://www.hlth.gov.bc.ca/pharme/outgoing/index.html

[23] Pharmacoeconomics Initiative: http://www.pharmacoeconomics.ubc.ca/

[24] Statistisches Bundesamt: http://www.statistik-bund.de/presse/deutsch/pm/p0039022.htm

[25] Studiengang Öffentliche Gesundheit und Epidemiologie der Universität München: http://www.med.uni-muenchen.de/mfv/studiengang/studienfuehrer.html

[26] Therapeutics Initiative: http://www.ti.ubc.ca/

[27] Therapeutics Products Program: http://www.hc-sc.gc.ca/hpb-dgps/therapeut/

Kapitel 3
Frankreich, Großbritannien, Italien

INGRID ROSIAN, SABINE VOGLER UND CLAUDIA HABL

3.1 Einleitung

Auf den europäischen Arzneimittelmärkten ist eine stete Ausweitung des Angebotes an neuen Präparaten zu beobachten. Sie zählen generell zu den teureren Arzneimitteln, was mit ihrem Innovationsgrad begründet wird. Die höheren Preise wirken sich auch auf die Arzneimittelbudgets der Nationalen Gesundheitsdienste bzw. Sozialversicherungen aus. Während die Zahl der Verordnungen von Arzneimitteln in vielen europäischen Ländern eher stagnierte oder gar rückläufig war, sind die durchschnittlichen Kosten einer Verordnung wegen der neuen und teureren Arzneimitteln deutlich angestiegen (siehe hierzu [24]).

In diesem Zusammenhang stellt sich die Frage, welche Merkmale ein neues Arzneimittel als innovativ ausweisen. Wie auch im Artikel von Kiewel und Rostalski (*vgl. Kapitel 4*) ausgeführt, gibt es keine standardisierte und international anerkannte Definition des Begriffes „Innovation". Je nach Interessenlage werden unterschiedliche Ansätze (z. B. alle Arzneimittel mit patentgeschützten Wirkstoffen; Arzneimittel, die gegenüber bisher in der Therapie angewandten Arzneimittel erhebliche Vorteile aufweisen; Arzneimittel, die völlig neue Therapieansätze ermöglichen, etc.) verfolgt.

Einleitend werden in diesem Beitrag die drei unterschiedlichen Zulassungsverfahren für Arzneimittel in der Europäischen Union skizziert, wobei das seit 1995 gültige zentrale Verfahren für „innovative" Arzneimittel von besonderer Relevanz ist. Weiter werden wichtige Eckdaten zum Pharma-Markt in der Europäischen Union präsentiert, um die Bedeutung der Pharma-Industrie einschätzen zu können (*Kapitel 3.3*). Danach wird das Arzneimittelsystem der Länder Frankreich, Großbritannien und Italien (*Kapitel 3.4 bis 3.6*) in Bezug auf neue bzw. innovative Arzneimittel in Form von Länderportraits beleuchtet. Ergänzt werden die Länderportraits um eine empirische Untersuchung hinsichtlich der Verfügbarkeit von neuen Arzneimitteln und den Bestimmungen zur Erstattung der Kosten. Darüber hinaus wird für ausgewählte Arzneimittel ein Preisvergleich zwischen den drei Ländern angestellt (*Kapitel 3.7*).

3.2 Europäische Union

3.2.1 Zulassung von Arzneimitteln

In der Europäischen Union sind drei Möglichkeiten für die Zulassung von Arzneimitteln vorgesehen [26]:

- das zentrale Zulassungsverfahren,
- das dezentrale bzw. gemeinschaftliche Anerkennungsverfahren und
- das nationale Verfahren.

Das zentrale Zulassungsverfahren ist für „technologisch hochwertige" Arzneimittel – die auch als innovative Arzneimittel bezeichnet werden – von Relevanz. Alle Arzneimittel, die mit Hilfe bestimmter biotechnologischer Verfahren hergestellt werden, sind auf Liste A der einschlägigen EU-Verordnung (EWG, Nr. 2309/93 vom 22. Juli 1993) angeführt (z. B. Technologie der rekombinierten DNA, Verfahren auf der Basis von Hybridomen und monoklonalen Antikörpern, etc.). Diese Arzneimittel müssen seit 1995 zentral zugelassen werden. Der Zulassungsantrag wird direkt bei der Europäischen Arzneimittelagentur (EMEA) in London eingereicht. Nach einem Bewertungs- und Verwaltungsverfahren (bei dem auch die Vertreter der Mitgliedsländer eingebunden sind) ist das Produkt nach Veröffentlichung im EU-Amtsblatt ohne weitere Genehmigung in allen EU-Staaten automatisch zugelassen. Weitere „innovative" Arzneimittel, die auf der Liste B spezifiziert sind (z. B. „sonstige biotechnologische Arzneimittel, die nach Ansicht der Arzneimittelagentur eine bedeutende Innovation" darstellen, Arzneimittel, die einen neuen Wirkstoff enthalten, der bisher noch in keinem Mitgliedstaat zugelassen war, Arzneimittel, deren Art der Verabreichung nach Ansicht der Agentur eine bedeutende Innovation darstellt, Arzneimittel, die aus menschlichem Blut oder Blutplasma gewonnen werden, etc.) können – müssen aber nicht – das zentrale Zulassungsverfahren in Anspruch nehmen.

Von 1995 bis 1999 wurden 88 neue Wirkstoffe bzw. 118 Produkte im Zuge des zentralen Verfahrens bei der Europäischen Arzneimittelagentur zugelassen. Diese Produkte sind gemäß den Bestimmungen der EU-Verordnung (EWG, Nr. 2309/93 vom 22. Juli 1993) als innovative Produkte anzusehen.

Für alle anderen Arzneimittel, die in mehr als einem Mitgliedsland auf den Markt kommen sollen, gilt das dezentrale bzw. gemeinschaftliche Anerkennungsverfahren. Dieses Verfahren ist seit 1.1.1998 verpflichtend vorgeschrieben und baut auf der Anerkennung einer Erstzulassung in einem Mitgliedsland auf, dem „*Reference Member State*". Nach erfolgter Erstzulassung stellt der Zulassungsinhaber in anderen Mitgliedsländern der Europäischen Union Anträge auf die Anerkennung der Erstzulassung. Nach Stellungnahme über die Anerkennung in den betroffenen EU-Staaten und Verhandlungen über kritische Punkte der Erstzulassung ist nach 90 Tagen zu entscheiden, ob die Erstzulassung anerkannt wird oder nicht. Danach sollte innerhalb von 30 Tagen eine nationale Zulassung erteilt werden. Das gegenseitige Anerkennungsverfahren scheitert, wenn Einwände nicht beseitigt werden können. In diesem Falle kommt es zu einem Schiedsverfahren bei der Europäischen Arzneimittelagentur.

Eine Auswertung nach dem „*Reference Member State*" macht deutlich, daß Großbritannien mit großem Abstand (67 Verfahren bis Ende 1997) am häufigsten als Referenzland genutzt wurde. Es folgen die Niederlande, Dänemark, Schweden, Deutschland und Frankreich [6]. Nach einer anderen Quelle [7] ist Frankreich nach Großbritannien der zweithäufigste *Reference Member State*.

Die dritte Möglichkeit, ein Arzneimittel zuzulassen, ist das rein nationale Verfahren, das nur im Falle der ausschließlichen Vermarktung in einem Mitgliedsland in Anspruch genommen werden darf. Da nunmehr am 1.1.1998 das gegenseitige Anerkennungsverfahren verpflichtend eingeführt wurde, geht die Bedeutung nationaler Zulassungen zurück.

3.3   Eckdaten zum Pharma-Markt

Die Pharma-Industrie mit fast einer halben Million Beschäftigten stellt in der Europäischen Union einen bedeutenden Wirtschaftsfaktor dar. Der Produktionswert der Industrie in der Europäischen Union beläuft sich auf rd. 88 Milliarden Euro (*vgl. Tabelle 3.1*).

Tabelle 3.1 Kennzahlen zum europäischen Pharma-Markt 1997

Land	Pharma-Produktion	Anteil F & E-Ausgaben an der Pharma-Produktion	Beschäftigte in der Pharma-Industrie	Produktionswert pro Beschäftigten	Neue Wirkstoffe 1990 - 1997
	in Mio. Euro	in Prozent	absolut	in Euro	Anzahl
Belgien	3.595	16	20.117	178.705	n. e.
Dänemark	2.004	18	15.672	127.871	10
Deutschland	17.512	15	115.500	151.619	26
Finnland	566	14	5.606	100.963	n. e.
Frankreich	20.113	12	87.600	229.600	17
Griechenland	470	n. e.	7.800	60.256	n. e.
Großbritannien	13.922	23	60.000	232.033	33
Irland	3.092	n. e.	12.000	257.667	2
Italien	11.505	6	64.119	179.432	11
Niederlande	3.664	6	13.500	271.407	4
Österreich	1.220	n. e.	9.260	131.749	1
Portugal	396	n. e.	9.500	41.684	n. e.
Schweden	3.637	22	16.000	227.313	8
Spanien	5.915	5	38.400	154.036	9
EU gesamt	87.611	13	475.074	184.415	121

F & E = Forschung und Entwicklung, n. e. = fehlende Daten/nicht erhoben, EU = Europäische Union

Quellen: [13]; SCRIP und Droit et Pharmacie 1998, zitiert in: [7]

Gemessen in absoluten Werten ist der größte Pharma-Produzent in der Europäischen Union Frankreich, gefolgt von Deutschland, Großbritannien und Italien. Im EU-Schnitt werden 13 Prozent des Produktionswertes der Industrie für Forschung und Entwicklung aufgewendet.

Die forschungsintensivsten Länder sind Großbritannien, Deutschland und Frankreich, wo etwa ein Fünftel der Beschäftigten der Pharma-Industrie in der Forschung arbeitet. Bezogen auf den jeweiligen Produktionswert der Pharma-Industrie wenden Großbritannien, Schweden und Dänemark die höchsten Forschungs- und Entwicklungsausgaben auf. Die meisten neuen Wirkstoffe von 1990 bis 1997 haben die Briten eingeführt, gefolgt von der deutschen und der französischen Industrie. Etwas abgeschlagen findet sich auf Rang vier Italien (*vgl. Tabelle* 3.1).

3.4   Neue Arzneimittel in Frankreich

Frankreich wird als ein Land mit bedeutender Pharma-Produktion, mit sehr hohem pharmazeutischen Verbrauch [25] und mit niedrigen Arzneimittelpreisen eingeschätzt. In den letzten Jahren haben sich jedoch die Preise etwas dem EU-Niveau angenähert.

Frankreichs Pharma-Industrie ist forschungsorientiert. Im Zeitraum 1975 bis 1994 lag Frankreich mit der Entdeckung von insgesamt 108 neuen Wirkstoffen an dritter Stelle hinter den USA und Japan [36], [37]. Danach fiel das Land jedoch um einige Ränge zurück. In der zweiten Hälfte der 90er Jahre wurden nach Auskunft der Vereinigung der französischen Pharma-Industrie nur zwei Arzneimittel, die weltweit als Innovation wahrgenommen wurden, von französischen Unternehmen entwickelt.

3.4.1   Definition

Der Begriff „innovative Arzneimittel" gewann in Frankreich in den letzten Jahren an Bedeutung. In der neuesten Auflage des Abkommens zwischen der pharmazeutischen Industrie und dem Staat (Accord Sectoriel vom Juli 1999) wird die Förderung von Unternehmen mit Innovationen festgeschrieben, die z. B. höhere Preise für innovative Arzneimittel zugestanden bekommen [30].

Für die Einschätzung von Arzneimitteln als innovativ ist insbesondere die Bewertung des therapeutischen Nutzens durch die Arzneimittelagentur – die sogenannte ASMR-Beurteilung (Amélioration du Service Médical Rendu) – von Relevanz, die sich direkt und indirekt auf Preis bzw. Erstattung der Produkte auswirkt [24].

Unter welchen Voraussetzungen ein neues Arzneimittel als innovativ bewertet wird, ist aber in Rechtsdokumenten nicht explizit definiert.

3.4.2 Regulatorischer Rahmen für neue Arzneimittel

In *Abbildung 3.1* wird verdeutlicht, wie neue bzw. innovative Arzneimittel auf den Markt kommen, ins Erstattungssystem aufgenommen werden und ihr Preis festgesetzt wird.

Der erste Schritt, um ein neues Arzneimittel auf dem französischen Markt zu platzieren, ist die Zulassung, die entweder durch die Europäische Arzneimittelagentur EMEA (zentralisiertes Verfahren) oder durch die französische Arzneimittelagentur (dezentrale oder nationale Zulassung) erfolgen kann.

Die Arzneimittelagentur [5] wurde im Jahr 1993 als öffentliche Körperschaft unter Aufsicht des mit Gesundheit und Sozialversicherung beauftragten Ministeriums (derzeit das Ministerium für Beschäftigung und Solidarität mit einem Staatssekretariat für Gesundheit) geschaffen. Im Juli 1998 wurden ihre Kompetenzen ausgeweitet. Sie ist nun neben Arzneimitteln auch für Medizinprodukte verantwortlich, was sich auch in ihrem neuen Namen [4], [19] widerspiegelt.

Die pharmazeutischen Unternehmen stellen bei der Arzneimittelagentur einen Antrag auf Zulassung (Autorisation de Mise sur le Marché, AMM), der von der Zulassungskommission (Commission d'Autorisation de Mise sur le Marché) geprüft wird. Die EU-Kriterien für die Zulassung eines neuen Arzneimittels, Qualität, Unbedenklichkeit und Wirksamkeit werden angewandt. Die Frage, ob das Arzneimittel innovativ ist oder nicht, ist für die Zulassung nicht relevant. Mehr als die Hälfte der Zulassungen durch die französische Arzneimittelagentur betreffen Arzneimittel, die „im Wesentlichen ähnlich" sind, und ein Viertel sind „Ausweitungen der Produktpalette" (1995 - 1997). Der Anteil der neuen Wirkstoffe lag in den 90er Jahren zwischen 10 und 16 Prozent [5].

Zugelassene Arzneimittel werden in der Folge von der Transparenzkommission hinsichtlich ihres therapeutischen Nutzens bewertet.

Die Transparenzkommission ist ein weiteres Gremium der Arzneimittelagentur, dessen rund 30 Mitglieder – wie auch in anderen Kommissionen der Agentur – hauptsächlich externe Experten sind. Da die Experten zum Teil aus pharmazeutischen Unternehmen stammen, müssen sie ihre Beziehung zur Industrie (z. B. Beratungstätigkeit) in einer Erklärung offen legen. In der Transparenzkommission sitzen weiterhin je ein Vertreter des Ministeriums für Beschäftigung und Solidarität, der Sozialversicherung und der Interessenvertretung der Pharma-Industrie. Die Transparenzkommission ist ein beratendes Gremium; die Letztentscheidung liegt bei der Ministerin für Beschäftigung und Solidarität. De facto kommt den Entscheidungen der Transparenzkommission aber ein hoher Stellenwert zu.

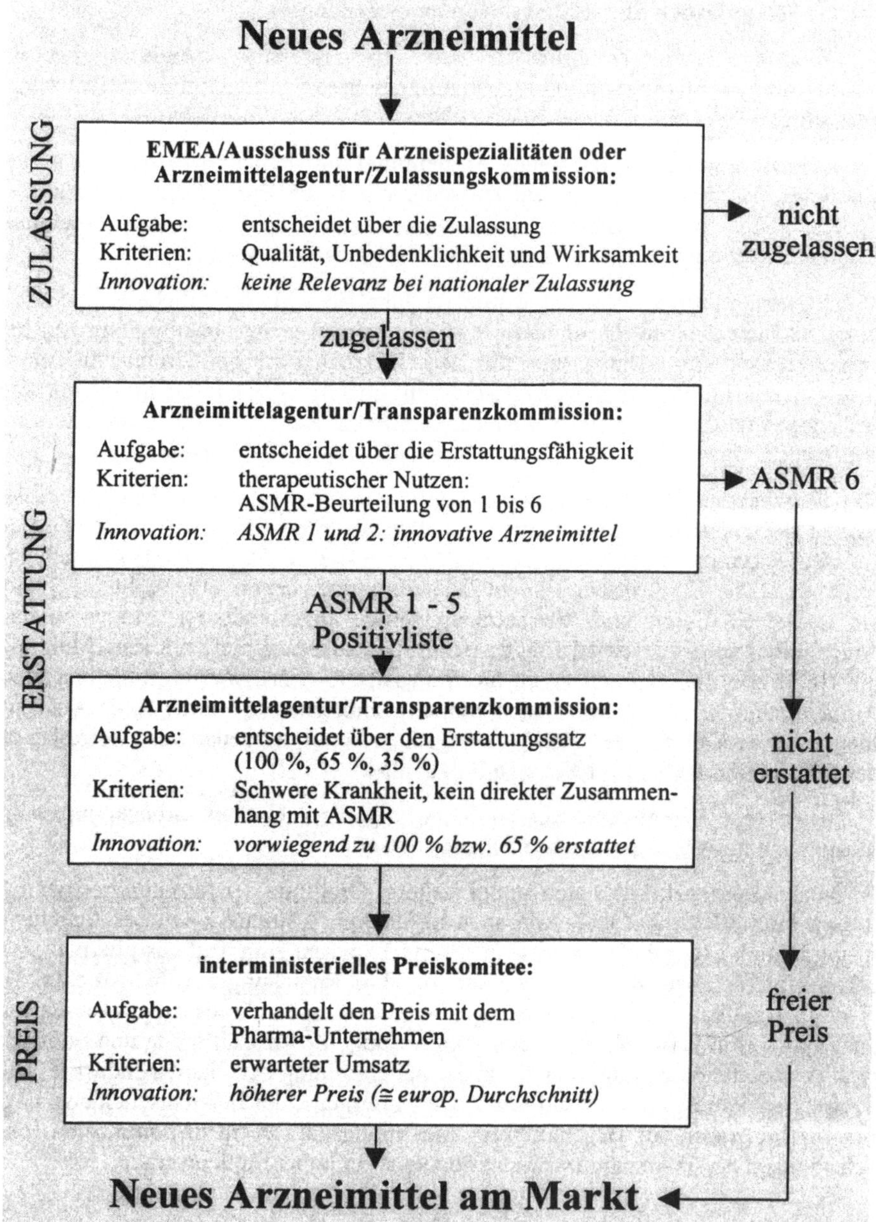

Quelle: [24], [30], [31]

Abbildung 3.1 Frankreich: Der Weg eines neuen Arzneimittels auf den Markt

Der therapeutische Nutzen wird von der Transparenzkommission anhand von
vier Kriterien eingeschätzt:

- das Nutzen/Risiko-Verhältnis des Arzneimittels,
- die Stellung des Arzneimittels in der „therapeutischen Strategie",
- die Art der Krankheit (ernst?, akut/chronisch?) und
- der „Wert" des Arzneimittels für das Gesundheitswesen.

Als Ergebnis der Prüfung wird eine ASMR-Bewertung (Amélioration du Service Médical Rendu) vergeben, die auf einer sechsstufigen Skala basiert [5]:

ASMR 1   Bedeutender therapeutischer Fortschritt

ASMR 2   Bedeutende Verbesserung in Bezug auf therapeutische Wirksamkeit und/oder Verringerung unerwünschter Nebenwirkungen

ASMR 3   Bescheidene Verbesserung in Bezug auf therapeutische Wirksamkeit und/oder Verringerung unerwünschter Nebenwirkungen

ASMR 4   Geringfügige Verbesserung in Bezug auf Wirksamkeit und/oder Nutzen

ASMR 5   Keine Verbesserung

ASMR 6   Negative Stellungnahme

Arzneimittel, die eine ASMR-6-Beurteilung erhalten, werden nicht von der Sozialversicherung erstattet. Die übrigen Arzneimittel sind erstattungsfähig und werden in die Positivlisten (eine für den Apothekenmarkt und eine für den Krankenhausbereich) aufgenommen. Voraussetzung für die Aufnahme eines Arzneimittels in die Positivliste ist

- ein höherer therapeutischer Nutzen im Vergleich zu anderen bereits erstattungsfähigen Produkten oder

- ein Einsparungspotential in den Behandlungskosten.

Daher werden auch Arzneimittel mit einer ASMR-5-Bewertung, die keine Therapieverbesserung mit sich bringen, als erstattungsfähig eingestuft, wenn sie zu Einsparungen führen.

Arzneimittel mit einer ASMR-1- und ASMR-2-Beurteilung gelten als „innovativ" [31]. Darunter fallen allerdings nur sehr wenige Produkte: Im Jahr 1997 wurden nach Auskunft der Industrievereinigung acht neue Arzneimittel mit ASMR-1 und 16 Arzneimittel mit ASMR 2 bewertet. Anteilsmäßig ausgedrückt, finden sich auf dem Apothekenmarkt nur fünf Prozent ASMR-1- und zehn Prozent ASMR-2-Arzneimittel.

Die Transparenzkommission entscheidet auch darüber, in welchem Ausmaß ein Arzneimittel erstattet wird. Es gibt drei Erstattungssätze [24]:

- Als „unentbehrlich" eingestufte und besonders teure Arzneimittel, Arzneimittel gegen Diabetes, AIDS, Krebs, chronische Krankheiten sowie Arzneimittel, die exklusiv in Krankenanstalten eingesetzt werden, werden zur Gänze erstattet.

- Als „wichtig" erachtete Arzneimittel (z. B. Antibiotika, Arzneimittel gegen bestimmte Infektionskrankheiten) werden zu 65 Prozent erstattet.

- Die übrigen Arzneimittel auf der Positivliste werden zu 35 Prozent erstattet.

Die Höhe der Erstattung hängt nicht von der ASMR-Beurteilung, sondern von der Schwere der Krankheit ab. Es besteht daher grundsätzlich kein direkter Zusammenhang zwischen dem Erstattungssatz und dem Innovationsgrad eines Arzneimittels. In der Praxis werden allerdings innovative Arzneimittel – also jene mit einer ASMR-1- und ASMR-2-Beurteilung – meist zu 100 Prozent oder zu 65 Prozent erstattet.

In den letzten Jahren spielen pharmako-ökonomische Kriterien verstärkt eine Rolle bei der Aufnahme von Arzneimitteln in das Erstattungssystem. Zu Beginn des Jahres 1999 wurde dazu eine Expertengruppe in der Arzneimittelagentur eingerichtet, die unabhängig von der Transparenzkommission agiert. Ihre Aufgabe besteht in der kritischen Prüfung von pharma-ökonomischen Studien. Die Ergebnisse der pharmako-ökonomischen Expertengruppen sind nur für die Frage der Erstattung relevant und haben keinen Einfluss auf die Zulassung.

Zur Zeit wird gerade der gesamte Verordnungsmarkt hinsichtlich der Erstattungsfähigkeit überprüft. Diese Evaluierung ist auch für die neuen Arzneimittel von Relevanz, da nun alle drei Jahre eine Überprüfung der Arzneimittel hinsichtlich ihrer Erstattungsfähigkeit vorgesehen ist. Als zentrales Kriterium wird – wie bei der Erstprüfung – der therapeutische Nutzen des Arzneimittels herangezogen, der diesmal nur in drei Klassen – wichtig, bescheiden, gering – eingeteilt wird. Ein weiterer Unterschied zur Erstprüfung besteht darin, dass zwischen der Klassifizierung und der Höhe der Erstattung ein direkter Zusammenhang besteht. Im Falle eines hohen therapeutischen Nutzens wird das Arzneimittel zu 100 Prozent, bei bescheidenem Nutzen zu 65 Prozent und bei geringem Nutzen zu 35 Prozent erstattet.

Nach der Entscheidung über Zulassung und Erstattung steht die Frage des Preises für das neue Arzneimittel an. Bei exklusiv in Krankenanstalten eingesetzten Arzneimitteln und bei Arzneimitteln, die nicht von der Sozialversicherung erstattet werden, steht es den Herstellern frei, den Preis selbst festzulegen.

Der Preis von erstattungsfähigen Arzneimitteln wird von einem interministeriellen Preiskomitee mit der Industrie verhandelt und in individuellen Verträgen (conventions) festgelegt. Das System der Preisverhandlungen, das 1994 mit dem ersten Rahmenvertrag (Accord Cadre) zwischen der Pharma-Industrie und dem Staat eingeführt wurde, löste den 25 Jahre lang gültigen Modus der staatlichen Preisregulierung ab.

Das „ökonomische Medizinproduktekomitee" (Comité économique de produits de santé) – bis 31. Dezember 1999 nur für Arzneimittel zuständig und daher unter dem Namen „ökonomisches Arzneimittelkomitee" (Comité économique du médicament) bekannt – ist dem Ministerium für Beschäftigung und Solidarität unterstellt. In dem zehnköpfigen Komitee sind Beamte des Ministeriums für Beschäftigung und Solidarität, des Ministeriums für Wirtschaft, Finanzen und Industrie sowie Mitglieder der Krankenkassen vertreten.

Zu welchem Preis ein neues Arzneimittel vertrieben wird, hängt zum einen vom therapeutischen Nutzen, zum anderen von wirtschaftlichen Größen, insbesondere vom erwarteten Umsatz, ab.

In dem Rahmenvertrag zwischen dem Staat und der Pharma-Industrie vom Juli 1999 wird innovativen Arzneimitteln ein höherer Preis zugestanden [30]. In der Praxis bedeutet das, dass der Preis für Arzneimittel mit einer ASMR-1- und ASMR-2-Beurteilung sich am europäischen Durchschnittspreis orientiert, während die Preise der übrigen Arzneimittel in Frankreich niedriger sind.

3.4.3   Steuerungsinstrumente

In Frankreich wurden in den letzten Jahren eine Reihe von Maßnahmen eingeführt, um auf die Arzneimittelpreise und das Arzneimittelvolumen dämpfend einzuwirken. Einen Überblick über die Steuerungsinstrumente vermittelt *Tabelle 3.2*.

Tabelle 3.2 Steuerungsmaßnahmen in Frankreich

Maßnahme	Setzt an bei:		
	Akteur	Preis	Menge
Medizinische Richtlinien (RMOs)	Ärzte		✓
Gatekeeper-Vertrag	Ärzte		✓
Umsatz-Deckelung	Pharma-Industrie	✓	✓
Werbesteuer-Deckelung	Pharma-Industrie	✓	
Referenzpreissystem - *in Diskussion*	Konsumenten	✓	

Quelle: [24]

Die Steuerung des verordneten Arzneimittelvolumens setzt insbesondere bei den Ärzten an. In diesem Zusammenhang sind die medizinischen Richtlinien sowie die Gatekeeper-Verträge mit der Krankenversicherung zu nennen.

Ende 1994 wurden in Frankreich die Richtlinien „Réferences Médicales Opposables" (RMOs) eingeführt. Die Ärzte werden darin angehalten, bei bestimmten Indikationen Verordnungen bzw. von der Richtlinie abweichende therapeutische Maßnahmen zu begründen. Die RMOs, die zwischen der Ärztevertretung und den Krankenkassen für jede Indikation gesondert ausgehandelt werden, waren der Kompromiss, mit dem die Einführung von Arzneimittelbudgets für Ärzte vermieden wurde.

Von 1994 bis 1997 wurden über 240 „Réferences Médicales Opposables" publiziert, die mehr als 60 Therapiebereiche abdeckten. Davon bezogen sich 77

RMOs auf Arzneimittel; das bedeutet, dass 48 Prozent der erstattungsfähigen Arzneimittel von den RMOs erfasst waren [29].

Wie mehrere Studien (z. B. des Forschungsinstitutes CREDES oder der Industrievereinigung SNIP, zitiert in [29]) belegen, konnten die „Réferences Médicales Opposables" die Verordnungszahlen senken, zum Teil in einem beachtlichen Ausmaß. Aber die Einsparungen blieben hinter den Erwartungen zurück.

Ärzte können sich dem Abkommen zwischen der Krankenversicherung und der Vereinigung der Allgemeinärzte anschließen und Gatekeeper-Ärzte werden. Als solche verpflichten sie sich, dass 15 Prozent ihres Gesamt-Verordnungsvolumens wertmäßig auf günstigere Arzneimittel entfallen, davon fünf Prozent auf Generika. Als finanzielle Gegenleistung erhalten die Gatekeeper-Ärzte jährlich eine Pauschale pro eingeschriebenem Patienten.

Sowohl beim Preis als auch bei der Menge setzt die Deckelung des Umsatzes der pharmazeutischen Unternehmen an. In Frankreich werden die jährlichen Ausgaben der Krankenversicherung mittels der sogenannten ONDAM-Zielsetzungen begrenzt. Im letzten Abkommen zwischen Staat und Pharma-Industrie wird festgehalten, dass das Preiskomitee – unter der Berücksichtigung der ONDAM-Ziele – Vorgaben bezüglich der maximalen Höhe des Umsatzes erstattungsfähiger Arzneimittel pro Indikationsgruppe festlegen wird. Jedem Unternehmen wird eine jährliche Zuwachsrate des Umsatzes mit erstattungsfähigen Arzneimitteln zugestanden, bei allfälliger Überschreitung dieser Vorgaben können vom Unternehmen „Bußzahlungen" eingefordert werden.

Im Rahmenabkommen ist weiterhin eine Deckelung der Werbeausgaben der Unternehmen vorgesehen, deren exakte Höhe wiederum in individuellen Verträgen ausgehandelt wird. Auch hier sind Pönalezahlungen im Falle von Überschreitungen möglich.

In Diskussion ist derzeit die Einführung eines Referenzpreissystems, das die staatliche Krankenversicherung CNAM vorgeschlagen hat. Nach der Vorstellung der CNAM sollte das Referenzpreissystem grundsätzlich keine Ausnahmen für patentierte Arzneimittel vorsehen, sondern nur für „echte" Innovationen – also Arzneimittel mit einer ASMR-1– oder ASMR-2-Beurteilung.

3.4.4   Resümee

Ende der 90er Jahre befand sich das französische Arzneimittelsystem in einem Reformprozess. Eine Reihe von Maßnahmen wurde im Rahmen des im Juli 1999 abgeschlossenen Vertrages zwischen dem Staat und der pharmazeutischen Industrie vereinbart.

Um die Arzneimittelausgaben einzudämmen, verfolgt Frankreich neben der Deckelung der Ausgaben und den Verordnungsrichtlinien die Strategie, günstige Arzneimittel wie z. B. Generika zu fördern. Die daraus erzielten Einsparungen sollen dazu dienen, innovative Arzneimittel mitzufinanzieren, etwa indem innovativen Arzneimitteln ein höherer Preis zugestanden wird.

Seitens der pharmazeutischen Industrie wird jedoch angemerkt, dass in Frankreich keine konsequente Innovationsförderung betrieben wird. Insbesondere wird die Zeitdauer von durchschnittlich 200 Tagen kritisiert, die zwischen Zulassung und Klärung der Frage der Aufnahme des Arzneimittels in das Erstattungssystem verstreichen. Innovative, im zentralen EMEA-Verfahren zugelassene Arzneimittel würden dadurch in besonderem Maße „pönalisiert". Im April 1999 waren 26 der ersten 36 EU-Zulassungen am Markt [31].

Von innovativen Arzneimitteln profitieren auch die Konsumenten. Wenngleich die Innovationen höhere Preise aufweisen, so werden laut Interessenvertretung der Industrie üblicherweise die Kosten zur Gänze bzw. zu 65 Prozent von der Sozialversicherung getragen.

Allerdings kommen jährlich nur zirka 10 bis 20 neue Substanzen auf den Markt [31]. Im Apothekenmarkt weisen rund 15 Prozent der Arzneimittel eine ASMR-1- oder ASMR-2-Beurteilung auf und gelten somit als innovativ. Selbst die Interessenvertretung der Pharma-Industrie gesteht ein, dass die französischen Konsumenten nur wenige „echte" Innovationen auf dem Markt finden.

3.5   Neue Arzneimittel in Großbritannien

Großbritannien ist aufgrund der hohen Pharma-Produktion (*vgl. dazu Tabelle 3.1*) als eines der führenden Pharma-Industrieländer Europas anzusehen. 1998 betrugen nach Angaben des britischen Verbandes der Pharma-Industrie (Association of the British Pharmaceutical Industry, [1]) die Ausgaben für pharmazeutische Forschung und Entwicklung rund 2,5 Milliarden Pfund/4,1 Milliarden € (vorläufiger Wert), was etwa einem Fünftel der gesamten pharmazeutischen Forschungsausgaben der Europäischen Union entspricht. Beim Arzneimittelpreisniveau sowie beim Verbrauch von Arzneimitteln liegt Großbritannien etwa im europäischen Mittelfeld. Vor kurzem wurden die Preise von Arzneimitteln, die zulasten des nationalen Gesundheitsdienstes (National Health Service, NHS) abgegeben werden, gesenkt.

Die britische Industrie ist sehr innovativ: Von 1990 bis 1997 wurden in Großbritannien bzw. von britischen Pharma-Unternehmen 33 neue Wirkstoffe auf den Markt gebracht. Der Höhepunkt wurde dabei 1996 mit acht Neueinführungen erreicht. Im Jahr 1997 wurden rund 35 Prozent aller neuen Wirkstoffe in der EU in Großbritannien entwickelt. Auch im weltweiten Vergleich ist Großbritannien eines der forschungsintensivsten Länder. Dies wird durch die Tatsache, dass nach Angaben der ABPI fünf der 20 umsatzstärksten Arzneimittel weltweit in britischen Labors entwickelt wurden, unterstrichen.

3.5.1   Definition

Für die Bezeichnung innovativer Arzneimittel werden in Großbritannien häufig die Begriffe „new technologies" oder „high technical products" verwendet. Weitere geläufige Bezeichnungen sind „new active substance" bzw. „new chemical entity", im Sinne eines völlig neuen und daher patentgeschützten Wirkstoffes bzw. chemischen Verbindung.

Die Bezeichnung „neue Technologien" – wie sie z. B. vom National Institute of Clinical Excellence (NICE) verwendet wird (*vgl. Abschnitt 3.5.2*) – umfasst neben neu entwickelten oder für eine neue Indikation angewandten Humanarzneimitteln und Blutpräparaten auch Veterinärprodukte und andere medizinische Hilfsmittel wie Hüftprothesen. Eine exakte gesetzliche Definition, welche Arzneimittel als „innovativ" einzustufen sind, gibt es nicht.

3.5.2   Regulatorischer Rahmen für neue Arzneimittel

Abbildung 3.2 zeigt, wie neue bzw. innovative Arzneimittel auf den Markt kommen, ins Erstattungssystem aufgenommen werden und ihr Preis festgesetzt wird.

Um als neues Arzneimittel am britischen Markt zugelassen zu werden, bedarf es zunächst der Registrierung – entweder durch die EMEA oder durch die britische Arzneimittelagentur.

Die Arzneimittelagentur (Medicines Control Agency, MCA) wurde im Juli 1991 als ausführendes Organ des britischen Gesundheitsministeriums (Department of Health, DoH) gegründet. Sie besteht aus vier Hauptabteilungen, wobei für die Zulassung von Arzneimitteln – sowohl im normalen als auch im verkürzten Verfahren – die Lizensierungsabteilung zuständig ist. Neben der Zulassung von Arzneimitteln und Medizinprodukten ist die MCA auch für die Überwachung des Großhandels und der Sicherheit von marktgängigen Arzneimitteln sowie für die Kontrolle der Einhaltung der Herstellvorschriften zuständig. Des weiteren agiert sie als beratendes Organ des Ministeriums und einiger Kommissionen, z. B. des Komitees zur Einhaltung der Arzneimittelsicherheit [17].

Zur Entscheidung über eine Zulassung werden die relevanten EU-Kriterien (Qualität, Unbedenklichkeit und Wirksamkeit) angewandt. Konkret wird untersucht, ob die Hersteller die „Qualitäts-, Effizienz- und Sicherheitsstandards in dem Ausmaß, wie es Experten und Konsumenten erwarten können", einhalten.

Bei innovativen Arzneimitteln – im Sinne eines neuartigen patentgeschützten Wirkstoffes – erfolgt die Zulassung in Form einer „new active substance marketing authorisation". Dies hat Auswirkungen auf die Preisfestlegung (vgl. dazu weiter unten). Derartige Zulassungen bilden jedoch die Minderheit: 1996/1997 betrug ihr Anteil nur sechs Prozent an allen Zulassungen [28].

Die Zulassung eines Arzneimittels ist im Allgemeinen gleichbedeutend mit dem Erlangen der Erstattungsfähigkeit bzw. der Abgabe durch den Nationalen Gesundheitsdienst NHS. In Großbritannien werden im Prinzip alle Arzneimittel erstattet, außer wenn sie auf der Negativliste (Selected List Scheme, SLS) stehen. Über die Aufnahme in das SLS entscheidet eine dem Ministerium unterstellte Kommission, die in keinerlei Verbindung mit der MCA steht [3].

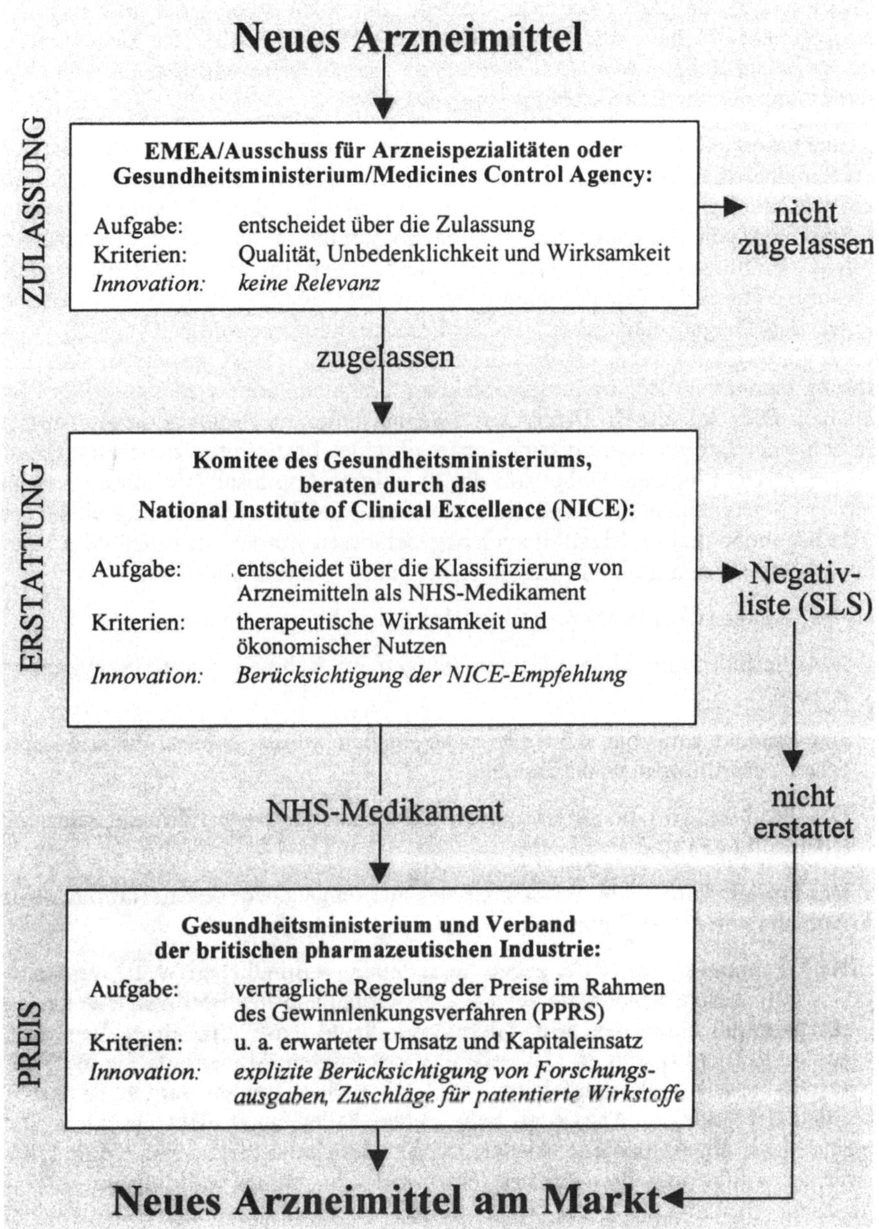

Quelle: [2], [15], [12] , [24]

Abbildung 3.2 Großbritannien: Der Weg eines neuen Arzneimittels auf den Markt

Die Kosten aller erstattungsfähigen Arzneimittel, sogenannte NHS-Medikamente, werden zur Gänze vom Nationalen Gesundheitsdienst getragen. Patienten

müssen jedoch für alle verordneten Arzneimittel einen Selbstbehalt in Form einer Rezeptgebühr tragen (Stand 1. 4. 2000: 6,- Pfund/9,75 €). De facto werden – aufgrund unzähliger Ausnahmeregelungen – rund 85 Prozent (Stand 1998) aller Verordnungen ohne Rezeptgebühr abgegeben [34].

Eine besondere Rolle bei den „Innovationen" kommt der neu gegründeten Sondergesundheitsbehörde NICE zu. Sie wurde im April 1999 als Unterorganisation des NHS etabliert und hat die grundsätzliche Funktion, durch Empfehlungen und Definitionen von Standards zur Qualitätssicherung im britischen Gesundheitssystem – im Sinne einer „best practice" – beizutragen. Ihr Aufgabengebiet umfasst sowohl medizinische Technologien (Arzneimittel, Medizinprodukte, medizinische Geräte und Diagnosetechniken) als auch Behandlungsmethoden [14], [23]. Von der Regierung wird dabei explizit die Rolle des NICE als Regulativ bei der Einführung innovativer Behandlungsmethoden (d. h. auch von Arzneimitteln) hervorgehoben. Dies soll durch „Appraisals", genau definierte Entscheidungsprozesse, die von einer Expertenkommission innerhalb eines bestimmten Zeitraums gesetzt werden, erreicht werden. Dabei soll das jeweilige „Appraisal"-Verfahren – innerhalb einer maximalen Frist von acht Monaten – noch vor Zulassung eines Produkts begonnen und im Idealfall auch abgeschlossen werden. In Einzelfällen kann ein verkürztes Verfahren, das „Rapid Assessment", angewandt werden.

Das NICE kann dabei in etwa zu folgenden Empfehlungen gelangen:

- Das Produkt kann ohne Einschränkungen im Rahmen des NHS abgegeben werden.

- Das Produkt kann bis auf weiteres abgegeben werden, weiterführende klinische Überprüfungen sind anzuraten.

- Das Produkt wird bis auf weiteres nicht erstattet, weiterführende klinische Überprüfungen sind anzuraten.

- Das Produkt kann nicht im Rahmen des NHS abgegeben werden (kommt einer Aufnahme in die SLS gleich).

Die Erkenntnisse des NICE haben zwar keinen verbindlichen Wert, werden aber – wie bisherige Ergebnisse zeigen – als Grundlage für die Entscheidung, ob ein Arzneimittel durch den Nationalen Gesundheitsdienst NHS abgegeben wird, akzeptiert [27], [39]. Ob in Zukunft alle innovativen Arzneimittel vom NICE begutachtet bzw. ob alle Empfehlungen des NICE übernommen werden, ist derzeit aufgrund der geringen Anzahl an behandelten Fällen noch nicht absehbar. Die einzige bisher abgeschlossene Begutachtung – jedoch per verkürztem Verfahren – betraf das Antigrippemittel Relenza (Wirkstoff: Zanamivir) und ging vorerst zuungunsten einer Erstattung aus, wobei weitere Überprüfungen empfohlen wurden. Insgesamt laufen derzeit 27 Verfahren, wovon rund die Hälfte innovative bzw. teure Arzneimittel (z. B. Interferon Beta/Glatiramer zur Behandlung von Multipler Sklerose und Sibutramin bzw. Orlistat zur Behandlung von Fettleibigkeit) betreffen [23].

Auf jeden Fall sind die Entscheidungen des NICE für die Frage der Erstattung innerhalb des NHS relevant, haben aber keinen Einfluss auf die Zulassung.

Die Preise von NHS-Medikamenten können Hersteller und Importeure im Rahmen des Gewinnlenkungsverfahren (Pharmaceutical Price Regulation System, PPRS) innerhalb eines bestimmten Rahmens selbst festlegen. Preiserhöhungen sind dabei nur in Ausnahmefällen möglich und unterliegen der Zustimmung durch das Gesundheitsministerium.

Das Gewinnlenkungsverfahren PPRS betrifft alle rezeptpflichtigen und rezeptfreien Originalpräparate, sofern sie von einem Arzt verordnet werden, nicht jedoch bestimmte Generika. Die Preise von Herstellern, die nicht am PPRS teilnehmen, werden gesetzlich, nach den Bestimmungen der „Health Services Medicines Regulations 1999", fixiert [2], [12].

Charakteristisches Kennzeichen des Verfahrens ist, dass nicht der Preis eines Arzneimittels, sondern der maximale Gewinnrahmen eines Unternehmens individuell zwischen Industrie und NHS vereinbart wird. Bei der Berechnung des Gewinnrahmens werden neben den Entwicklungs-, Herstellungs- und Marketingkosten sowie der Verzinsung des eingesetzten Kapitals auch eine Gewinnspanne berücksichtigt. Innovative Firmen werden im Rahmen des aktuellen Schemas, das am 1.10.1999 in Kraft trat, im Vergleich zum alten verstärkt bevorzugt:

- Preise für neue Wirkstoffe können weiterhin nach Ermessen des Patentinhabers frei festgelegt werden. Es besteht nur die Verpflichtung, erwartete Umsätze über 20 Millionen Pfund/32,5 Millionen € innerhalb eines Jahres bzw. eine wahrscheinliche Überschreitung der maximal vereinbarten Ausweitung des Gewinnrahmens (*Margin of Tolerance*) an den NHS zu melden.

- Im alten Schema konnten Unternehmen im Schnitt Forschungs- und Entwicklungskosten von 20 Prozent des Umsatzes mit dem NHS zur Berechnung des Gewinnrahmens geltend machen. Im neuen System kann zusätzlich zu diesem Fixbetrag, der zwischen 17 und 21 Prozent liegt, ein variabler Zuschlag zur Gewinnspanne angesetzt werden.

Der Zuschlag beläuft sich pro firmeneigenem patentierten Molekül auf 0,25 Prozent des Umsatzes mit dem NHS, sofern dieser 500.000,- Pfund/813.000,- € überschreitet. Pro Firma können bis zu zwölf derartige Wirkstoffe berücksichtigt werden, der maximale variable Zuschlag beträgt daher drei Prozent. Die Aufwendungen für Forschung und Entwicklung müssen jährlich im Nachhinein bekanntgegeben werden [2], [33].

Arzneimittel, die in Krankenanstalten abgegeben werden, unterliegen auch dem PPRS. In der Praxis handeln die Krankenanstalten jedoch Preise unterhalb des Krankenhauslistenpreises, der von den Herstellern veröffentlicht wird, aus. Einzig bei innovativen Arzneimitteln wird der Listenpreis bezahlt.

3.5.3 Steuerungsinstrumente

Neben der schon seit vielen Jahren praktizierten Generikaförderung und der Änderung der Klassifizierung einiger Arzneimittel (Switches bezüglich Rezeptpflicht und Apothekenpflicht) wurde in den letzten Jahren verstärkt in das Verordnungsvolumen eingegriffen. *Tabelle 3.3* bietet einen Überblick über aktuelle kostendämpfende Maßnahmen im britischen Arzneimittelsystem.

Tabelle 3.3 Steuerungsmaßnahmen in Großbritannien

Maßnahme	Setzt an bei: Akteur	Preis	Menge
Erweiterung der Negativliste (SLS)	Konsumenten		✓
PACT, PRODIGY	Ärzte	✓	✓
Gedeckelte Arzneimittelbudgets	Primary Care Groups	✓	✓
PPRS 1999	Pharma-Industrie	✓	

Primary Care Groups = Gesundheitssprengel zur ambulanten Versorgung
Quelle: [22], [24], [34]

Neben vier umfangreicheren Erweiterungen der 1985 eingeführten SLS (zuletzt im November 1996) wurde in letzter Zeit verstärkt das Verordnungsverhalten von Ärzten – zur Zeit noch ohne Konsequenzen – beobachtet. Die Projekte PACT (Prescribing Analyses and Cost) und PRODIGY analysieren elektronisch auf nationaler und regionaler Ebene die Verordnungsmuster von Ärzten bzw. überprüfen Ärzte hinsichtlich ihres Kostenbewusstseins [34].

Ein weiterer Schritt auf dem Weg zur Kontrolle der Gesundheitsausgaben war die Einführung von Gesundheitssprengeln, sogenannten „Primary Care Groups". Diese bestehen aus Ärzten, Krankenschwestern, Hebammen, Therapeuten und Vertretern anderer ambulanter Gesundheitsberufe. Da das Arzneimittelbudget der Gesundheitssprengel gedeckelt ist, wird eine positive Beeinflussung des Verordnungsvolumens erwartet. Bemerkenswert ist in diesem Zusammenhang, dass seit 13.3.2000 auch Krankenschwestern in bestimmten Fällen (kleinere Verletzungen, Dauermedikation wie bei Asthma usw.) Arzneimittel verordnen dürfen [35].

Von hoher Relevanz für die Eindämmung der Arzneimittelausgaben ist auch das oben beschriebene „neue" Gewinnlenkungsverfahren, dessen zentrale Zielsetzung die Förderung von Innovationen ohne eine Überstrapazierung der beschränkten finanziellen Kapazitäten des NHS war. Ein Bestandteil des Abkommens war – neben der Schaffung einer gesetzlichen Basis – eine durchschnittliche Preissenkung aller NHS-Medikamente um 4,5 Prozent, verbunden mit einem Preisstopp bis Jänner 2001 [2].

3.5.4 Resümee

Großbritannien festigte in den 90er Jahren seine Rolle als eines der weltweit führenden Pharmaländer. Neben einem kontinuierlichen Anstieg der Forschungsausgaben wurde die Pharma-Produktion auf ihrem hohen Niveau gehalten. Im Schnitt werden jährlich rund fünf neue Wirkstoffe entwickelt.

Da – wie in vielen europäischen Ländern – die Arzneimittelausgaben in den letzten Jahren auch in Großbritannien stiegen, wurde mit etwas Verspätung der Bedarf an kostendämpfenden Strategien erkannt. Die jüngsten Maßnahmen waren die Einrichtung des NICE mit dem Ziel einer schnelleren Etablierung von neuen Technologien und Behandlungsstandards im britischen Gesundheitssystem und der Abschluss eines neuen PPRS.

Das NICE fungiert aber auch als Regulativ zur ökonomischen und klinischen Bewertung neuer Behandlungsmethoden. Das PPRS vom Oktober 1999 brachte eine verstärkte Förderung von innovativen Pharma-Unternehmen und für NHS-Medikamente eine Preisreduktion verbunden mit einem Preisstopp.

3.6 Neue Arzneimittel in Italien

In den 90er Jahren hatte die pharmazeutische Industrie Italiens mit sinkenden Umsatzzahlen zu kämpfen. Die forschende Pharma-Industrie, die im Norden – insbesondere in der Lombardei – konzentriert ist, hat Schwierigkeiten, Schritt mit anderen europäischen Ländern zu halten. Laut der Interessenvereinigung der Pharma-Industrie betrug im Jahr 1996 der Anteil der Ausgaben für die pharmazeutische Forschung am Bruttoinlandsprodukt 0,079 Prozent – im Gegensatz zu 0,124 Prozent in Deutschland, 0,176 Prozent in Frankreich und 0,283 Prozent in Großbritannien [11].

Italien kämpft mit hohem Pharma-Konsum und stark steigenden Arzneimittelausgaben. Mit einer Reihe von Maßnahmen wurden in der ersten Hälfte der 90er Jahre die öffentlichen Ausgaben zulasten der privaten Haushalte gedrosselt [24]. Das Preis- und das Erstattungssystem von Arzneimitteln wurden grundlegend geändert. Das Preisniveau ist mittlerweile gestiegen, aber immer noch ist Italien im EU-Vergleich ein Niedrigpreisland. Dies will es laut dem Vorsitzenden der Arzneimittelkommission auch bleiben [32].

3.6.1 Definition

Im Rahmen der Einsparbemühungen wird in letzter Zeit verstärkt auf die Förderung von Generika gesetzt. Das Argument, dass aus Einsparungen infolge des Generikaeinsatzes die Erstattung „neuer Innovationen" finanziert werden kann, gewinnt an Bedeutung.

Eine offizielle Definition für innovative Arzneimittel gibt es nicht. In der Praxis werden unter innovativen Arzneimitteln jene verstanden, die im zentralen Verfahren der EMEA zugelassen werden.

3.6.2 Regulatorischer Rahmen für neue Arzneimittel

Abbildung 3.3 vermittelt einen Überblick über die Zulassung, Erstattung und Preisbildung von neuen bzw. innovativen Arzneimitteln.

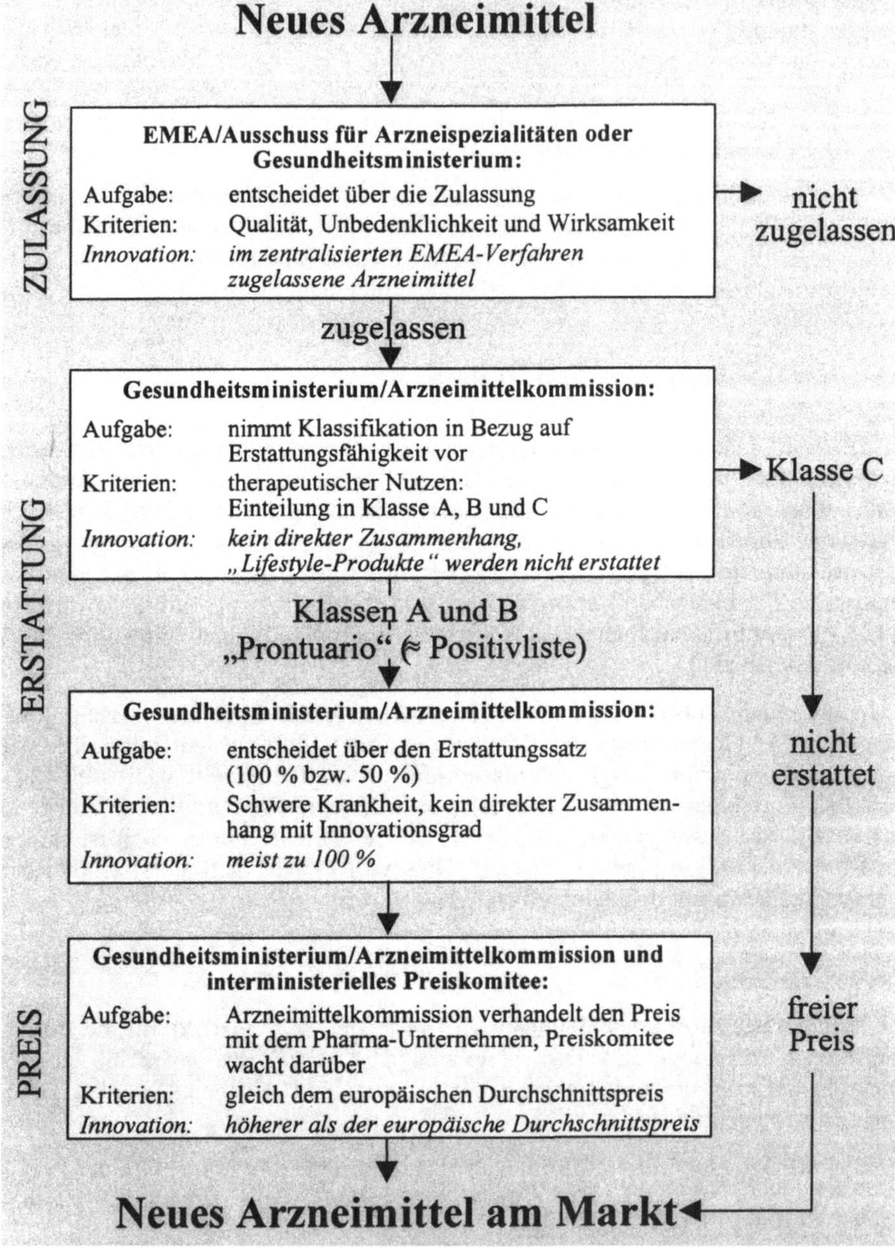

Quelle: [9], [10], [24]

Abbildung 3.3 Italien: Der Weg eines neuen Arzneimittels auf den Markt

Neue Arzneimittel werden im allgemeinen über die Europäische Arzneimittel-agentur EMEA zugelassen – „innovative" Arzneimittel im zentralisierten Verfahren (*siehe Abschnitt 3.2.1*), die anderen im dezentralen Verfahren. Das nationale Zulassungsverfahren durch das italienische Gesundheitsministerium verliert immer mehr an Relevanz.

Im Rahmen der nationalen Zulassung bzw. bei Vorliegen einer EMEA-Zulassung nimmt die Arzneimittelkommission CUF (Commissione Unica del Farmaco) eine grundlegende Klassifizierung des neuen Arzneimittels vor. Die CUF ist ein für jeweils zwei Jahre eingerichtetes, 14-köpfiges Gremium des Gesundheitsministeriums. Fünf Experten – im Allgemeinen Universitätsprofessoren – werden vom Ministerium nominiert und sieben weitere von der Konferenz der Präsidenten der Regionen und Autonomen Provinzen. Weiterhin sind der Leiter der für Arzneimittel zuständigen Abteilung im Gesundheitsministerium und ein Vertreter des „Obersten Gesundheitsinstitutes" ISS, einer dem Gesundheitsministerium unterstellten Behörde, in der CUF vertreten [11]. Die Arzneimittelkommission wird über sieben Unterkomitees und sechs Arbeitsgruppen tätig.

Die CUF bewertet Arzneimittel hinsichtlich ihrer Wirksamkeit, Sicherheit und ihres therapeutischen Nutzens und teilt sie in eine von drei einander ausschließenden Kategorien ein:

- Klasse A: „essenzielle" Arzneimittel und Arzneimittel für chronische Krankheiten

- Klasse B: Arzneimittel von „relevantem therapeutischen Interesse"

- Klasse C: darunter fallen alle übrigen Arzneimittel, die weder der Klasse A noch B zugeordnet wurden.

Diese Einteilung ist für die Erstattungsfähigkeit und die Höhe der Erstattung entscheidend. Arzneimittel der Klassen A und B sind erstattungsfähig und werden ins Arzneimittelbuch „Prontuario", eine Art Positivliste, aufgenommen. Arzneimittel der Klasse A werden zu 100 Prozent erstattet, Arzneimittel der Klasse B zu 50 Prozent. Die meisten erstattungsfähigen Arzneimittel fallen in Klasse A, das heißt, der Patient muss nur die Rezeptgebühr bezahlen; nur sieben Prozent der erstatteten Arzneimittel sind in Klasse B und somit zuzahlungspflichtig. Arzneimittel in Klasse C werden nicht vom Nationalen Gesundheitsdienst erstattet; hier trägt der Patient die Kosten zur Gänze.

Die Arzneimittelkommission CUF nimmt die Schwere der Krankheit als Grundlage der Entscheidung über die Erstattung. Ein direkter Zusammenhang zwischen der Erstattungsfähigkeit und -höhe eines Arzneimittels und seinem Innovationsgrad besteht aber nicht. Eine Reihe innovativer Arzneimittel wird zu 100 Prozent erstattet, aber andere, insbesondere sogenannte Lifestyle-Produkte, zu denen z. B. Viagra und Xenical gezählt werden, werden überhaupt nicht erstattet.

Bei Arzneimitteln der Klasse C, die nicht vom Nationalen Gesundheitsdienst erstattet werden, steht es den Herstellern frei, den Preis selbst festzulegen. Änderungen der Preise müssen aber in der Folge dem Gesundheitsministerium und dem interministeriellen Preiskomitee CIPE (Comitato Interministeriale per la Programmazione Economica) mitgeteilt werden.

Erstattungsfähige Arzneimittel unterliegen in Italien einer staatlichen Preisregulierung, die vom Preiskomitee CIPE überwacht wird. Dabei wird das Modell des „europäischen Durchschnittspreises" (Prezzo Medio Europeo, PME) angewandt: der Preis eines Arzneimittels, das zulasten des Nationalen Gesundheitsdienstes verschrieben wird, darf nicht über dem „europäischen Durchschnittspreis" liegen. In der derzeit gültigen Form erfolgt die Berechnung mittels Kaufkraftparitäten; als Referenzländer werden – mit Ausnahme von Dänemark und Luxemburg – alle übrigen Mitgliedsländer der Europäischen Union herangezogen.

Vor der Preisfestlegung finden bezüglich der von der EMEA zugelassenen Arzneimittel Verhandlungen zwischen dem pharmazeutischen Unternehmen und der Arzneimittelkommission CUF statt. Der entscheidende Unterschied zwischen innovativen und sonstigen Arzneimitteln liegt darin, dass seit Beginn des Jahres 1999 für im zentralisierten Verfahren zugelassene Arzneimittel das Modell des europäischen Durchschnittspreises nicht angewandt wird. In den Preisverhandlungen werden der therapeutische und wirtschaftliche Nutzen eines Arzneimittels, die Preise von vergleichbaren Produkten und die in Italien getätigten Investitionen des Pharma-Unternehmens als Kriterien herangezogen. Von den Unternehmen vorgelegte pharma-ökonomische Studien werden hingegen wenig geschätzt. Bei den Verhandlungen achtet die CUF laut eigenen Aussagen darauf, dass selbst bei innovativen Arzneimitteln die Preise nicht zu hoch angesetzt werden [32].

3.6.3   Steuerungsinstrumente

Neben den Mitte der 90er Jahre eingeführten Änderungen in der Preisfestsetzung und einer Neuklassifizierung von Arzneimitteln als Basis für die Erstattung wurden in den letzten Jahren mehrere Maßnahmen gesetzt, um auf das Arzneimittelvolumen dämpfend einzuwirken. Einen Überblick über die Steuerungsinstrumente vermittelt *Tabelle 3.4.*

Ein wichtiges Instrument zur Steuerung des verordneten Arzneimittelvolumens sind die so genannten „Note". Das sind an Ärzte gerichtete Verordnungsrichtlinien, die die Bedingungen festlegen, unter denen bestimmte Arzneimittel zulasten des Nationalen Gesundheitsdienstes verordnet werden können. Die „Note" werden von der Arzneimittelkommission CUF in Kooperation mit der Vereinigung der Allgemeinärzte erstellt. Derzeit sind rund 80 Richtlinien zu etwa 120 Wirkstoffen bzw. Kombinationen in Kraft.

Die öffentlichen Arzneimittelausgaben werden jährlich mit nationalen Arzneimittelbudgets festgeschrieben, die immer wieder überschritten wurden. Aufgabe der Arzneimittelkommission CUF ist es, Maßnahmen zur Überprüfung und Einhaltung der Budgets zu entwickeln. Für das Jahr 1998 wurde erstmals eine Sanktionsmöglichkeit vorgesehen; die überschrittene Differenz sollte zu 40 Prozent vom Nationalen Gesundheitsdienst (inklusive der Regionen) und zu 60 Prozent von den Anbietern getragen werden. Auf diese sollte sich die Rückzahlungssumme entsprechend ihrem Anteil am Apothekenverkaufspreis (66,65 Prozent für die Pharma-Industrie, 6,65 Prozent für den Großhandel und 26,7 Prozent für die Apotheken) belaufen. Als Berechnungsgrundlage für die Rückzahlung des einzelnen Pharma-Unternehmens wurde zum einen der Anteil am erstattungsfähigen Arzneimittelmarkt genommen, zum anderen die in täglichen Dosen gemessene Überschreitung pro „therapeutischer Produktgruppe" (siehe unten). 1998 wären Rückzahlungen zu leisten gewesen, diese wurden aber bis Ende 1999 aufgeschoben. Sollten im Jahr 1999 bestimmte Einsparziele eingehalten werden, kann die Rückzahlung für 1998 überhaupt erlassen werden.

Tabelle 3.4 Steuerungsmaßnahmen in Italien

Maßnahme	Setzt an bei:		
	Akteur	Preis	Menge
Verordnungsrichtlinien („Note")	Ärzte		✓
Arzneimittelbudget mit Rückzahlungsklausel	Pharma-Industrie, Großhandel, Apotheken		✓
Homogene therapeutische Produktgruppen	Pharma-Industrie		✓
Preisreduktion für nicht-patentierte Arzneimittel - *geplant, nicht beschlossen*	Pharma-Industrie	✓	
Referenzpreissystem - *abgeschafft*	Konsumenten		✓

Quelle: ÖBIG

Im Jahr 1998 fasste die CUF alle verschreibungsfähigen Arzneimittel mit einem europäischen Durchschnittspreis in „homogene therapeutische Produktgruppen" zusammen [20]. Alle Arzneimittel einer „homogenen therapeutischen Produktgruppe" werden entweder erstattet oder nicht erstattet; neue Arzneimittel mit einem europäischen Durchschnittspreis werden bei gleicher Wirksamkeit in die Gruppe aufgenommen. Innovative, im zentralisierten Verfahren zugelassene Arzneimittel werden nicht geclustert.

In Diskussion war eine jährliche Preisreduktion von fünf Prozent auf alle Arzneimittel, die in Italien nie patentiert waren (ausgenommen waren einige Produkte wie biotechnologische), für den Zeitraum von 1999 bis 2004. Dieser Vorschlag wurde aber vorläufig nicht umgesetzt. Gefallen ist zu Beginn des Jahres 1999 auch das seit 1996 gültige Prinzip des „gleichen Preises für gleiche Arzneimittel". In dieser Art eines Referenzpreissystems wurden Arzneimittel mit gleichem Wirkstoff und gleicher Arzneiform oder mit therapeutischer Vergleichbarkeit nur dann erstattet, wenn sie zum Preis des „gleichen" billigsten Arzneimittels angeboten wurden.

3.6.4   Resümee

Italien konnte mit rigiden Maßnahmen die Arzneimittelausgaben eine Zeit lang dämpfen. In den Jahren 1991 bis 1995 nahmen die öffentlichen Ausgaben sogar ab, zugleich verlagerte sich die Finanzierungslast in bedeutendem Maße auf die privaten Haushalte.

Die Finanzierung der Arzneimittelausgaben ist aber immer noch eine brennende Problematik. Es werden weiterhin eine Reihe von Maßnahmen gesetzt, um Einsparungen auszuloten. In diesem Zusammenhang fällt die Aufwertung der Arzneimittelkommission CUF auf, die eine entscheidende Rolle bei der Preisbildung und der Zuerkennung der Erstattungsfähigkeit spielt. Darüber hinaus kommt ihr auch eine zentrale Rolle bei der Entwicklung von Einsparmaßnahmen zu; dazu wurde ihr eine weitere Kommission zur Kontrolle der Ausgabenentwicklung (Commissione Spesa Farmaceutica) an die Seite gestellt [32].

Die Förderung innovativer Arzneimittel wird in Italien keineswegs so offensiv wie etwa in Frankreich oder Großbritannien betrieben und wird von dem Problem eines hohen Arzneimittelverbrauches und hoher Ausgaben überlagert. Einer Finanzierung innovativer Arzneimittel aus den Einsparungen durch Generika wird im Allgemeinen mit Skepsis begegnet, weil die Generikaförderung erst anläuft. Es wird geschätzt, dass es noch zirka zwei Jahre dauert, bis ausreichend Generika am Markt sind.

Der forschenden Industrie wird in Italien insofern ein besonderer Anreiz geboten, als sie einen über dem europäischen Durchschnitt liegenden Preis für innovative Arzneimittel aushandeln kann. Die Patienten profitieren im Krankheitsfall von den innovativen Arzneimitteln, von denen ein Großteil zur Gänze erstattet wird (telefonische Auskunft der Apothekervereinigung Federfarma vom 21.02.2000). Innovationen im Lifestyle-Bereich müssen die Konsumenten hingegen aus der eigenen Tasche bezahlen.

3.7   Neue Arzneimittel im Vergleich

3.7.1   Methodisches

Anhand 20 neuer Wirkstoffe bzw. deren Produkte wird für Frankreich, Großbritannien und Italien folgenden Fragestellungen nachgegangen:

- Sind die Arzneimittel am Markt?

- Werden die Kosten von der Sozialversicherung bzw. dem Nationalen Gesundheitsdienst übernommen?

- Welche Restriktionen bestehen hinsichtlich der Abgabe?

In einem weiteren Schritt wird ein Preisvergleich für identische neue Arzneimittel angestellt.

Ausgangspunkt für die Wirkstoff-Auswahl waren jene neuen Wirkstoffe bzw. deren Produkte, die in Deutschland zwischen 1995 und 1998 auf den Markt kamen und die mit der gesetzlichen Krankenversicherung hohe Umsätze aufwiesen. Die Auswahl wurde noch um zwei neue Arzneimittel ergänzt, die oft auch als sogenannte „Lifestyle-Produkte" bezeichnet werden. Es handelt sich dabei z. B. um das Arzneimittel Viagra (zur Behandlung von Impotenz), das in Deutschland von der Krankenversicherung nicht erstattet wird, und um Xenical (zur Behandlung von Fettleibigkeit).

Als Basis für die Daten wurden die Arzneimittel-Kodizes der Länder Frankreich, Großbritannien und Italien des Jahres 1999 herangezogen.

3.7.2   Marktverfügbarkeit und Erstattung

Tabelle 3.5 listet die untersuchten Wirkstoffe mit den jeweils am Markt befindlichen Präparaten auf. Weiterhin vermittelt die *Tabelle 3.5* Informationen über die Höhe der Erstattung durch den Nationalen Gesundheitsdienst bzw. die Sozialversicherung und allfällige Bestimmungen hinsichtlich der Verordnung und Abgabe dieser Arzneimittel.

Die Untersuchung der ausgewählten Wirkstoffe zeigt folgendes Bild zur Verfügbarkeit neuer Arzneimittel in den drei Ländern:

- In allen drei Ländern sind Arzneimittel zu den ausgewählten Wirkstoffen am Markt.

- Bei einigen Wirkstoffen sind sogar mehrere Produkte unter unterschiedlichen Bezeichnungen (Handelsnamen) am Markt verfügbar. Dies trifft vor allem auf Italien zu.

- Acht der insgesamt 20 Wirkstoffe durchliefen das zentrale Zulassungsverfahren bei der Europäischen Arzneimittelagentur. Sie sind also laut EU-Definition „innovative" Arzneimittel.

- Die Dosierstärken der Produkte unterscheiden sich in den einzelnen Ländern.

- Bezüglich der angebotenen Handelspackungen bestehen größere Unterschiede zwischen den Ländern.

Hinsichtlich der Erstattung und allfälligen Bestimmungen zur Abgabe der untersuchten Arzneimittel sind folgende Ergebnisse festzuhalten (*Tabelle 3.5*):

- In Frankreich werden die Arzneimittel zu drei Wirkstoffen von der Sozialversicherung zur Gänze, elf zu 65 Prozent und zwei zu 35 Prozent erstattet. Die zwei in die Auswahl aufgenommenen so genannten Lifestyle-Präparate (Viagra, Xenical) werden nicht erstattet. Für ein Präparat war der Antrag zur Erstattung zum Zeitpunkt der Drucklegung des Arzneimittel-Kodex erst im Laufen; ein Arzneimittel darf nur im Krankenhaus verordnet werden. Fast alle Arzneimittel unterliegen einer strengen Rezeptpflicht, das heißt, dass sie nur von einem Facharzt verordnet werden dürfen. Bei drei Präparaten muss die Erstverordnung durch ein Krankenhaus erfolgen, die weitere Verordnung kann dann ein niedergelassener Facharzt vornehmen.

- In Großbritannien werden mit einer Ausnahme (Viagra) die Kosten für die neuen Arzneimittel vom Nationalen Gesundheitsdienst zur Gänze übernommen. Die Kosten für Viagra werden grundsätzlich nicht automatisch erstattet, bei Vorliegen eines bestimmten Krankheitsbildes (z. B. Diabetes) ist jedoch eine Kostenübernahme durch den Nationalen Gesundheitsdienst vorgesehen. Einige Arzneimittel dürfen nur im Spital verordnet und abgegeben werden. Bei zwei Wirkstoffen wird vom Nationalen Gesundheitsdienst eine Überweisung an einen Neurologen empfohlen.

- In Italien werden Arzneimittel zu 15 Wirkstoffen vom Nationalen Gesundheitsdienst zur Gänze (bei einigen Präparaten jedoch nur bestimmte Packungsgrößen) erstattet. Für zwei Wirkstoffe bzw. deren Produkte übernimmt der Nationale Gesundheitsdienst die Kosten zur Hälfte, und für drei Wirkstoffe bzw. deren Präparate (Viagra, Xenical, Amaryl) übernimmt er die Kosten nicht. Die Abgabe und Verordnung von fünf Wirkstoffen ist den Spitälern vorbehalten, einige Arzneimittel dürfen nur bei Vorliegen einer bestimmten Indikation zulasten des Nationalen Gesundheitsdienstes verordnet werden.

Tabelle 3.5 Neue Arzneimittel – Marktverfügbarkeit, Erstattungskriterien 1999

Land	Wirkstoff/ Handelsname	Dosierung	EH	Erstattung	Abgabebestimmungen
	Alfuzosin				
F	Urion, Xatral	2,5; 5 mg	30; 56	35 %	strenge Rezeptpflicht, Facharzt-VO
GB	Xatral	2,5; 5 mg	60; 90	100 %	
I	Xatral, Mittoval, Benestan	2,5; 5 mg	20; 30	50 %	
	Atorvastatin				
F	Tamor	10; 40 mg	28	65 %	strenge Rezeptpflicht, Facharzt-VO
GB	Lipitor	10; 20; 40 mg	28	100 %	
I	Lipitor, Torvast, Totalip, Xarator	10; 40 mg	10; 20	10 mg: 100 %, 40 mg: 0 %	Indikation muss gegeben sein
	Cerivastatin				
F	Cholstat, Staltor	0,1; 0,3 mg	28; 50	65 %	strenge Rezeptpflicht, Facharzt-VO
GB	Lipobay	0,1; 0,2; 0,3 mg	28	100 %	
I	Lipobay, Cervasta, Stativa	0,1; 0,2 mg	14; 28	28er Packung 100 %; 14er Packung: 0 %	

Tabelle 3.5 Neue Arzneimittel – Marktverfügbarkeit, Erstattungskriterien 1999
(Fortsetzung)

Land	Wirkstoff/ Handelsname	Dosierung	EH	Erstattung	Abgabebestimmungen
	Dorzolamid				
F	Trusopt	5 ml		65 %	strenge Rezeptpflicht, Facharzt-VO
GB	Trusopt	5 ml		100 %	
I	Trusopt	5 ml		100 %	für bestimmte Patientengruppen
	Follitropin alpha *				
F	Gonal-F	75 IE; 150 IE	1; 5	100 %	strenge Rezeptpflicht, Facharzt-VO
GB	Gonal-F	75 IE; 150 IE	1	100 %	
I	Gonal-F	75 IE; 150 IE	1; 10	100 %	VO nur in spezialisierten Zentren, Universitäten, Gesundheitszentren
	Formoterol				
F	Foradil	0,012 mg	30; 60	65 %	strenge Rezeptpflicht, Facharzt-VO
GB	Foradil, Oxis	0,012; 0,006 mg	14; 56, 60	100 %	Spitals-VO für Inhalator
I	Foradil, Oxis, Eolus	0,012; 0,0045; 0,009 mg	10; 30, 60	100 %	
	Glimepirid				
F	Amarel	1;2; 3; 4 mg	30	65 %	strenge Rezeptpflicht, Facharzt-VO
GB	Amaryl	1;2; 3; 4 mg	30	100 %	
I	Amaryl	2 mg	30	keine Erstattung	
	Tacrolimus				
F	Prograf	n.e.	n.e.		Spitals-VO
GB	Prograf	1; 5 mg	50; 100	100 %	
I	Prograf	1; 5 mg		100 %	

Tabelle 3.5 Neue Arzneimittel – Marktverfügbarkeit, Erstattungskriterien 1999 *(Fortsetzung)*

Land	Wirkstoff/ Handelsname	Dosierung	EH	Erstattung	Abgabebestimmungen
	Interferon-beta-1a *				
F	Avonex	6 Mio. IE		65 %	Erst-VO im Spital, dann Facharzt
GB	Avonex, Rebif 22/44	6 Mio. IE		100 %	Überweisung an Neurologen empf.
I	Avonex	6 Mio. IE		100 %	für best. Indikationen, Spitals-VO
	Interferon-beta-1b *				
F	Betaferon	0,25 mg	15	65 %	Erst-VO im Spital, dann Facharzt-VO
GB	Betaferon	0,25 mg	1	100 %	Überweisung an Neurologen empf.
I	Betaferon	0,25 mg	15	100 %	Spitals-VO
	Losartan				
F	Cozaar, Hyzaar	50 mg	28	65 %	strenge Rezeptpflicht, Facharzt-VO
GB	Cozaar	25; 50 mg	7; 28	100 %	
I	Lortaan, Losaprex, Neo-Lotan	50 mg	28	100 %	
	Lamivudin *				
F	Epivir	10; 150 mg	60	100 %	strenge Rezeptpflicht, Facharzt-VO
GB	Epivir	10; 150 mg	60	100 %	
I	Epivir	10; 150 mg	60	100 %	Spitals-VO
	Meloxicam				
F	Mobic	7,5; 15 mg	14	65 %	
GB	Mobic	7,5; 15 mg	12	100 %	
I	Mobic	7,5; 15 mg	10; 12; 30	7,5 mg der 30er Packung zu 100 %, Rest keine Erstattung	

Tabelle 3.5 Neue Arzneimittel – Marktverfügbarkeit, Erstattungskriterien 1999 *(Fortsetzung)*

Land	Wirkstoff/ Handelsname	Dosierung	EH	Erstattung	Abgabebestimmungen
	Olanzapin *				
F	Zyprexa	5; 7,5; 10 mg	28; 56	noch ungeklärt	Antrag auf Erstattung im Laufen
GB	Zyprexa	2,5; 7,5; 10 mg	28; 56	100 %	
I	Zyprexa	5; 10 mg	28	100 %	
	Orlistat *				
F	Xenical	120 mg	84	keine Erstattung	
GB	Xenical	120 mg	84	100 %	
I	Xenical	120 mg	84	keine Erstattung	
	Salmeterol				
F	Serevent	0,025; 0,05 mg	60	65 %	strenge Rezeptpflicht, Facharzt-VO
GB	Serevent	0,025; 0,05 mg	60;, 120	100 %	VO Spray über Spital
I	Serevent, Arial, Salmetedur	0,025; 0,05 mg	60; 120	100 %	
	Sildenafil *				
F	Viagra	25; 50; 100 mg	4; 8	keine Erstattung	
GB	Viagra	25; 50; 100 mg	4; 8	generell keine Erstattung	Ausnahmen: bestimmte Krankheitsbilder wie Diabetes, Parkinson, Multiple Sklerose...
I	Viagra	25; 50; 100 mg	4; 8	keine Erstattung	
	Stavudin *				
F	Zerit	15; 20; 30; 40; 50; 200 mg	56	100 %	Erst-VO im Spital, dann Facharzt-VO
GB	Zerit	15; 20; 30; 40	56	100 %	Spitals-VO
I	Zerit	15; 20; 30; 40	56	100 %	Spitals-VO
	Tamsulosin				
F	Josir, Omix	0,4 mg	30	35 %	strenge Rezeptpflicht, Facharzt-VO
GB	Flomax	0,4 mg	30	100 %	
I	Omnic, Pradif	0,4 mg	20	50 %	

Tabelle 3.5 Neue Arzneimittel – Marktverfügbarkeit, Erstattungskriterien 1999 *(Fortsetzung)*

Land	Wirkstoff/ Handelsname	Dosierung	EH	Erstattung	Abgabebestim- mungen
Valsartan					
F	Tareg, Nisis	40; 80 mg	28	65 %	strenge Rezept- pflicht, Facharzt- VO
GB	Diovan	40; 80; 160 mg	7; 28	100 %	teilweise nur Spitals-VO zuläs- sig
I	Tareg, Valpressi- on	80 mg	28	100 %	Tareg: im Jahr 2000 nicht erstat- tet

EH = Einheiten (z. B. 30 Stück Tabletten, 4 Ampullen, etc.), VO = Verordnung
* = EU-Zulassung
Quellen: [8] [18], [38], ÖBIG-eigene Erhebungen

3.7.3   Preise

Für Arzneimittel zu 13 Wirkstoffen konnten in allen drei Länder identische Arz- neimittel (gleiche Dosierstärke und gleiche Packungsgröße) identifiziert werden. Die im jeweiligen Land gültigen Verkaufspreise (Preise 1999, exklusive Umsatz- steuer) für diese Arzneimittel sind in *Tabelle 3.6* gegenübergestellt.

Die Preise der untersuchten Arzneimitteln bewegen sich zwischen 1.310,55 Eu- ro/2.563 DM (Betaferon, ein Arzneimittel zur Behandlung von multipler Sklerose) und 13,19 Euro/25,80 DM (Trusopt, ein Arzneimittel zur Behandlung von grauem Star).

Bei der überwiegenden Mehrzahl der Arzneimittel weist Frankreich die güns- tigsten Preise auf. Es folgt mit großem Abstand Italien. In Großbritannien sind die Preise der zwei „Lifestyle-Produkte" Viagra und Xenical günstiger. Xenical und Viagra sind nur in Großbritannien erstattungsfähig, wobei Viagra nur bei Vorlie- gen bestimmter Krankheitsbilder zulasten des Nationalen Gesundheitsdienstes abgegeben werden darf.

Im Ländervergleich differieren die Preise für die untersuchten Arzneimittel zum Teil doch beträchtlich (*vgl. Tabelle 3.6*). Im Schnitt betragen die Preisunter- schiede 25 Prozent.

Tabelle 3.6 Neue Arzneimittel – Preise in Frankreich, Großbritannien und Italien 1999

Wirkstoff	Handels-name	Dosie-rung	EH	F	GB	I	Preis-differenz
				Preise in Euro[1]			billigst/teuerst
Atorvas-tatin	Tamor, Lipitor, Xarator	40 mg	28	*56,57*	76,46	58,22	35,2 %
Cerivastatin	Staltor, Lipobay	0,1 mg	28	*20,19*	21,05	23,94	18,6 %
Dorzolamid	Trusopt	5 ml	–	13,38	15,13	*13,19*	14,7 %
Follitropin alpha	Gonal-F	75 IE	1	*35,97*	47,42	46,72	31,8 %
Glimepirid	Amaryl, Amarel	2 mg	30	*163,34*	180,06	174,43	10,2 %
Interferon-beta-1a	Avonex	6 Mio.IE	4	1.022,78	1.186,61	*966,20*	22,8 %
Interferon-beta-1b	Betaferon	0,25 mg	15	*1.053,12*	1.310,55	1.310,35	24,4 %
Lamivudin	Epivir	150 mg	60	*181,01*	278,45	249,78	53,8 %
Losartan	Cozaar, Lortaan	50 mg	28	*24,35*	28,01	26,34	15,0 %
Olanzapin	Zyprexa	5 mg	28	*	85,71	*72,30*	18,5 %
Orlistat	Xenical	120 mg	84	88,09[2]	*70,06*	*	25,7 %
Sildenafil	Viagra	25 mg	8	*	*53,95*	67,19	24,5 %
Stavudin	Zerit	40 mg	56	*213,77*	279,55	243,96	30,8 %

EH = Einheiten (z. B. 28 Stück Tabletten, 4 Ampullen, etc.)
* = kein Preis verfügbar
kursiv gesetzte Zahlen = günstigster Preis im Länder-Vergleich

[1] Italien, Frankreich: Verkaufspreise exklusive Umsatzsteuer, Großbritannien: NHS-Preis (= exklusive Umsatzsteuer)
[2] Richtpreis, wird nicht erstattet

Quellen: [8], [18], [38] und ÖBIG-eigene Erhebungen und Berechnungen

3.8   Schlussfolgerungen

Neben Deutschland sind Frankreich, Großbritannien und – etwas abgeschlagen – Italien die Pharma-Produktionsländer innerhalb der Europäischen Union. Bei der Entwicklung neuer Arzneimittel ist Großbritannien eindeutig der Spitzenreiter (höchste Forschungs- und Entwicklungsaufwendungen, höchste Anzahl neu entwickelter Wirkstoffe im EU-Vergleich).

Neue bzw. innovative Arzneimittel gewinnen in den untersuchten Ländern verstärkt an Bedeutung. Wenngleich der Begriff „innovatives" Arzneimittel in keinem der untersuchten Ländern explizit (z. B. in Gesetzen, Verordnungen, Richtlinien) definiert ist, wird innovativen Arzneimitteln in allen Ländern mehr oder weniger ausgeprägt eine Sonderstellung eingeräumt.

In Großbritannien werden alle jene Arzneimittel, die einen neuartigen patentgeschützten Wirkstoff beinhalten, als innovativ angesehen. In Frankreich, wo die Arzneimittelagentur eine Beurteilung der Arzneimittel vornimmt, werden jene Arzneimittel als innovativ beurteilt, die einen bedeutenden therapeutischen Fortschritt darstellen oder eine Verbesserung der therapeutischen Wirksamkeit und/oder Verringerung der unerwünschten Nebenwirkungen bewirken. In Italien, das eher weniger in Forschung und Entwicklung von Arzneimitteln investiert, kommt eine engere Definition zur Anwendung. Hier werden jene Arzneimittel, die im zentralen Verfahren bei der Europäischen Arzneimittelagentur zugelassen wurden, als innovative Arzneimittel bezeichnet.

Die Einschätzung, ob nun ein neues Arzneimittel innovativ bzw. nicht innovativ ist, hat Konsequenzen. In allen drei Ländern wird innovativen Arzneimitteln ein höheres Preisniveau zugestanden. In Großbritannien wird die forschende Industrie insofern „belohnt", als Forschungsausgaben und Zuschläge für patentierte Wirkstoffe im Rahmen des Gewinnlenkungs-Verfahrens berücksichtigt werden.

Grundsätzlich besteht kein direkter Zusammenhang zwischen dem Innovationsgrad und der Erstattung eines Arzneimittels. In Großbritannien werden die Kosten für alle Arzneimittel – außer jenen auf der Negativliste – zu 100 Prozent vom Nationalen Gesundheitsdienst übernommen. In Frankreich und Italien gibt es verschiedene Erstattungskategorien, die sich an der „Schwere" bzw. Art der Erkrankung (chronisch/akut) orientieren. Die in Frankreich als innovativ eingestuften Arzneimittel werden entweder zur Gänze oder zu 65 Prozent erstattet. Aufgrund der allgemeinen Erstattungsbestimmungen für Arzneimitteln sind es die Briten, die am wenigsten für „innovative" Arzneimittel aus ihrer eigenen Tasche zuzahlen müssen. Ein vorgenommener exemplarischer Preisvergleich für 13 Wirkstoffe ergibt, dass die Preise in Großbritannien am höchsten und in Frankreich am niedrigsten sind.

Neben den Regelungen der Preise und Zuzahlungen der Patienten für Arzneimittel wird im Rahmen von Kostendämpfungsbemühungen auch durch diverse Steuerungsinstrumente versucht, die Anzahl der verordneten Arzneimittel in den Griff zu bekommen. In Bezug auf die Steuerung der Abgabe neuer bzw. innovativer Arzneimittel zeigte sich anhand der untersuchten 20 neuen Wirkstoffe, dass Großbritannien weniger restriktiv als die anderen Länder ist. Die Abgabe einiger weniger neuer Wirkstoffe ist auch in Großbritannien den Spitälern vorbehalten. Frankreich weist strengere Regelungen auf. Neben dem Spitalsvorbehalt für die Verordnung einiger bestimmter Arzneimittel besteht in allen untersuchten Fällen eine strenge Rezeptpflicht, das heißt, dass diese Arzneimittel durch einen Facharzt zu verordnen sind. Auch in Italien dürfen einige neue Arzneimittel nur in Spitälern abgegeben werden, bei einigen muss eine bestimmte Indikation vorliegen, damit die Kosten vom Nationalen Gesundheitsdienst übernommen werden. Neuerdings werden in Italien die Arzneimittel nach bestimmten Abgabekriterien geclustert.

Die Untersuchung der drei Länder hinsichtlich ihres Umganges mit neuen bzw. innovativen Arzneimitteln ergab das Bild, dass vor allem dort, wo geforscht und entwickelt wird, wie z. B. in Großbritannien, günstige Rahmenbedingungen für die Pharma-Industrie bestehen und – indirekt – davon auch die Patienten profitieren. Jedoch selbst im forschungsfreundlichen Großbritannien wurde Bedarf an der Evaluierung neuer Technologien im Allgemeinen und neuer Arzneimittel bzw. Behandlungsmethoden im Speziellen geortet. Dazu wurde im Jahr 1999 ein eigenes Institut (NICE) gegründet, dem beratende Funktion in diesen Fragen zukommt. Frankreich hat diesen Schritt bereits im Jahr 1993 mit der Gründung einer Arzneimittelagentur gesetzt. Die französische Arzneimittelagentur bewertet neue Arzneimittel und orientiert sich dabei an therapeutischen Kriterien. Die Einschätzung der Arzneimittelagentur hat Auswirkungen auf die Erstattung dieser Arzneimittel. Die Kosten von Arzneimitteln, die negativ bewertet wurden, werden von den Krankenkassen nicht übernommen. Vermutlich wird es früher oder später in weiteren europäischen Ländern verstärkt zur Bewertung neuer Technologien und damit von Arzneimitteln kommen. Hierfür sind jedoch noch gemeinsame Standards und Kriterien zu entwickeln.

Literatur

[1]   ABPI (Hrsg.): Pharmaceutical Facts and Statistics 2000. Zit. in online: http://www.abpi.org.uk/information/statistics.htm

[2]   ABPI, DoH (1999) (Hrsg.): Pharmaceutical Price Regulation System. Third Report to Parliament. Dezember 1999, o. O.

[3]   AESGP (1999): Economic and Legal Framework for Non-Prescription Medicines. Brussels.

[4]   AFSSAPS: La nouvelle agence française: l'Agence française de Sécurité Sanitaire des Produits de Santé. Zit. in online: http://agmed.sante.gouv.fr/

[5]   Agence du Médicament (1998): Rapport 1997. Saint-Denis.

[6]   Arzneimittel Zeitung (1998): Arzneimittel für Europa. Der aktuelle Ratgeber für Entwicklung, Zulassung und Marketing in der Europäischen Union. Ärzte Zeitung Verlagsgesellschaft mbH, Neu-Isenburg.

[7]   Bundesstelle für Außenhandelsinformation (1999) (Hrsg.): Europäische Union. Arzneimittel, Köln.

[8]   British Medical Association and Royal Pharmaceutical Society of Great Britain (1999) (Hrsg.): BNF: British National Formulary. BNF 38. September 1999, London.

[9]   CENSIS (1997): Consumi e spesa farmaceutica. Franco Angeli, Milano.

[10] CENSIS (1997): Farmaco e ricerca biomedica: Politiche, problemi, prospettive. Franco Angeli, Milano.

[11] CENSIS (1998): Razionalizzare e innovare: Prospettive per il settore farmaceutico e il settore sanitario. Franco Angeli, Milano.

[12] DoH (2000): Medicines Act 1999. London.

[13] EFPIA (1999) (Hrsg.): L'Industrie Pharmaceutique en Chiffres. Bruxelles.

[14] Last E. (1999): UK Healthcare Forum. Zit. in: PPR, December 1999; p. 327 – 331.

[15] Macarthur D. (1997): Pharmaceutical Distribution in Europe, 1997 Edition. London.

[16] Macarthur D. (1999): Pharmaceutical Procurement and Pricing in European Hospitals. Zit. in: PPR, November 1999; p. 290 – 293.

[17] MCA (Hrsg.): MCA's activities and Licensing. Zit. in online: http://www.open.gov.uk/mca/mcahome.htm

[18] Medicinali: L'informatore farmaceutico. Annuario italiano dei medicinali e dei laboratori/italian directory of medicines and manufactures. OEMF - 59 edizione 1999.

[19] Ministère de l'Emploi et de la Solidarité, Sécretariat d'Etat à la Santé et à l'Action sociale: Communiqué de Presse. Paris, 1.4.1999. Zit. in online: http://www.sante.gouv.fr/htm/actu

[20] Ministero della Sanità, Commissione Unica del Farmaco: Comunicato. Elenco delle Categorie Terapeutiche Omogenee. 4.6.1999. Zit. in online: http://www.sanita.interbusiness.it/farmaci/notizie/notizie.asp

[21] Ministero della Sanità: Sentenza del Consiglio di stato: L'attività tecnico-scientifica della Commissione unica del Farmaco è insindacabile. 13.12.1999. Zit. in online: http://www.sanita.interbusiness.it/farmaci/notizie/notizie.asp

[22] NHS Executive (Hrsg.): PRODIGY. Practical support for clinical Governance. Zit. in online: http://www.prodigy.nhs.uk/main.htm vom 18.2.2000.

[23] NICE (Hrsg.): Initial Work Porgramme. December 1999. Zit. in online: http://www.nice.org.uk/appraisals/appraisals.htm

[24] ÖBIG (1998): Arzneimittel. Steuerung der Märkte in neun europäischen Ländern / Pharmaceuticals. Market Control in Nine European Countries. Wien / Vienna.

[25] ÖBIG (1998): Arzneimittel. Vertrieb in Europa. Dezember 1998, Wien.

[26] ÖBIG (1998): Biotechnologie. Pharmazeutische Industrie und Forschung in Österreich. Mai 1998, Wien.

[27] Pharmaceutical Times: Implications of NICE. Feburary 2000. Zit. in online: http://www.pharmatimes.co.uk/feb00/profile0002.html

[28] PPR (1999): „Benign Neglect" by UK Doctors Inhibits Use of Newer Drugs. In: PPR, Mai 1999; p. 104 – 108.

[29] PPR (1999): The Impact of RMOs in France. In: PPR, November 1999; p. 294 – 297.

[30] PPR (1999): Confrontation in France: Aubrey versus Johanet. In: PPR, July 1999; p. 152 – 159.

[31] PPR (1999): France Enters New Pricing Era. In: PPR, September 1999; p. 227 – 232.

[32] PPR (1999): Italy's New Stability: Nello Martini of the CUF. In: PPR: February 1999; p. 21 – 26.

[33] PPR (1999): New PPRS Mainly Positive for Industry. In: PPR, August 1999; p. 191 – 198.

[34] Prescription Pricing Authority, PPA (Hrsg.): Annual Report 1997 - 1998. Zit. in online: http://www.ppa.org.uk/analreps.htm vom März 2000.

[35] Rumbelow, H.: Nurses to prescribe drugs. Zit. in: The Times 13. März 2000.

[36] SNIP (1999): Chiffres Clès 1999. Paris.

[37] SNIP (1999): The French Pharmaceutical Industry. Facts and Figures. 1997 Edition. Paris.

[38] Vidal (1999): Le Dictionnaire. OVP - Editions du Vidal, Paris.

[39] Zoer-van der Veen, E.: Implications of NICE. Zit. in online:
http://www.pharmatimes.co.uk/feb00/profile0002.html

Kapitel 4
Deutschland

ANGELIKA KIEWEL UND BIRGER ROSTALSKI

Unter der Rahmenbedingung der Budgetierung der von Ärzten veranlassten Arzneimittelausgaben besteht bei den Krankenkassen ein hohes Interesse, den Bedarf an innovativen Arzneimitteln für die Versorgung der Versicherten und seine Auswirkungen auf die Höhe der Budgets zu messen. Ein Konsens zwischen den beteiligten Vertragspartnern wird schon deshalb erschwert, weil es verschiedene Ansätze gibt, den Begriff Innovation zu definieren und zu bewerten. Die bisher entwickelten Ansätze zur Berechnung einer Innovationskomponente orientieren sich zu sehr an den faktisch getätigten Mehrverordnungen. Die Innovationskraft neuer, patentgeschützter Arzneimittel auf dem deutschen Arzneimittelmarkt ist überwiegend marginal. Nur eine Verbesserung der gesetzlichen Rahmenregelungen für die Preisfindung kann die Verschwendung volkswirtschaftlicher Ressourcen durch die Entwicklung von Pseudoinnovationen verhindern. Völlig unzureichend ist in Deutschland die Qualitätssicherung der Arzneimittelanwendung. Der Beitrag analysiert die Versorgungslage, stellt bestehende Steuerungs- und Regulationsmechanismen dar und macht Vorschläge zu ihrer Verbesserung.

4.1   Der Begriff der Innovation

Der in Deutschland ursprünglich eher lexikalisch verwendete Begriff der Innovation im Sinne von Neuerung, Einführung von etwas Neuem, Erneuerung erhielt 1989 mit Inkrafttreten des Gesundheitsreformgesetzes plötzlich einen pharmapolitischen Hautgout, der letztlich zu immer verbisseneren Auseinandersetzungen zwischen Pharmaindustrie, Politik, gesetzlichen Krankenkassen und Ärzteschaft Anlass gab und gibt.

Der Stein des Anstoßes, der einer bis dahin eher akademisch-sachlichen Diskussion einen neuen Drive gab, war die Einführung der Festbetragsregelung für Arzneimittel. So wurde in § 35 SGB V vorgeschrieben, dass für Arzneimittel mit

1. denselben Wirkstoffen,

2. pharmakologisch-therapeutisch vergleichbaren Wirkstoffen, insbesondere mit chemisch verwandten Stoffen,

3. therapeutisch vergleichbarer Wirkung, insbesondere Arzneimittelkombinationen

durch den Bundesausschuss Ärzte und Krankenkassen Arzneimittelgruppen zu bilden sind, für die in der Folge Höchsterstattungsgrenzen im Geltungsbereich der gesetzlichen Krankenkassen (= Festbeträge) festgelegt werden sollten.[1] Ausgenommen waren nur solche „.... Arzneimittel mit patentgeschützten Wirkstoffen, deren Wirkungsweise neuartig ist und die eine therapeutische Verbesserung, auch wegen geringerer Nebenwirkungen, bedeuten. Als neuartig gilt ein Wirkstoff, solange derjenige Wirkstoff, der als erster dieser Gruppe in Verkehr gebracht worden ist, unter Patentschutz steht".[2]

Durch diese Formulierung wurde die Neuartigkeit eines Arzneimittels an einen Begriff aus dem Patentrecht gekoppelt. Im Rahmen der 7. SGB-V-Novelle wurde diese Anbindung noch verschärft. Für Arzneimittel mit patentgeschützten Wirkstoffen, die nach dem 31.12.1995 zugelassen wurden, dürfen Festbeträge der Stufen 2 und 3 derzeit generell nicht mehr gebildet werden, unabhängig davon, ob sie neuartig sind oder nicht.[3]

Mit Inkrafttreten des Gesundheitsstrukturgesetzes zum 01.01.1993 wurde die politische Brisanz weiter erhöht, als durch die Einführung einer Ausgabenobergrenze für die Verordnung von Arzneimitteln (= Arzneimittelbudget) Anpassungskriterien zur Fortentwicklung aufgelistet wurden, bei denen u.a. auch „Innovationen" berücksichtigt werden sollen.[4]

Spätestens an diesem Punkt wurde deutlich, dass mangels einer international anerkannten, standardisierten Definition des Begriffes eine gewisse Willkür, abhängig von der jeweiligen Interessenlage, Raum griff und in der Folge eine gemeinsame konsensuale Definition aller Beteiligten verhinderte. Ausgehend von der oben vorgegebenen gesetzgeberischen Definition des § 35 SGB V erscheint daher die Abrundung durch eine Darstellung der medizinisch-pharmakologischen Definition der Pharmakologen Fricke/Klaus [8] sowie eine eher politisch gefärbte Version des Verbandes Forschender Arzneimittelhersteller sinnvoll [14].

Bei Fricke/Klaus erfolgt eine kontinuierliche Bewertung der jedes Jahr neu in den Markt eintretenden Wirkstoffe in vier Kategorien:

A: Neuartiger Wirkstoff/Wirkprinzip
B: Verbesserung pharmakologischer Qualitäten bereits bekannter Wirkprinzipien
C: Analogpräparat mit marginalen Unterschieden zu eingeführten Wirkstoffen
D: Nicht ausreichend gesichertes Therapieprinzip

Für den VfA sind innovative Arzneimittel solche, die

- eine neue, bislang therapeutisch nicht genutzte Substanz einer Wirkstoffklasse enthalten,

---

[1] SGB V; § 35 Abs. 1 Satz 3 i. d. Fassung vom 20.12.1988 (BGBL I S. 2477); geändert durch Gesetz v. 20.12.1988 (BGBL I S. 2606)
[2] SGB V; § 35 Abs. 1 Satz 4 i. d. Fassung vom 21.12.1992 (BGBL I S. 2266)
[3] SGB V; § 35 Abs. 1 a i. d. Fassung vom 28.10.1996 (BGBL I S. 1558)
[4] SGB V; § 84 Abs. 1 Satz 2 Nr. 4 i. d. Fassung vom 21.12.1992 (BGBL I S. 2266)

- einen weiterentwickelten Wirkstoff enthalten, der gegenüber der Muttersubstanz eine spezifischere Wirkung, geringere Nebenwirkungen und/oder verbesserte pharmakologische Eigenschaften aufweist,

- einen therapeutisch bereits genutzten Wirkstoff für ein neues Anwendungsgebiet einsetzen,

- einen therapeutisch bereits genutzten Wirkstoff in einem höheren Reinheitsgrad enthalten,

- einen Wirkstoff in einer neuen Applikationsform einsetzen,

- Stoffe in einer neuen, therapeutisch zweckmäßigeren Kombination enthalten.

Unter diese sehr viel weiter gehende Definition fallen praktisch nicht nur alle patentgeschützten Arzneimittel, sondern auch patentfreie, wenn sie für eine neue Indikation zugelassen werden (z. B. Aspirin nicht nur zur Schmerztherapie, sondern auch als Thrombozytenaggregationshemmer).

Letztlich verursacht nicht die Definition des Begriffes „Innovation" die Probleme, sondern die konkrete geldwerte Bezifferung dieses Phänomens, um seine solidarische Finanzierungsnotwendigkeit transparent und nachvollziehbar zu machen. Die unterschiedlichen Ansätze der Definition von Innovation führen zu divergierenden Bewertungen der therapeutischen Qualität der neuen Präparate und in der Konsequenz zu unterschiedlichen Einschätzungen in der Frage, ob und in welcher Höhe das Budget für Arznei- und Verbandmittel ggf. wegen Arzneimittelinnovationen zu erhöhen ist.

Ein Gutachten des Institutes für Medizinische Statistik (IMS) beziffert die Innovationskomponente in den Jahren 1990 – 1996 auf 3,5 % bis 4,2 % [5]. Die diesen Berechnungen zugrunde liegende Methode ist jedoch nicht unbestritten geblieben [10]. Ausgehend vom tatsächlichen Verordnungsverhalten der Ärzte werden in 26 Therapiebereichen, in denen eine Innovation zu erwarten ist, die Verordnungen anhand von Expertenbewertungen als innovativ bzw. nicht innovativ eingruppiert. Bei den Berechnungen des IMS ist das der Eingruppierung zugrunde liegende Innovationskonzept nicht transparent. Es ist nicht nachvollziehbar, weshalb der Wechsel zu größeren Packungen und jede Verschiebung zu einem neuen patentgeschützten Arzneimittel als Innovation gewertet wird. Dem Konzept wurde vorgeworfen, dass es durch den Einbezug fiktiver Umsatzsteigerungen die Innovationskomponente deutlich zu hoch bestimmt.

Hinzu kommt die genauso bedeutsame Frage, wie lange eine Innovation als wirklich neuartig anzusehen ist. Die Koppelung an den Patentschutz erscheint dabei als wenig zielführend, da von nicht steuerbaren Zufälligkeiten abhängig. Der Patentschutz für einen Wirkstoff beginnt in der Regel nach dessen chemischer Synthese durch entsprechende Patentanmeldung. Ob und wann dieser Stoff dann tatsächlich eine Zulassung als Arzneimittel erhält, ist zu diesem Zeitpunkt noch

---

[5] Das Jahr 1993 bleibt dabei mit einer Innovationsrate von 1,2 % unberücksichtigt.

vollkommen unabsehbar, da nicht einmal orientierend-toxikologische Daten vorliegen. Gelingt es einem Hersteller schnell, die zur Zulassung notwendigen Daten und Informationen zusammenzustellen, so bleibt ihm auch eine erheblich längere Patentschutzzeit. Eine Beschleunigung dieses Verfahrens ist jedoch häufig nicht möglich, da von vielen unbeeinflussbaren Faktoren abhängig. Auch die von einzelnen Pharmaverbänden propagierte Lebenszyklus-Philosophie eines Arzneimittels ist zumindest strategieanfällig. Gemäß dieser Theorie unterscheidet man im Lebenszyklus eines Arzneimittels mehrere Phasen:

- Entwicklung
- Markteinführung
- Anflutungsphase
- Steady state
- Abklingphase

Definitorisch endet die Innovationsphase bei diesem Modell mit dem Übergang in den Bereich des Steady state, d. h. es sind keine nennenswerten Mehrumsätze mehr erzielbar und das Präparat somit im Markt etabliert. Dieser Idealverlauf findet sich jedoch beileibe nicht immer, da aufgrund z. B. saisonaler Schwankungen, wie Urlaubszeit o. Ä. und anderer externer Einflüsse (z. B. gesetzgeberische Maßnahmen, wie Budgetierungsphänomenen) eine saubere Abtrennung der einzelnen Phasen nicht möglich ist und zudem eine abschließende Feststellung erst retrospektiv und nicht, wie im SGB V verlangt, prospektiv möglich ist.

Das Konzept des VfA zur Berechnung der Innovationskomponente geht von einer solchen, rein mikroökonomischen Betrachtungsweise aus [7]. Bewertungsmaßstäbe sind nicht normative Festlegungen, sondern die reale Umsatzentwicklung im Produktmarkt. Solange ein patentgeschütztes Arzneimittel zunehmende Wachstumsraten zeigt, gilt es als Innovation. Die Innovationsphase endet, wenn die Wachstumsraten negativ werden oder abnehmen. Dieser Ansatz trifft keine Unterscheidung zwischen Innovation und Imitation; er setzt voraus, dass die realen Marktentwicklungen medizinisch sinnvoll sind. Das VfA-Gutachten beziffert die Innovationskomponente 1995 mit 2,8 %, 1996 mit 3,1 % und 1997 mit 4,1 %.

Die zunehmende Verordnung neuer, teurer Medikamente spiegelt sich in der Entwicklung der Strukturkomponente des GKV-Arzneimittelindex in den letzten Jahren wider (1996: + 8,7 %; 1997: + 11,3 %; 1998: + 8,1 %). Während die Zahl der Verordnungen sich rückläufig entwickelte, nahmen die Kosten pro Verordnung deutlich zu. Der Verlauf der Strukturkomponente lässt aber keinen eindeutigen Rückschluss auf die Innovationskomponente zu. Sie misst unterschiedliche, zum Teil gegenläufige Einzelentwicklungen. Der Anstieg des Umsatzes durch neue Arzneimittel (Intermedikamenteneffekt) ist dabei nicht nur auf patentgeschützte Arzneimittel, sondern ganz allgemein auf Zunahmen bei überdurchschnittlich teuren Präparaten zurückzuführen. Auch die Verschiebung der Verordnungsweise zu teureren, aber bereits seit Jahren im Markt etablierten Präparaten geht in die Strukturkomponente ein. Die Umschichtung der Verordnungen zu größeren Packungen und anderen Darreichungsformen (Intramedikamenteneffekt) ist nur im Einzelfall auf therapeutische Fortschritte zurückzuführen. Ausgabenwirksame Struktureffekte sind deshalb nur teilweise durch Innovationen bedingt.

Offen bleibt auch bei der Erfassung der Strukturkomponente die Frage der Qualität der Verordnungsveränderung und die Frage, ob sie therapeutisch erforderlich war.

Tatsächlich können also, je nach Sichtweise, die unterschiedlichsten Kriterien jeweils für sich genommen oder auch in willkürlicher Kombination zur Definition des Innovationsbegriffes herangezogen werden. Dies gilt umso mehr, wenn man die hier weitgehend unerwähnt gelassenen ökonomischen und politischen Aspekte hinzunimmt, die sich in der Regel dadurch auszeichnen, dass sie keine konkreten Messparameter beinhalten, um die Innovationskomponente bezifferbar zu machen, wie die Verbesserung der Lebensqualität [1].

4.2 Die Versorgungslage

Misst man den therapeutischen Fortschritt an der Entwicklung von patentgeschützten Neueinführungen am Markt, so entsteht der Eindruck eines zunehmenden Fortschritts. Der Anteil neuer, patentgeschützter Wirkstoffe am Umsatz und den Verordnungen im Arzneimittelmarkt hat in den letzten Jahren stetig zugenommen (*Abbildung 4.1*). Der Umsatzanstieg dieses Marktsegmentes lag 1998 mit 22,6 % deutlich höher als der des Gesamtmarktes mit 4,8 %. Im langjährigen Durchschnitt liegt die Zahl der Neueinführungen bei rund 28 Wirkstoffen pro Jahr. Zwischen 1996 und 1998 wurde eine überdurchschnittlich hohe Anzahl patentgeschützter Arzneimittel neu auf dem deutschen Markt eingeführt (*Abbildung 4.2*).

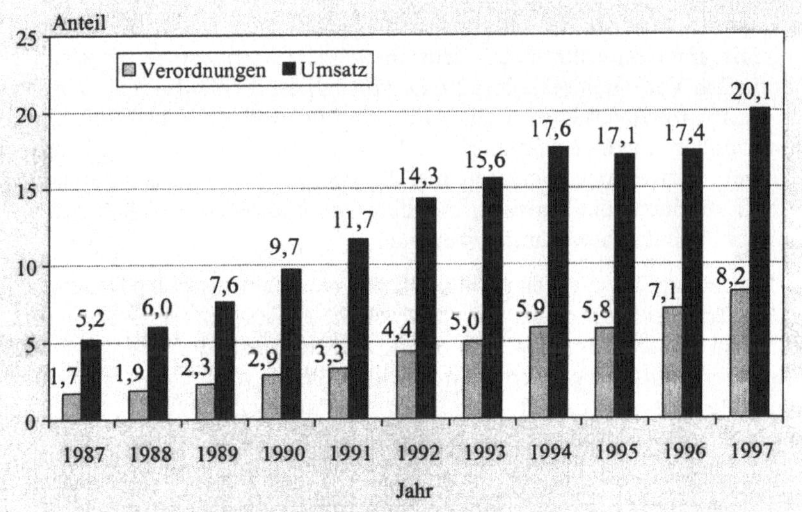

Quelle: Arzneiverordnungs-Report '95 bis 1998 – Datenbasis ab 1995 neue Wirkstoffe

Abbildung 4.1 Anteil patentgeschützter Neueinführungen seit 1986

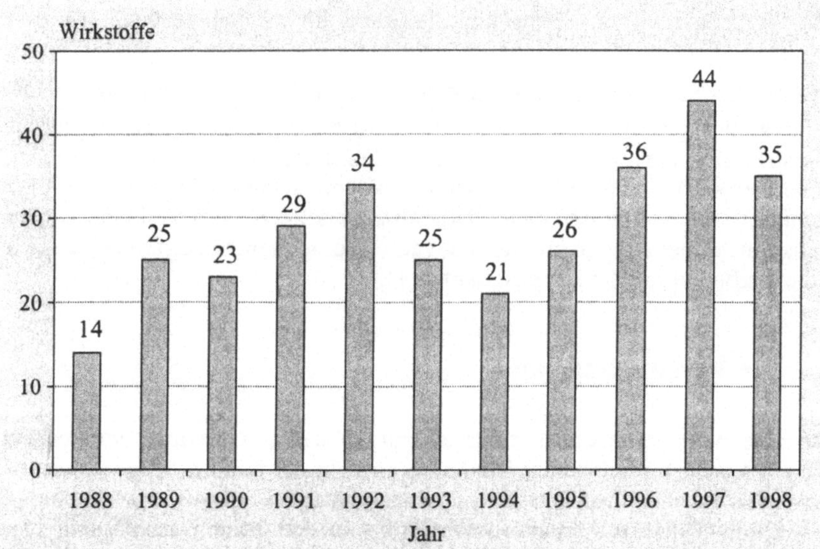

Quelle: Boston Consulting Group, eigene Aktualisierung

Abbildung 4.2 Neuzugelassene Wirkstoffe im deutschen Arzneimittelmarkt

Neue Arzneimittel erhalten aufgrund ihrer chemischen Einzigartigkeit ein Patent. Der Wettbewerb zwingt die Unternehmen zu einer immer rascheren Entwicklung neuer Produkte. Masse ist jedoch nicht gleich Qualität: Im langfristigen Trend sinkt die Zahl der neu zugelassenen Medikamente mit einem neuen Wirkprinzip. Die Innovationskraft der deutschen pharmazeutischen Industrie ist im internationalen Vergleich seit einer Reihe von Jahren rückläufig. Der Wettbewerb zwingt die Pharmaunternehmen zur Allokation der Ressourcen in die Marktsegmente mit hoher Gewinnerwartung. Die Forschungsschwerpunkte richten sich an kurzfristigen Verwertungsinteressen aus, die mit den Bedürfnissen der Solidargemeinschaft an einer hochwertigen, möglichst preisgünstigen medizinischen Versorgung der Patienten nur selten korrelieren.

Zur Erreichung der Verkehrsfähigkeit, die erste Voraussetzung für eine evtl. Erstattungsfähigkeit zu Lasten der GKV ist, bedarf es der Zulassung durch die nationale Zulassungsbehörde. Diese erfolgt in Deutschland durch das Bundesinstitut für Arzneimittel und Medizinprodukte (BfArM) nach den Vorschriften des Arzneimittelgesetzes. Konkret bedeutet dies, dass im Rahmen vorangehender Studien (pharmakologisch-toxikologisch und klinisch) der statistisch signifikante Nachweis der Unbedenklichkeit und Wirksamkeit innerhalb einer konkreten medizinischen Indikation erbracht werden muss. Die therapeutische Zweckmäßigkeit bzw. der therapeutische Nutzen, z. B. im Vergleich zu anderen, bereits länger etablierten Verfahren (also auch nichtmedikamentösen) spielt dabei keine Rolle. Diese Kriterien („zweckmäßig, notwendig") aber sind wiederum die entscheidenden Bewertungsgrundlagen für die Wirtschaftlichkeit in der vertragsärztlichen

Versorgung. Plastisch ausgedrückt reicht die statistisch signifikante Verlängerung der schmerzfreien Gehstrecke von Patienten mit peripherer arterieller Verschlusskrankheit („Schaufensterkrankheit") von 50 m auf 100 m zum Beleg der Wirksamkeit des Arzneimittels nach dem Arzneimittelgesetz aus. Bei gleichzeitig günstiger Nutzen-Risiko-Bewertung kann das BfArM eine Zulassung (d. h. Herstellung der Verkehrsfähigkeit) nicht verweigern. Der therapeutische Nutzen für den Patienten ist jedoch höchst fragwürdig, wenn der nächste Zigarettenautomat 200 m entfernt ist.

Die entscheidende Frage für einen Arzneimittelhersteller ist, nach erfolgter Zulassung darüber zu befinden, wie er sein neues Produkt im Markt platziert. Dabei sind, abhängig vom ökonomischen, medizinischen und auch politischen Umfeld, unterschiedlichste Strategien denkbar. Handelt es sich bei dem Arzneimittel um eine Zubereitung, die bisher unbehandelbare Erkrankungen behandelbar macht oder den Therapieerfolg gegenüber anderen, etablierten Verfahren deutlich verbessert, so ist praktisch unabhängig vom Preis beim derzeit bestehenden System eine erfolgreiche Vermarktung so gut wie sicher. Handelt es sich jedoch um ein so genanntes Me-too-Präparat, ohne therapeutische Verbesserung vorhandener Behandlungsverfahren, bekommt das Preisargument erheblich höheres Gewicht. Me-too-Präparate können deshalb, auch wenn sie keine therapeutischen Vorteile bieten, einen Preiswettbewerb auslösen. Wegen der mangelnden Transparenz des Marktes ist dies jedoch in der Regel nicht der Fall. Der Marktmechanismus – steigendes Angebot führt zu sinkenden Preisen – versagt. Es sind auch Vermarktungsstrategien feststellbar, die abweichend von den obigen „rationalen" Überlegungen über so genannte Incentives die Akzeptanz beim Verordner fördern oder versuchen, durch übertriebene Heilsversprechen z. B. auf der Ebene des Anwenders einen Bedarf zu wecken, der sich dann durch Nachfragedruck beim Arzt äußert. Der wiederum lässt sich aus dem Konkurrenzverhalten, d. h. aus Angst, den Patienten bei einer Verordnungsverweigerung an andere Ärzte zu verlieren, zu „Wunschverordnungen" hinreißen.

Die Berechtigung von Analogpräparaten wird auch damit begründet, dass am Ende eines parallelen Forschungsprozesses nicht nur beim Erstanbieter, sondern auch bei den nachfolgenden Anbietern vergleichbare Entwicklungskosten angefallen sind. Dies ist im Einzelfall sicherlich zutreffend. Der Löwen-Anteil von Analogpräparaten tritt jedoch mit erheblicher zeitlicher Verzögerung in den Markt. Sie besetzen auch ohne hohes Forschungsrisiko in freier Preisgestaltung gezielt ein Marktsegment.

Sehr Erfolg versprechend ist auch insbesondere bei Arzneimitteln für die Dauermedikation das Marketing über Krankenhäuser, in der Erwartung, dass einmal mit dem Arzneimittel im Krankenhaus (dort kostengünstig) eingestellte Patienten auch in der ambulanten Praxis (weniger kostengünstig) weiterversorgt werden, da der die weitere Versorgung sicherstellende Vertragsarzt ein eventuelles Umstellungsrisiko scheut.

Ein in diesem Zusammenhang vermehrt auftretendes Phänomen ist das Verhalten bestimmter Hersteller, neue Wirkstoffe nur für eine eng begrenzte, jedoch gut belegte Indikation zuzulassen, um dann mit Erhalt der Verkehrsfähigkeit eine

„stille" Indikationsausweitung zu betreiben. Diese dann erheblich breitere Marktanwendung macht den Vertrieb derartiger Arzneimittel erst zu einem lukrativen Geschäft, zumal die eigentlich notwendige erweiterte Zulassung mit vorheriger Durchführung kostenintensiver klinischer Prüfungen dabei „eingespart" wird.

Die Analyse der Qualität von in den letzten Jahren neu in den Markt eingeführten Wirkstoffe (*Tabelle 4.1*) zeigt, dass lediglich 45 % in die nach der Klassifikation von Fricke/Klaus als "innovativ" einzustufenden Gruppen A und B fallen. Nur rund 25 % der Wirkstoffe sind neuartig. Das Gros entfällt aus pharmakologisch-therapeutischer Sicht in die Gruppen C und D der Imitationen, also der Molekülvariationen mit keinen oder nur marginalen Unterschieden zu therapeutisch vergleichbaren Präparaten. Allein 1998 wurden 35 Wirkstoffe neu in den Markt eingeführt. Nach der Klassifikation von Fricke/Klaus handelt es sich bei 12 dieser Wirkstoffe um neuartige Substanzen und Wirkprinzipien. Bei neun weiteren Wirkstoffen wurden die pharmakologischen Eigenschaften bereits bekannter Wirkprinzipien erheblich verbessert. 14 Wirkstoffe sind als Analogpräparate zu klassifizieren. 80 % des Umsatzes mit Arzneimitteln, die 1997 neu eingeführt wurden, entfiel auf Präparate der Gruppe C.

Tabelle 4.1 Arzneimittelneuzulassungen 1988 bis 1998

Jahr	Zahl der neu zugelassenen Arzneimittel	davon mit neuen Wirkstoffen			
		insgesamt	A	B	C
1988	443	14	5	–	9
1989	1108	25	7	6	12
1990	1421	22	2	5	15
1991	1148	26	6	1	19
1992	1465	30	8	2	20
1993	1698	26	8	1	17
1994	1084	20	7	1	12
1995	2278	31	11	11	9
1996	2274	40	11	9	20
1997	2301	41	8	12	21
1998	2153	35	12	9	14

Quelle: Zusammenstellung nach Arzneiverordnungs-Report, '89-1999

A   mit neuartigem Wirkstoff mit therapeutischer Relevanz
B   mit Verbesserung der pharmakologischen Qualität bereits bekannter Wirkprinzipien
C   Analogpräparate mit keinen oder nur marginalen Unterschieden zu bereits eingeführten Wirkstoffen

Arzneimittel erhalten ihre Verkehrsfähigkeit aufgrund einer positiven Nutzen-Risiko-Abwägung nach Abschluss der klinischen Prüfung. Zum Zeitpunkt der Zulassung sind Wirkung und Unbedenklichkeit nur an einer begrenzten Probandenzahl belegt. Die Prüfung wird überwiegend an jungen, gesunden Patienten vorgenommen, obwohl der spätere Einsatz in der Regel eher an älteren und größtenteils multimorbiden Patienten erfolgt, mit den entsprechenden Konsequenzen für Dosis und Verträglichkeit sowie unvorhersehbaren Auswirkungen auf das Nebenwirkungsspektrum. Seit 1990 sind neun neue Arzneimittel wegen besonderer Risiken wieder vom Markt genommen worden.

Es ist davon auszugehen, dass in den kommenden Jahren verstärkt Arzneimittel zur Marktreife gelangen. Neue biotechnische Testverfahren und ein computerisiertes Screening von Testsubstanzen führen zu einer beschleunigten Suche nach neuen Wirkstoffen. Gendiagnostische Tests reduzieren die Entwicklungszeit eines Präparates. Dies wird den Output der forschenden Arzneimittelfirmen in den kommenden Jahren enorm steigern [2]. Nach Angaben des VfA stehen in Deutschland 165 neue Wirkstoffe kurz vor der Einführung.

Ein patentgeschütztes Arzneimittel kostet mit durchschnittlich ca. 100 DM pro Packung rund 3,5 Mal soviel wie ein lang eingeführtes Präparat mit rund 30 DM pro Mittel. Die Einsparungen bei Festbetragsarzneimitteln werden durch Preissteigerungen im nicht-festbetragsfähigen Markt kompensiert *(Tabelle 4.2)*.

Tabelle 4.2 Preisentwicklung bei Arzneimitteln

Jahr	Festbetragsmarkt	Nicht-Festbetragsmarkt
1995	- 1,6	+ 2,3
1996	- 0,1	+ 1,9
1997	- 2,7	+ 1,9
1998	- 1,6	+ 2,7
1999	- 0,3	+ 1,9

Quelle: GKV-Arzneimittelindex

Anders als etwa in Großbritannien oder Frankreich unterliegt der Preis eines neuen Arzneimittels im deutschen Markt keinerlei Regulierung. Über das Verhältnis von Preis und Kosten kann nur spekuliert werden. Die forschenden Pharmafirmen verweisen auf in den letzten Jahren stetig um rund 7,5 % pro Jahr gestiegene Kosten für Forschung und Entwicklung eines neuen Arzneimittels. Die durchschnittlichen Entwicklungskosten eines neuen Präparates bis zur Marktreife liegen bei rund 500 Mio. DM. Aber auch die Umsätze haben sich in diesem Zeitraum kräftig nach oben entwickelt. Inwieweit dabei der Anteil der Kosten am Gesamterlös tatsächlich gestiegen ist, ist schon aufgrund der vielfältigen internationalen Verflechtungen der pharmazeutischen Industrie nicht überprüfbar. Durch Fusionen und Kooperationen sind die Eigentumsverhältnisse immer weniger transparent. Firmensitz, Forschungs-, Produktions- und Erlösstandort fallen auseinander. Kostensteigernd wirken bei einem neuen Präparat die enormen Aufwendungen, die nötig sind, um es in einem weitgehend gesättigten Markt zu positionieren. Die Vorbereitung größerer Neueinführungen geht mit erheblichen Investitionen in den Außendienst eines Unternehmens einher.

Die pharmazeutische Industrie in Deutschland ist stark exportorientiert *(Abbildung 4.3)*. Deutschland ist weltweit der größte Arzneimittelexporteur. Rund jedes zweite in Deutschland produzierte Medikament wird im Ausland abgesetzt, vorzugsweise in den USA, Japan und der Schweiz. Das Preisniveau ist hoch, verglichen mit anderen europäischen Staaten (*Abbildung 4.4*). Unabhängig von steigenden Forschungskosten und der Verkürzung der exklusiven Nutzungsdauer für ein neues Produkt ist ein hohes Preisniveau in Deutschland Voraussetzung für die Realisierung eines hohen Preises in europäischen Nachbarstaaten, die sich bei Preisregulierungen auf dieses Referenzpreisniveau beziehen. Die Refinanzierung von Forschungskosten erfolgt zu einem überproportional hohen Anteil über die hohen Preise im deutschen Markt.

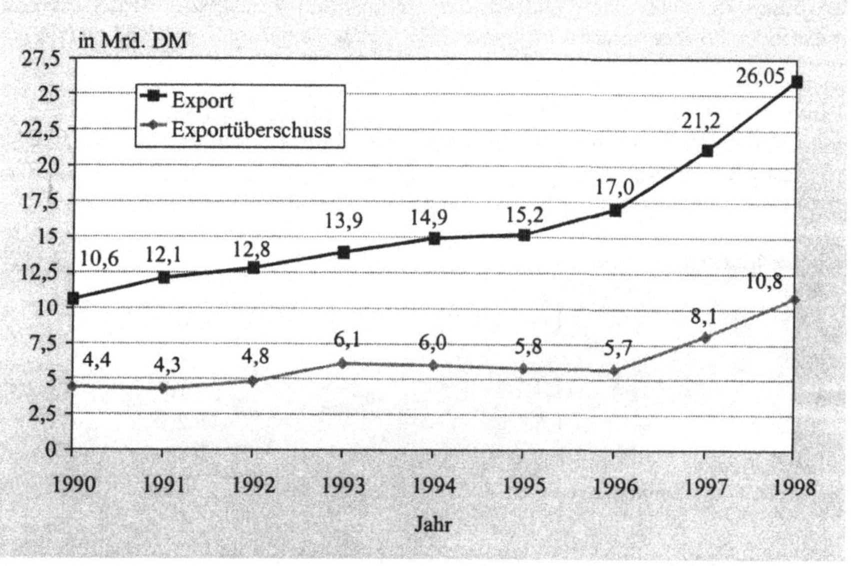

Quelle: VfA

Abbildung 4.3 Export und Exportüberschuss der pharmazeutischen Industrie in Deutschland

Eine kürzlich im Auftrag des VfA und der Bundesvereinigung Deutscher Apothekerverbände durchgeführte Studie kommt zu dem Ergebnis, dass die Arzneimittelpreise in Deutschland im unteren Drittel der europäischen Rangskala liegen [12]. Das Ergebnis erstaunt nicht, da in die Untersuchung die umsatzstärksten generikafähigen Wirkstoffe einbezogen wurden. Die hohen Preise für patentgeschützte Arzneimittel entziehen sich bei dieser Vorgehensweise der Analyse. Ältere Studien, die einen direkten Preisvergleich identischer Arzneimittel oder Arzneimittelgruppen vornahmen, ermitteln für Deutschland neben der Schweiz, Irland und den Niederlanden das höchste Preisniveau in Europa [4], [5].

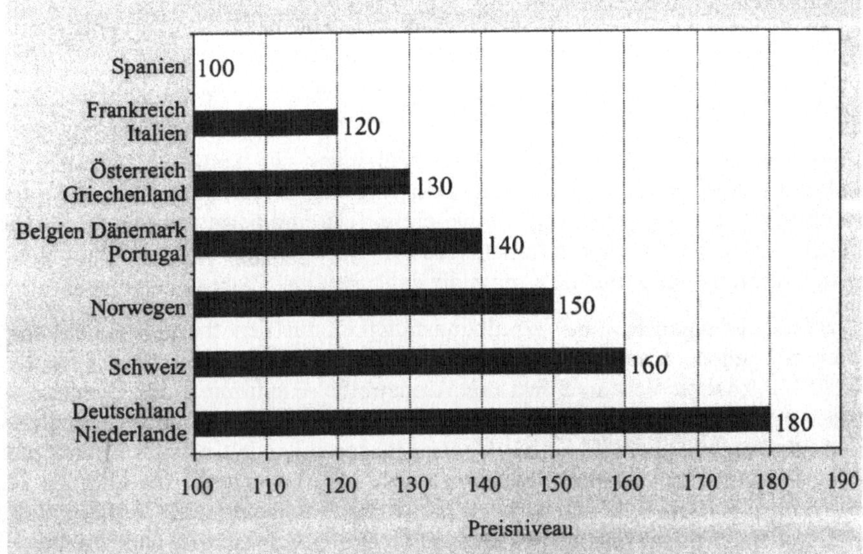

Quelle: National Economic Research Associates NERA, UK, aus BAI, 1996

Abbildung 4.4 Preisniveau bei patentgestützten Arzneimittel in Europa

Unstrittig sind in den letzten Jahren erhebliche Therapiefortschritte durch neue Arzneimittel möglich geworden. Qualität in der Arzneimittelversorgung bedeutet jedoch nicht den Einsatz des jeweils neuesten zur Verfügung stehenden Präparates, sondern die bestmögliche Versorgung mit vergleichsweise günstigstem Mittelaufwand.

4.3 Steuerungs- und Regulationsmechanismen

Der Zugang der Patienten zu Arzneimitteln ist im Rahmen der gesetzlichen Krankenversicherung in Deutschland vom Sachleistungsprinzip geprägt (§ 2 Abs. 2 SGB V). D. h., der Patient erhält vom Vertragsarzt das benötigte Arzneimittel auf einem Kassenrezept schriftlich verordnet und bekommt aufgrund dieser Verordnung in jeder öffentlichen Apotheke das entsprechende Arzneimittel ausgehändigt. Er leistet lediglich, sofern keine Befreiung von der gesetzlichen Zuzahlung besteht, abhängig von der Packungsgröße des Medikamentes seinen Eigenanteil, der von der Apotheke vereinnahmt wird (§ 31 SGB V). Dieses Rezept wiederum wird von der Apotheke nach Abzug eines Krankenkassenrabattes in Höhe von 5 % (§ 130 SGB V) und des ggf. bezahlten Eigenanteils an die zuständige Krankenkasse weitergeleitet, die dann wiederum die Bezahlung gegenüber dem Leistungsanbieter „Apotheke" übernimmt.

Die gesetzliche Krankenkasse übernimmt somit die Kosten für eine Ware, die ein Zweiter (der Arzt) veranlasst hat, einem Dritten (Patient) zugute kommt und von einem Vierten (Apotheke) abgerechnet wird: diese komplizierte Gemengelage macht bereits deutlich, wie schwierig eine Kontrolle des Geschehens in der Praxis ist. Wenn man dabei noch berücksichtigt, dass pro Jahr für rd. 70 Mio. Versicherte der GKV 550 Mio. Rezepte mit ca. 810 Mio. einzelnen Arzneimitteln von etwa 110.000 verschiedenen Ärzten verschrieben werden, macht das die Dimensionen, in denen sich Prüfung und Kontrolle bewegen müssen, deutlich!

Abgeleitet aus diesem Sachleistungsprinzip muss die Apotheke gemäß § 17 Abs. 4 und 5 Apothekenbetriebsordnung ein vorgelegtes Rezept entsprechend der ärztlichen Verordnung unverzüglich beliefern („Kontrahierungszwang"). Somit kann der Arzt zunächst grundsätzlich jedes in Deutschland verkehrsfähige Arzneimittel verordnen und die GKV muss die entstehenden Kosten übernehmen.

Einschränkungen bez. der Verordnungsfähigkeit für den therapierenden Arzt ergeben sich jedoch aus dem allgemeinen Wirtschaftlichkeitsgebot (u. a. §§ 2, 12, 70 SGB V), konkretisiert in Form der Arzneimittel-Richtlinien des Bundesausschusses der Ärzte und Krankenkassen (§ 92 SGB V) [3] sowie durch gesetzliche Verordnungsausschlüsse (§ 34 SGB V). Bei letzteren handelt es sich konkret um den Ausschluss von Arzneimitteln, wenn diese für Versicherte, die älter als 18 Jahre sind, z. B. zur Behandlung von Erkältungskrankheiten, als Abführmittel, Mund- und Rachentherapeutikum oder zur Behandlung der Reisekrankheit eingesetzt werden (§ 34 Abs. 1 SGB V). Gleiches gilt generell für alle Arzneimittel der sog. Negativliste, die gemäß einer Rechtsverordnung des Bundesministeriums für Arbeit vom 21.02.1990 präparatespezifisch aufgelistet sind (§ 34 Abs. 3 SGB V).

Weitere, eher indirekte Verordnungseinschränkungen ergeben sich zudem noch durch die Festbetragsregelungen, die für bestimmte Arzneimittelgruppen eine Höchsterstattungsgrenze vorsehen und zurzeit von der Zahl der Verordnungen etwa $^2/_3$ des Arzneimittelmarktes umfassen (§ 35 SGB V), sowie durch Budgetierungsmaßnahmen (§ 84 SGB V), die z. B. für 1999 eine finanzielle Obergrenze für alle zu Lasten der GKV verordneten Arzneimittel in Höhe von rd. 33,7 Mrd. DM vorgeben. Dieser Wert verteilt sich auf 23 einzelne Kassenärztliche Vereinigungen, die wiederum individuell für ihre regionalen Budgetüberschreitungen haften müssen. Hinzu kommt noch die Packungsgrößenzuzahlungsverordnung (§ 31 SGB V), die besonders große Abpackungen von Arzneimitteln von der Erstattungsfähigkeit ausnimmt.

Bereits diese kursorische Zusammenfassung zeigt, dass die grundsätzlich garantierte ärztliche Therapiefreiheit durch unterschiedlichste gesetzliche Regelungskreise nicht unbedeutend eingeengt wird. Gleichzeitig wird aber auch deutlich, wie ungeheuer schwierig eine Überprüfung auf Einhaltung dieser Vorgaben ist, da die meisten nur unspezifisch formuliert sind und in jedem Einzelfall verifiziert werden müssen. Dies wiederum ist gemeinsame Aufgabe der Selbstverwaltung von Ärzten und Krankenkassen im Rahmen der Wirtschaftlichkeitsprüfung (§ 106 SGB V), wo nach Feststellung von Verordnungsauffälligkeiten die paritätisch besetzten Prüfungsausschüsse den Verdacht von vorhandenen Unwirtschaftlichkeiten bestätigen und für einen evtl. arztindividuellen Regress quantifizieren müssen.

Als Zwischenfazit lässt sich somit festhalten, dass die geradezu unüberschaubare Vielzahl unterschiedlichster gesetzlicher Regelungen, wie u. a. Arzneimittelgesetz, Apothekengesetz, ärztliches Berufsrecht, SGB V und Wettbewerbsrecht aufgrund mangelnder Abstimmung eine effektive Kontrolle oder gar Beeinflussung der ärztlichen Verordnungstätigkeit geradezu verhindern. Allein die sich diametral gegenüberstehenden Ideologien des Sozialrechtes mit einem Vorrang für den Schutz der Interessen der Solidargemeinschaft einerseits gegenüber Individualinteressen des Wettbewerbsrechtes andererseits, welches gerade die Wahrung der Interessen des Einzelnen vor vermeintlichen Monopolen zum Ziel hat, haben in der jüngeren Vergangenheit zu permanenten Auseinandersetzungen insbesondere zwischen den gesetzlichen Krankenkassen und der Pharmaindustrie geführt (z. B. Klageverfahren gegen den Arzneiverordnungs-Report '97, Klagen gegen die Festbeträge und die Neufassung der Arzneimittel-Richtlinien). Einem deutlichen Maß an Deregulierung zugunsten weniger, aber dafür stringenterer gesetzlicher Regelungen „aus einem Guss" ist daher eindeutig der Vorrang einzuräumen.

4.4 Gestaltungsvorschläge

Aus den vorangehenden Ausführungen wird bereits erkennbar, dass trotz der in Deutschland vorhandenen Regelungsdichte eine wirksame Beeinflussung oder zumindest Kontrolle der Arzneimittelanwendungen wie auch der Arzneimittelausgaben nicht möglich ist. Die z.T. anekdotische Aneinanderreihung unterschiedlichster gesetzlicher und verordnungstechnischer Regelungen ohne sichtbare Verzahnung ist auch für Regelungslücken verantwortlich, die immer wieder exzessiv zu Lasten der bestehenden Solidargemeinschaft genutzt werden.

Erforderlich sind weniger, aber besser aufeinander abgestimmte gesetzliche Regelungen, verknüpft mit marktwirtschaftlich orientierten Mechanismen, die im Rahmen der Gestaltungsfreiheit der Systembeteiligten zum Zwecke der Weiterentwicklung und Modernisierung genutzt werden können. Letztlich gilt es, Preis, Menge und Struktur der verordneten Arzneimittel in einer adäquaten und medizinisch sinnvollen Weise zu steuern und zumindest mittelfristig die zu fast 90 % im Rahmen der Solidargemeinschaft gesetzlich krankenversicherte Bevölkerung am medizinisch-therapeutischen Fortschritt teilhaben zu lassen, ohne gleichzeitig Rationierungsschritte in anderen ebenfalls notwendigen Bereichen zur Freisetzung der benötigten Finanzmittel initiieren zu müssen.

Preissteuerung
Zur Steuerung des Preises bietet sich die in Deutschland etablierte Form der Festbetragsregelung an, der kürzlich sogar von der EU-Monopol-Kommission als marktwirtschaftlichste Form der Preisregulierung innerhalb der Staatengemeinschaft ausdrückliches Lob gezollt wurde. Allerdings bedarf es hier flankierender Maßnahmen bzgl. der Einbeziehung auch patentgeschützter Arzneimittel, wenn diese als so genannte Me-Too-Präparate keine oder nur marginale therapeutische Verbesserungen für den Patienten bedeuten.

Parallel bedarf die in Deutschland bereits seit 1980 nahezu unverändert existierende Arzneimittelpreisverordnung, die bei freier Festsetzung der Herstellerabgabepreise die Aufschlagsätze für Zwischenhandel und Apotheken verbindlich festlegt („einheitlicher Apothekenabgabepreis"), einer weitergehenden Überarbeitung. So ist z. B. aufgrund der Tatsache, dass neu in den Markt eindringende Präparate zu immer höheren Preisen angeboten werden, zusätzlich zu der seit 1997 eingeführten Kappungsgrenze im Hochpreisbereich eine weitere degressive Abstaffelung der Aufschlagsätze im mittelpreisigen Bereich unter den bisherigen Mindestaufschlag von 30 % notwendig. Aufwand und Leistung der abgebenden Apotheke stehen hier mittlerweile in einem krassen Missverhältnis zueinander. Auch eine Umstellung auf einen Fixzuschlag je abgegebenem Arzneimittel ist diskussionswürdig, zumal diese den Apotheken die unvoreingenommene, da für das eigene Portemonnaie finanziell ohne Auswirkung bleibende Mitbeteiligung an der Arzneimittelauswahl ermöglichen würde.

Weiterer integraler Bestandteil der Preiskomponente sollte im Rahmen der EU-weiten Steuerharmonisierung auch die Senkung des Mehrwertsteuersatzes von z. Zt. 16 % sein oder zumindest das Einfrieren der Steuereinnahmen auf dem derzeitigen Niveau und somit eine Abkoppelung von der Dynamik der Ausgabenentwicklung.

Optional werden für den Bereich des nicht festbetragsfähigen Arzneimittelmarktes auch Preisverhandlungen zwischen Krankenkassen und Herstellern diskutiert. Solche Preisverhandlungen sollen den Herstellern faire Gewinne, den Krankenkassen faire Preise sichern. Sie werfen jedoch medizinische und haftungsrechtliche Probleme auf, da es konsequenterweise auch möglich sein müsste, Arzneimittel mit unzureichendem Preis-Leistungsverhältnis aus der vertragsärztlichen Versorgung auszuschließen.

Mengensteuerung
Zu diesem Zweck stehen in Deutschland vom Grundsatz her zwei unterschiedliche Verfahren zur Verfügung. Zum einen gilt seit 1993 ein Arznei-, Verbandstoff- und Heilmittelbudget, welches, ursprünglich gesetzlich festgelegt, durch die gemeinsame Selbstverwaltung von Ärzten und Krankenkassen auf regionaler Ebene, wie oben bereits erwähnt, fortzuentwickeln ist. Relevant sind hierfür die Kriterien:

- Veränderungen der Altersstruktur,
- Zahl der Versicherten,
- Änderungen der gesetzlichen Leistungspflicht,
- Preisänderungen sowie
- Wirtschaftlichkeitsreserven und Innovationskomponente.

Es besteht also keine direkte Koppelung mit der Entwicklung der Einnahmen der Krankenkassen. Die Haftung für Budgetüberschreitungen bis zu maximal 5 % liegt pauschal auf der Seite der jeweiligen Kassenärztlichen Vereinigung und wird mit dem ärztlichen Honorar im Folgezeitraum verrechnet. Darüber hinausgehende Überschreitungen gehen zu Lasten der Krankenkassen.

Die ausreichende Versorgung der Versicherten mit innovativen Arzneimitteln ist auch unter Budgetbedingungen zum jetzigen Zeitpunkt gewährleistet. § 84 SGB V sieht die Dynamisierung des Budgets nach den oben definierten Kriterien vor. Von entscheidender Bedeutung sind hier „bestehende Wirtschaftlichkeitsreserven und Innovationen". Die Krankenkassen sehen zum jetzigen Zeitpunkt noch erhebliche Einsparmöglichkeiten in der Arzneimittelversorgung durch die vollständige Ausschöpfung des generikafähigen Teilmarktes, den Einsatz des jeweils wirtschaftlichsten Mittels bei gleichwertigen, neuen Präparaten und die Konzentration der Verordnung auf qualitätsgeprüfte Medikamente. Die Krankenkassen drängen auf eine Ausschöpfung dieser Wirtschaftlichkeitsreserven im Rahmen von Budgetanpassungen. Das Wissenschaftliche Institut der AOK beziffert beispielsweise das Einsparpotential durch die Ausschöpfung des Generikamarktes, durch die Mobilisierung von Wirtschaftlichkeitsreserven bei Spezialpräparaten und den Verzicht von nicht verordnungsfähigen Arzneimitteln auf über 10 % der tatsächlichen Ausgaben des 1. Quartals 1999.

Die Ausgaben der GKV pro Versicherten zeigen eine erhebliche regionale Streuung. Es lassen sich hierfür aber weder im Ost-West- noch im Nord-Süd- noch im Stadt-Land-Vergleich eindeutige Ursachenbeziehungen herstellen. Die Unterschiede deuten deshalb auf Unwirtschaftlichkeiten hin [11]. Budgetanpassungen sollten nicht nach dem Gießkannenprinzip erfolgen, sondern dort, wo bei niedrigen Pro-Kopf-Ausgaben ein solcher Anpassungsbedarf am ehesten gegeben ist.

Als zweite Möglichkeit, Einfluss auf die verordnete Arzneimittelmenge zu nehmen, hat der Gesetzgeber die Durchführung von Wirtschaftlichkeitsprüfungen vorgesehen. Kriterien sind zum einen die Prüfung nach Durchschnittswerten, d. h. der Vergleich der Arzneimittelkosten des einzelnen Arztes im Bezugsquartal je Fall zu seiner jeweiligen Fachgruppe, die Durchführung einer Stichprobenprüfung bei 2 % aller Ärzte pro Quartal als Zufälligkeitsprüfung sowie die Prüfung nach Richtgrößen.

Insbesondere letztere Prüfform hat in der Vergangenheit zu heftigsten Diskussionen Anlass gegeben, da ihre ursprüngliche Ableitung aus den Budgetobergrenzen dazu genutzt werden sollte, die Pauschalhaftung der KV im Falle von Budgetüberschreitungen in eine verursachergerechte Individualhaftung umzuwandeln. Dies führt bis zum heutigen Tag zu innerärztlichen Zerreißproben, da die die Hauptlast der Arzneimittelverordnung tragenden niedergelassenen Allgemeinärzte bzw. hausärztlich tätigen Internisten und Kinderärzte annähernd 80 % der Verordnungskosten im Arzneimittelbereich veranlassen, häufig von anderen Fachärzten veranlasste Leistungen nachverordnen und demgemäß nicht bereit sind, dafür die alleinige finanzielle Verantwortung zu übernehmen. Gleichwohl kann eine indikationsorientierte Richtgrößenregelung, die z. B. unverzichtbare und somit unstrittige Arzneimittel bereits im Vorfeld aus der Betrachtung eliminiert, zum einen die Akzeptanz erhöhen und zum anderen den Blick auf die tatsächlichen Unwirtschaftlichkeiten schärfen. In Verbindung mit der im Rahmen der Wirtschaftlichkeitsprüfung ohnehin notwendigen patientenbeziehbaren Einzelfallanalyse ist somit auch eine Mengensteuerung möglich.

Strukturverbesserung

Die Qualität der Arzneimittelversorgung muss mit Blick auf die Struktur-, Prozess- und Ergebnisqualität dringend verbessert werden. Der der Zulassung eines neuen Medikamentes in Deutschland zugrunde liegende Wirksamkeitsbegriff ist unzureichend. Die Zulassung kann, wie bereits erwähnt, nicht versagt werden, weil der Nachweis der Wirkung nur in einer beschränkten Zahl von Fällen erbracht wurde. Die Wirkung eines neuen Mittels beschränkt sich vielfach auf die Beeinflussung der Risikofaktoren für eine Erkrankung. Die Korrelation zwischen Risikofaktor und Krankheitsereignis ist dabei hypothetisch und hat sich in der Vergangenheit verschiedentlich – z. B. in der Herzinfarktprophylaxe – als falsch erwiesen. Die pharmakologische Wirkung eines neuen Mittels ist ein zwar notwendiger, aber kein hinreichender Parameter für die Wirksamkeit bei der Krankenbehandlung. Innovationen müssen ihre Berechtigung vom Ergebnis im Versorgungsprozess her ableiten. Innovative Arzneimittel sind in diesem Verständnis diejenigen Mittel, die in der praktischen Anwendung ihre therapeutische Überlegenheit zu bereits verfügbaren Medikamenten belegt haben. Um diesem Anspruch zu genügen, wäre es schon in der Forschungsphase erforderlich, ein neues Präparat nicht nur gegenüber Placebos, sondern auch gegen die Standardtherapie zu testen. Die Hersteller müssten im Rahmen des Zulassungsverfahrens auch zum therapeutischen Nutzen des Präparates im Vergleich zu bestehenden Therapieverfahren Stellung nehmen. Die Relevanz der Ergebnisse der klinischen Prüfung erweisen sich zurzeit erst in der Anwendungsbeobachtung nach Marktzulassung. Es handelt sich sozusagen um ein Produkt „Banane": Es reift erst beim Kunden!

Die forschenden Pharmafirmen üben Druck auf die nationale Gesetzgebung aus mit dem Hinweis auf die Schaffung von Arbeitsplätzen im Bereich der Forschung und der Produktion von Arzneimitteln. Die Verschwendung volkswirtschaftlicher Ressourcen durch die Entwicklung von Pseudoinnovationen ist jedoch langfristig kontraproduktiv. Strengere Zulassungskriterien für neue Arzneimittel und eine am Wert der Innovation orientierte Preisfindung dienen letztlich der internationalen Konkurrenzfähigkeit und dem Wirtschaftsstandort Deutschland.

Wenn die Sicherung der Strukturqualität im Rahmen der Zulassung nicht geleistet wird, muss die Krankenversicherung zumindest die Möglichkeit erhalten, auf die Qualität der bei ihren Versicherten eingesetzten Präparate Einfluss zu nehmen. Eine Unterstützung in diese Richtung verspricht die gesetzlich geplante Schaffung einer so genannten Positivliste für im Rahmen der gesetzlichen Krankenversicherung verordnungsfähige Arzneimittel, obwohl die Positionierung eines Arzneimittels auf dieser Liste noch nichts über den therapiegerechten und wirtschaftlichen Einsatz im Einzelfall aussagt. Dies müsste dann in der Folge z. B. durch Therapieleitlinien konkretisiert werden.

Arzneimittel im Wert von schätzungsweise 10 % des gesamten Arzneimittelumsatzes landen jährlich im Müll. Noncompliance – ein von der ärztlichen Verordnungsweise abweichendes Einnahmeverhalten – hat vielfältige Ursachen. Die schnelle Arzneimittelverordnung sichert dem Arzt einen hohen Praxisdurchlauf. Die ausreichende Beratung der Patienten über die Notwendigkeit der Therapie, über Wirkungen und Nebenwirkungen kommt vielfach zu kurz. Eine Befragung im Auftrag des BAH 1998 ergab, dass 25 % der Befragten – unabhängig von Alter und Schulbildung – den Text der Packungsbeilage häufig oder sehr häufig nicht verstehen. Eine andere Studie [9] kommt zu dem Ergebnis, dass 30 % der Patienten sich eine bessere Aufklärung über Nebenwirkungen von Medikamenten wünschen. Der Arzt soll besser über vorbeugende Maßnahmen beraten (28 %) und Gespräche anstelle von Medikamentenverordnungen führen (18 %). Ärzte gehen in weit stärkerem Maße davon aus, dass die Patienten von ihnen eine Arzneimittelverordnung erwarten, als dies der Fall ist. Auch Patienten, die keine Verschreibung erwarten, erhalten aber ein Rezept [6].

Aufgrund der im pharmakologischen Bereich nach wie vor unzureichenden Ausbildung der Ärzte, die eine erfolgreiche pharmakommunikative Beeinflussung durch die Außendienstmitarbeiter von Arzneimittelherstellern erst möglich macht, bedarf es dringend zumindest einer Art „Training on the job", d. h. einer möglichst objektiven und rationalen Information und Bewertung nicht nur zu Arzneimitteln, sondern über alle für eine Behandlung der jeweiligen Krankheit zur Verfügung stehenden Therapieverfahren. Dieses Spektrum sollte vom Ratschlag „heilt von alleine" über eigenverantwortliche Maßnahmen des Patienten (z. B. Diät, Bewegung) sowie die Verordnung von Arznei-, Verband-, Hilfs- und Heilmitteln bis hin zur invasivsten Form, dem operativen Eingriff, alle Facetten abdecken. Erst durch die Verständigung auf Leitlinien in der Arzneimitteltherapie kann der indikationsgerechte Einsatz neuer Arzneimittel sichergestellt werden. Ein evidenzbasiertes Ranking von Behandlungsalternativen bietet auch die Grundlage für die Ausschöpfung von Wirtschaftlichkeitsreserven bei Me-too-Präparaten. Durch Leitlinien wird dem Arzt eine Entscheidungshilfe geboten, welche der zur Verfügung stehenden Therapien, bezogen auf den jeweiligen individuellen Gesundheitszustand des Patienten, die effektivste und gleichzeitig wirtschaftlichste darstellt („State of the art").

Ein Schritt in diese Richtung ist vom Bundesausschuss der Ärzte und Krankenkassen in Form der Neufassung der Arzneimittel-Richtlinien in die Wege geleitet worden, welche jedoch, wie oben beschrieben, zurzeit zivilrechtlich „auf Eis" gelegt sind.

Gleichzeitig fehlt es an nachhaltigen Anreizen für die Entwicklung von Arzneimitteln zur Behandlung von seltenen, aber häufig schwer verlaufenden Erkrankungen. Ähnlich wie in den USA oder Japan bereits praktiziert, sollten Entwicklungen im Bereich der so genannten „Orphan Drugs" gefördert werden, da ansonsten die Gefahr besteht, dass wegen der Seltenheit dieser Erkrankungen und der damit fehlenden Attraktivität für ein wirtschaftlich denkendes Pharmaunternehmen viele Patienten zu „Behandlungswaisen" werden. Einen ersten Ansatz dazu bietet der Entwurf eines „Orphan Drugs Act" der EU, der über Vermarktungsverbesserungen und Zulassungserleichterungen notwendige wirtschaftliche Anreize setzt.

Literatur

[1] Albring M., Wille E. (1996) (Hrsg.): Innovationen in der AM-Therapie. Definition, medizinische Umsetzung und Finanzierung. Gespräche über kontroverse Thesen im Gesundheitswesen 25.- 27.10.1996.

[2] Boston Consulting Group (BCG) (1998): „Innovationskraft: Forschende Arzneimittelhersteller am Standort Deutschland".

[3] Bundesausschuss Ärzte und Krankenkassen; Richtlinien über die Verordnung von Arzneimitteln in der vertragsärztlichen Versorgung (AMR) vom 31.08.1993. In: BAnz Nr. 246 v. 31.12.1993, S. 11155.

[4] Clement W., Juricek M., Kolb W., Mikulits R., Oettl M. (1995): „Arzneimittelpreise und Struktur der österreichischen Pharmawirtschaft im internationalen Vergleich", Industriewissenschaftliches Institut (IWI).

[5] Diener F. (1990): „Arzneimittelpreise in der EG", Bundesvereinigung Deutscher Apothekerverbände.

[6] Deutsche Apotheker Zeitung, Nr. 15/1998, S. 28.

[7] Erbsland M., Ulrich V., Wille E. (Mai 1998): „Zur Berechnung einer Innovationskomponente auf dem Arzneimittelmarkt", Gutachten im Auftrag des Verbandes Forschender Arzneimittelhersteller e. V.

[8] Fricke U., Klaus W. (1998): Neue AM 1997. Fortschritte für die AM-Therapie? Wissenschaftliche Verlagsgesellschaft, Stuttgart.

[9] Klingenberg A., Szecsenyi J. (1998): Patientenzufriedenheit in der häuslichen Praxis. Ergebnisse einer Patientenbefragung im Rahmen des Projektes „Qualitätszirkel in der Pharmakotherapie in Hessen". Institut für angewandte Qualitätsförderung und Forschung im Gesundheitswesen (AQUA).

[10] Klauber J., Schröder H. (1997): Innovationskomponente im GKV-Arzneimittelmarkt, WIdO.

[11] Schawo D., Schleert N. (1999): Benchmarking sorgt für mehr Transparenz. In: Gesundheit und Gesellschaft, Ausg. 8, 2. Jg. 14-15.

[12] Schneider M., Hofmann U., Biene-Dietrich P., Späth B., Mill D. (1999): „Die deutschen Arzneimittelpreise im europäischen Vergleich", Gutachten für den Verband forschender Arzneimittelhersteller und die Bundesvereinigung Deutscher Apothekerverbände. BASYS.

[13] Schwabe U., Paffrath D.: Arzneiverordnungs-Report (AVR) verschiedene Jahrgangsbände. Gustav Fischer Verlag bzw. Springer Verlag, Stuttgart bzw. Heidelberg.

[14] VfA; Broschürenreihe „Zur Sache" (5/1998): 5 und 6.

Kapitel 5

Arzneimittelinnovationen - Neue Wirkstoffe: 1978 – 1999
Eine Bestandsaufnahme

UWE FRICKE

Seit Inkrafttreten des Gesetzes zur Neuordnung des Arzneimittelrechts (AMG '76) am 1. Januar 1978 sind in der Bundesrepublik Deutschland bis Ende des Jahres 1999 insgesamt 25.852 Fertigarzneimittel zugelassen worden. Hiervon sind derzeit durch zwischenzeitlich erfolgte Marktrücknahmen noch 21.300 Fertigarzneimittel im Handel (*Abbildung 5.1*). Von den vor Inkrafttreten des AMG '76 im Verkehr befindlichen Fertigarzneimitteln (sog. Altarzneimittel) wurden zwischenzeitlich 2.720 Humanarzneimittel nach § 105 AMG verlängert und entsprechen damit hinsichtlich Qualität, Wirksamkeit und Unbedenklichkeit den Anforderungen des Arzneimittelgesetzes. Weitere 20.800 Humanarzneimittel befinden sich allerdings immer noch in der sog. Nachzulassung (Verlängerung nach § 105 AMG) und sind damit weitgehend nicht nach den Kriterien des AMG '76 geprüft. Ferner wurden seit 1978 1.400 Fertigarzneimittel als Homöopathika nach § 38 AMG registriert. Weitere 5.600 Registrierungen homöopathischer Arzneimittel wurden entsprechend den Überleitungsvorschriften nach Art. 3 § 7 AMG '76 angezeigt und müssen den Bestimmungen des AMG '76 noch angepasst werden.

Unter den nach 1978 neu zugelassenen Arzneimitteln enthalten 4.445 Fertigarzneimittel Stoffe, deren Wirkungen zum Zeitpunkt der Zulassung in der medizinischen Wissenschaft nicht allgemein bekannt waren (§ 49 AMG). Ihnen liegen insgesamt 589 neue Wirkstoffe zugrunde.

Entsprechend den Anforderungen des AMG '76 sind diese Wirkstoffe vom Bundesinstitut für Arzneimittel und Medizinprodukte (BfArM) auf Qualität, Unbedenklichkeit und Wirksamkeit geprüft worden. Eine Beurteilung der therapeutischen Wertigkeit innerhalb des jeweiligen Indikationsgebietes wird nach den Bestimmungen des Gesetzes jedoch nicht verlangt und wäre als Bemessungsgrundlage im Rahmen des Zulassungsverfahrens auch unzulässig. Für den Einsatz neuer Arzneimittel in der Praxis ist eine Wertung jedoch unerlässlich, da bisher übliche Therapieempfehlungen gegebenenfalls neu zu überdenken sind.

Ausführliche Darstellungen pharmakologischer und klinischer Daten nach 1978 in den Markt eingeführter neuer Arzneimittel sowie eine Bewertung ihres Innovationsgrades sind periodisch seit 1982 veröffentlicht worden ([2] bis [17]). Um den vergleichenden Überblick zu erleichtern, wurde dabei folgendes Klassifikationsschema zugrunde gelegt:

A Innovative Struktur bzw. neuartiges Wirkprinzip mit therapeutischer Relevanz

B Verbesserung pharmakodynamischer oder pharmakokinetischer Eigenschaften bereits bekannter Wirkprinzipien

C Analogpräparat mit keinen oder nur marginalen Unterschieden zu bereits eingeführten Präparaten

D Eingeschränkter therapeutischer Wert bzw. nicht ausreichend gesichertes Therapieprinzip

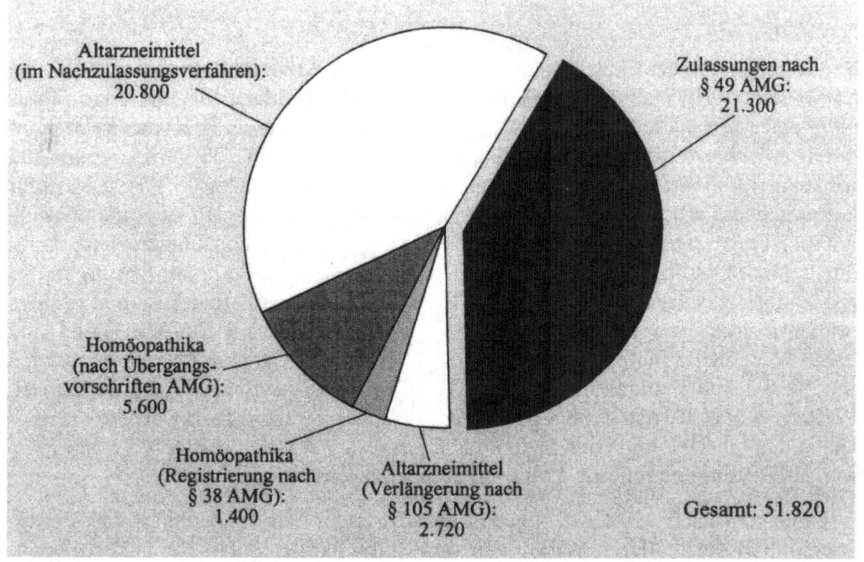

Datenbasis: Bundesinstitut für Arzneimittel und Medizinprodukte (BfArM)

Abbildung 5.1 Fertigarzneimittelmarkt (Humanarzneimittel) in der Bundesrepublik Deutschland 1999

Bei der Charakterisierung der Arzneistoffe wurde das Hauptgewicht auf den angestrebten therapeutischen Effekt gelegt. Die möglichen Nebenwirkungen waren meist ein untergeordnetes Kriterium. Die Bewertung erfolgte auf der Grundlage der von den Herstellern auf Anfrage zur Verfügung gestellten wissenschaftlichen Literatur und Produktinformationen, nach sonstigen einschlägigen wissenschaftlichen Publikationen sowie nach allgemeinen pharmakologischen und therapeutischen Erfahrungskriterien. Letztlich stellt sie jedoch die – wenn auch aufgrund der jeweils aktuellen Sachlage gewonnene – persönliche Meinung der Autoren dar.

Bewertende Aussagen über Arzneimittel unmittelbar nach der Markteinführung können grundsätzlich nur vorläufig sein. Sie sind gegebenenfalls zu modifizieren, wenn genauere Informationen über die Wirkungsweise und vor allem über die therapeutische Wirksamkeit sowie über die Nebenwirkungen vorliegen, die eine bessere Einschätzung des Nutzen-Risiko-Verhältnisses erlauben, als dies auf der Basis des zum Zeitpunkt der Markteinführung vorliegenden Datenmaterials möglich ist. Teilweise fällt die Beurteilung leichter, wenn es sich um reine Analogpräparate bzw. um erfahrungsgemäß weniger erfolgversprechende Therapieansätze handelt oder wenn der Wirkstoff bereits seit längerem im Ausland eingeführt ist.

Prinzipiell orientiert sich die Bewertung der neuen Arzneistoffe entsprechend o.a. Klassifikationsschema an der bei ihrer Markteinführung jeweils vorherrschenden Marktsituation. Eine auf der Basis späterer, zusätzlicher Erkenntnisse mögliche Änderung der Bewertung erfolgte nicht. Am Beispiel der Gruppe der Konversionsenzym-Hemmer (ACE-Hemmer) sei das Vorgehen näher dargestellt.

Als erster Vertreter dieser Stoffgruppe wurde 1981 Captopril (*Lopirin*) in den Markt eingeführt. Als „Prototyp eines neuartigen, vielversprechenden Wirkprinzips in der Hypertoniebehandlung" und „erster klinisch anwendbarer kompetitiver Hemmstoff des Angiotensin-I-Converting-Enzyms" wurde Captopril mit „A" bewertet [2]. Das drei Jahre später in den Markt eingeführte Enalapril (*Pres, Xanef*) unterschied sich von Captopril als erster lang- (und langsam) wirkender Vertreter der ACE-Hemmer vor allem in seinen pharmakokinetischen Eigenschaften. So machte die Eliminationshalbwertzeit von 35 Stunden im Gegensatz zur 2-3mal täglichen Applikation von Captopril erstmals eine einmal tägliche Gabe möglich. Aufgrund dieses Vorteils vor Captopril wurde Enalapril entsprechend o.a. Klassifikationsschema mit „B" bewertet [5]. Die Anwendung als „Zusatzmedikation bei Patienten mit Herzinsuffizienz, die auf Herzglykoside oder Diuretika nicht ausreichend ansprechen", ging dagegen in die Bewertung von Enalapril nicht ein, da zwischenzeitlich auch Captopril mit dieser Indikation zugelassen war. Zwei weitere Konversionsenzymhemmer wurden 1989 in den Markt eingeführt. Weder Lisinopril (*Acerbon, Coric*) noch Perindopril (*Coversum*) wiesen jedoch gegenüber den bereits im Markt befindlichen ACE-Hemmern nennenswerte Vorteile auf und wurden daher mit „C" bewertet. Beide gehören – wie Enalapril - zu den langwirkenden Vertretern dieser Stoffgruppe und zeigten nach den damals verfügbaren klinischen Studien vergleichbare Wirkungen wie Captopril oder Enalapril [10]. Ähnlich wurden die nachfolgend in den Markt eingeführten ACE-Hemmer bewertet (*Tabelle 5.1*). Lediglich Fosinopril (*Dynacil, Fosinorm)* wurde aufgrund der zusätzlichen hepatischen Elimination, die im Gegensatz zu den damals verfügbaren ACE-Hemmern bei älteren Patienten sowie bei Patienten mit Niereninsuffizienz eine Dosisanpassung nicht zwingend erforderlich machte, mit „B" bewertet [13].

Mögliche Vorteile infolge seltener auftretender Nebenwirkungen waren bei der Bewertung der Arzneistoffe in der Regel ein untergeordnetes Kriterium, da den unerwünschten Wirkungen in Abhängigkeit von der Indikation im Einzelfall eine unterschiedliche Bedeutung zukommen kann und naturgemäß ausreichende therapeutische Erfahrungen auf breiter Basis (Klinische Phase IV) unmittelbar nach der Zulassung fehlen. So ist beispielsweise Husten als typische Nebenwirkung der ACE-Hemmer in den frühen klinischen Studien nicht beschrieben. Nach späteren Berichten wurde trockener Husten unter der Therapie mit ACE-Hemmern jedoch bei bis zu 33 % der Patienten beobachtet [19]. Inwieweit sich in diesem Zusammenhang Berichte über ein selteneres Auftreten von trockenem Husten unter dem 1999 in den Markt eingeführten und Enalapril strukturell sehr nahestehenden ACE-Hemmer Imidapril *(Tanapril)* [20] auch in der breiten Anwendung in der Praxis bestätigen lassen, bleibt abzuwarten. Sie sind daher kein Anlaß für eine gegenüber anderen ACE-Hemmern bessere Bewertung im Sinne o.a. Klassifikationsschemas. Auch weitere (seltene) Nebenwirkungen wie Angioödeme wurden erst nach der Zulassung von Captopril beobachtet [18]. Eine bessere Bewertung nach obiger Klassifikation bedeutet somit nicht, dass es sich um risikoärmere Präparate handelt (und umgekehrt).

Insgesamt sind somit die Vertreter der ACE-Hemmer – von den Unterschieden in der Eliminationsgeschwindigkeit (Captopril) und im Eliminationsweg (Fosinopril) abgesehen – klinisch weitgehend äquivalent, so dass sich der verordnende Arzt prinzipiell von den (inzwischen durch die Verfügbarkeit von Generikapräparaten z.T. sehr unterschiedlichen) Tagesbehandlungskosten der verschiedenen ACE-Hemmer *(siehe Tabelle 5.1)* leiten lassen kann.

Tabelle 5.1 Klinisch-pharmakologische Basisdaten, Bewertung und Tagesbehandlungskosten (DDD-Kosten) therapeutisch verfügbarer Angiotensin-I-Konversionsenzym-Hemmer

Freiname	Handelsname	Markteinführung (Jahr)	Bioverfügbarkeit[1] (%)	Elimination	Halbwertzeit[2] (h)	Dosierung[3] (mg/d)	Bewertung	DDD-Kosten[4] (DM)
Captopril	Lopirin	1981	60–75	renal (60%)	2–3	2 x 25–50	A	0,40–1,95[5]
Enalapril	Pres, Xanef	1983	36–44	renal (90%)	11	1 x 10–20	B	0,72–1,61[5]
Lisinopril	Acerbon, Coric	1989	6–60	renal (95%)	12	1 x 10–20	C	0,89–1,99[5]
Perindopril	Coversum	1989	20–35	renal (75%)	9	1 x 4	C	1,55
Ramipril	Delix, Vesdil	1990	44–60	renal (80%)	13 – 17	1 x 2,5–20	C	1,65
Quinapril	Accupro	1991	38–55	renal (80%)	3	1 x 10–20	C	2,23
Cilazapril	Dynorm	1992	57–77	renal (90%)	9	1 x 1–5	C	2,03
Fosinopril	Dynacil, Fosinorm	1992	25–29	hepatisch (50%)	12	1 x 10–40	B	1,69–1,99

Tabelle 5.1 Klinisch-pharmakologische Basisdaten, Bewertung und Tagesbehandlungskosten (DDD-Kosten) therapeutisch verfügbarer Angiotensin-I-Konversionsenzym-Hemmer
(*Fortsetzung*)

Freiname	Handels-name	Markt-einführ-rung (Jahr)	Biover-füg-barkeit[1] (%)	Elimina-tion	Halb-wert-zeit[2] (h)	Dosie-rung[3] (mg/d)	Bewer-tung	DDD-Kosten[4] (DM)
Benaze-pril	Cibacen	1993	28	renal (75%)	10 – 11	1 x 20–40	C	1,24
Trando-lapril	Gopten, Udrik	1993	40–60	hepatisch (70%)	16 – 24	1 x 1–2	C	2,40
Moexipril	Fempress	1997	13–22	renal (70%)	10	1 x 15–30	C	1,88
Spirapril	Quadropril	1997	42	hepatisch (50%)	30–40	1 x 6	C	1,34
Imidapril	Tanatril	1999	42	renal (95%)	7–9	1 x 10	C	1,47

[1] aktive Form [2] Kumulationshalbwertzeit [3] Erhaltungsdosis [4] berechnet auf der Grundlage der WHO-DDD (Hypertonie) unter Berücksichtigung sämtlicher Dosisstärken und Packungsgrößen (Preis nach Gelber Liste 1/2000) [5] einschließlich Generika-Präparate

Ähnliche Entwicklungen – wie für die ACE-Hemmer aufgezeigt – lassen sich auch für andere Stoffgruppen anführen, so z. B. für die Histamin-H_2-Antagonisten, die Protonenpumpenhemmer, die nukleosidalen und die nicht nukleosidalen Reverse-Transkriptase-Inhibitoren, für die Proteaseinhibitoren oder die Angiotensin-II-AT_1-Rezeptorantagonisten.

Andererseits sind Innovationen der Kategorie „A" auf dem Arzneimittelmarkt bei etablierten Stoffgruppen nach obigem Klassifikationsschema praktisch ausgeschlossen. So stellt z. B. der neue spezifische COX-2-Inhibitor Rofecoxib (*Vioxx*) lediglich eine „Verbesserung pharmakodynamischer Eigenschaften bereits bekannter Wirkprinzipien" dar [16], da alle bisher verfügbaren nichtsteroidalen Antirheumatika ihre klinische Wirkungen (einschließlich der Nebenwirkungen) – wenn auch mit unterschiedlicher Affinität zur COX-1 bzw. COX-2 – über eine Hemmung der Cyclooxygenase entfalten und eine abschließende Bewertung des Anwendungsrisikos zum Zeitpunkt der Vermarktung praktisch nicht vorgenommen werden kann. In gleicher Weise ist z. B. auch die Bewertung des 1996 zur Behandlung der benignen Prostatahypertrophie zugelassenen Alpha-1A-prävalenten Adrenozeptorantagonisten Tamsulosin (*Alna, Omnic*) zu sehen [17].

Die Bewertung aller seit 1978 in die Therapie eingeführten neuen Wirkstoffe entsprechend o.a. Klassifikation zeigt, dass zum Zeitpunkt der Vermarktung 137 Arzneistoffe (23,3 %) als wirklich neuartig bezeichnet werden können, davon 35 allerdings nur mit Einschränkungen. Weitere 155 Arzneistoffe (26,3 %) weisen gegenüber bereits im Handel befindlichen Arzneimitteln Verbesserungen pharmakodynamischer oder pharmakokinetischer Eigenschaften auf, darunter 18 Wirkstoffe ohne entsprechende klinisch-therapeutische Vorteile. Damit stellt etwa die Hälfte der neuen Arzneimittel einen therapeutischen Fortschritt dar (*Abbildung 5.2*). Als Analogpräparate mit keinen oder allenfalls marginalen Unterschieden zu bereits eingeführten Arzneimitteln wurden 285 Arzneistoffe eingestuft. Sie machen damit ebenfalls knapp die Hälfte der neu eingeführten Arzneimittel aus. Zum Zeitpunkt der Vermarktung als nicht ausreichend gesicherte Wirkprinzipien bzw. Arzneimittel mit eingeschränktem therapeutischen Wert wurden schließlich zwölf Wirkstoffe (2,0 %) eingestuft. Von diesen wurden zwischenzeitlich zwei (Venus-fliegenfallen-Presssaft = *Carnivora*; Ganglioside aus Rinderhirn = *Cronassial*) wegen besonderer Risiken wieder vom Markt genommen. Weitere Marktrücknahmen betreffen zwölf Arzneistoffe der Kategorie „**A**" (darunter zwei Arzneistoffe wegen gravierender Nebenwirkungen), 18 Wirkstoffe der Kategorie „**B**" (darunter sechs Arzneistoffe wegen erheblicher Risiken) sowie 41 Arzneistoffe der Kategorie „**C**" (darunter elf Arzneistoffe wegen nicht tolerierbarer unerwünschter Wirkungen).

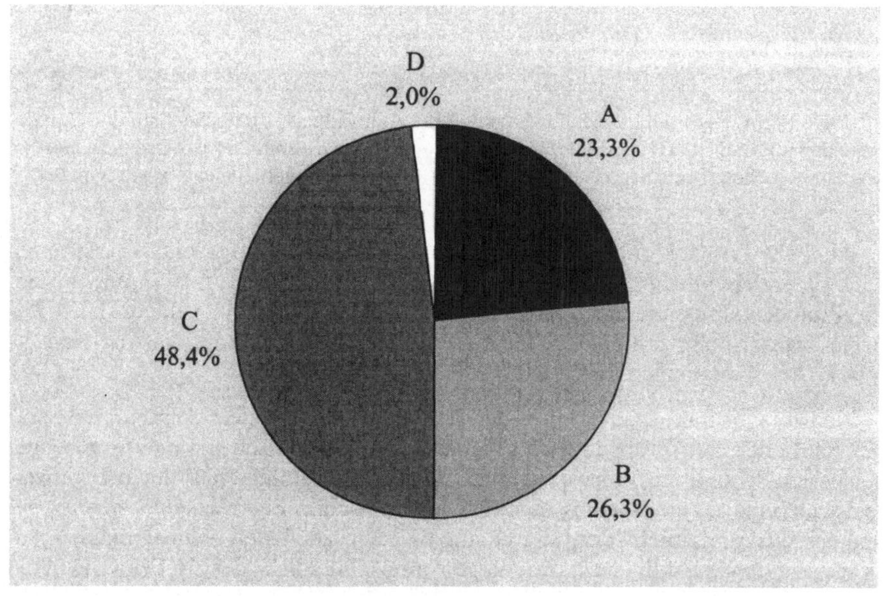

Abbildung 5.2 Anteilige Zuordnung (Angabe in %) neuer, im Zeitraum von 1978-1999 in die Therapie eingeführter Arzneistoffe nach ihrem Innovationsgrad

(**A**) Innovative Struktur bzw. neuartiges Wirkprinzip mit therapeutischer Relevanz, (**B**) Verbesserung pharmakodynamischer oder pharmakokinetischer Eigenschaften bereits bekannter Wirkprinzipien, (**C**) Analogpräparat mit keinen oder nur marginalen Unterschieden zu bereits eingeführten Präparaten, (**D**) Eingeschränkter therapeutischer Wert bzw. nicht ausreichend gesichertes Therapieprinzip.

Fertigarzneimittel mit neuen Wirkstoffen nach § 49 AMG, die seit 1978 in den Markt eingeführt wurden, hatten im Jahr 1998 einen Anteil an den zu Lasten der

gesetzlichen Krankenversicherungen (GKV) verordneten Fertigarzneimittel-
packungen von insgesamt 17,7 %, auf der Basis definierter Tagesdosen (DDD)
nach dem ATC-Index der *WHO* [21] von 20,2 %. Insgesamt wurde damit im Jahr
1998 ein Umsatzvolumen von 14,1 Mrd. DM, entsprechend einem Anteil am
Gesamtmarkt von 39,4 %, erzielt (*Abbildung 5.3*). Dieser ist somit etwa doppelt so
hoch wie der Verordnungsanteil, was sich letztlich auch in den gegenüber dem
Gesamt-GKV-Fertigarzneimittelmarkt höheren Kosten der neuen Arzneimittel pro
DDD (2,52 DM vs. 1,30 DM) widerspiegelt (*Abbildung 5.4*). Mit 5,74 DM pro
DDD am teuersten sind Arzneimittel, denen bei Markteinführung lediglich ein
eingeschränkter Wert (Kategorie „**D**") zugebilligt wurde. Es folgen mit 4,01
DM/DDD die Arzneimittel, die nach „**A**" klassifiziert wurden. Wirkstoffe, die bei
Markteinführung keinen wesentlichen Vorteil vor bereits therapeutisch genutzten
Arzneimitteln aufwiesen (Kategorie „**C**"), liegen mit 2,43 DM/DDD im mittleren
Bereich, sind aber immer noch fast doppelt so teuer wie die mittleren Tagesbe-
handlungskosten aller zu Lasten der GKV verordneten Arzneimittel. Mit 2,00
DM/DDD am preisgünstigsten sind die Arzneimittel, die bei Markteinführung
einen therapeutischen Fortschritt, meist in pharmakokinetischer Hinsicht (Katego-
rie „**B**"), darstellten.

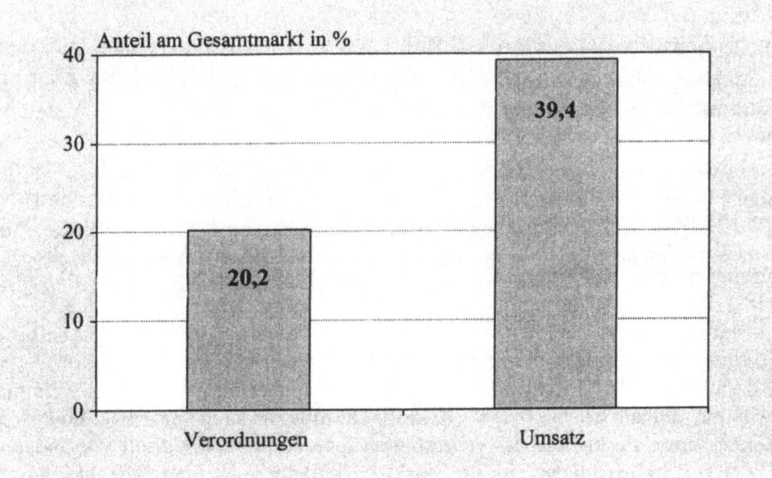

Abbildung 5.3 Verordnungen von Fertigarzneimitteln mit neuen Wirkstoffen
nach § 49 AMG nach definierten Tagesdosen (DDD) und Umsatz in der Bundesrepublik Deutschland 1998. Aufgeführt ist der Anteil (%) der zulasten der Gesetzlichen Krankenversicherung (GKV) verordneten Arzneimittel am Gesamtmarkt

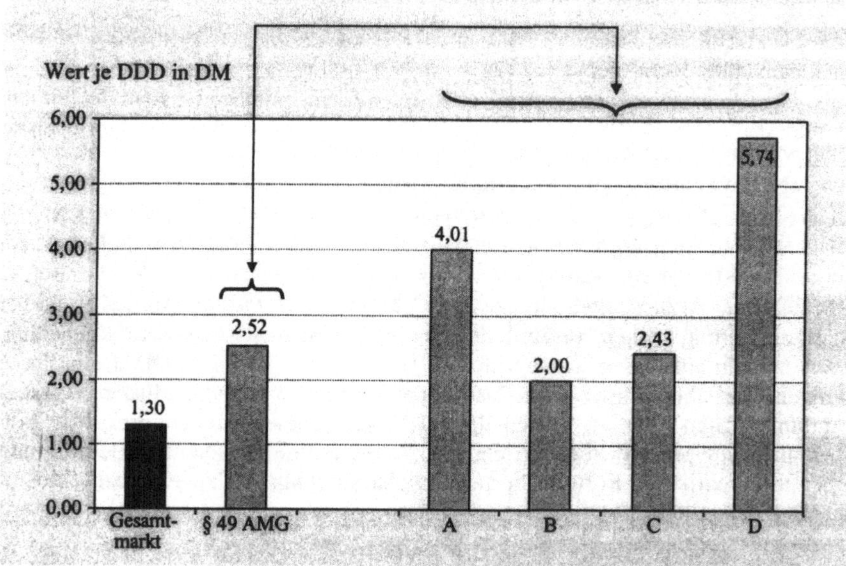

Abbildung 5.4 Wert (in DM) pro definierter Tagesdosis (DDD) von Fertigarzneimitteln mit allen neuen Wirkstoffen nach § 49 AMG, getrennt nach deren Innovationsgrad (*Erläuterungen siehe Abbildung 5.2*), im Jahr 1998 im Vergleich
zum Gesamt-GKV-Fertigarzneimittelmarkt

Arzneimittel mit neuen Wirkstoffen nach § 49 AMG, die im Jahr 1998 einen
besonders hohen Verordnungsanteil (mindestens 500.000 Verordnungen) aufwiesen, sind in *Tabelle 5.2* dargestellt. Von den insgesamt 73 Wirkstoffen, die sich
unter diesen sehr häufig verordneten Arzneimitteln etabliert haben, sind allerdings
nur vier Wirkstoffe (Captopril, Omeprazol, Lovastatin, Losartan) als erste Vertreter neuartiger Wirkprinzipien einzustufen. Vier weitere Arzneistoffe (Acarbose,
Azithromycin, Zolpidem, Zopiclon) waren zwar innerhalb ihrer Indikationsklasse
von der chemischen Struktur her innovativ, wiesen aber bis auf Azithromycin, das
gegenüber damals verfügbaren Makrolidantibiotika auch pharmakokinetische
Besonderheiten zeigte, keinen wesentlichen therapeutischen Vorteil vor anderen,
mit gleicher Indikation bereits im Markt befindlichen Arzneimitteln auf. Insgesamt haben Arzneimittel der Kategorie „A" einen Anteil an allen Verordnungen
von Fertigarzneimitteln mit neuen Wirkstoffen von 18,7 %. Weitere 27 Arzneistoffe wiesen bei Markteinführung Besonderheiten pharmakodynamischer oder
pharmakokinetischer Natur vor bereits im Markt befindlichen Arzneimitteln mit
gleicher Indikation auf, obwohl daraus für sieben Wirkstoffe letztlich kein besonderer therapeutischer Vorteil ableitbar war. Nach „B" klassifizierte Arzneimittel
werden unter allen Fertigarzneimitteln mit neuen Wirkstoffen zu 38,5 % verordnet. Unter den Arzneimitteln mit hohem Verordnungsvolumen besonders erfolgreich durchgesetzt haben sich mit 38 Wirkstoffen und einem Anteil an allen Fertigarzneimitteln mit neuen Wirkstoffen von 42,4 % vor allem die Wirkstoffe,

denen bei Markteinführung kein nennenswerter Vorteil vor bereits therapeutisch genutzten Arzneimitteln zugebilligt wurde. In der Regel handelt es sich dabei jedoch um Arzneistoffe, die *nach Einführung strukturverwandter Wirkstoffe mit neuartigem Wirkprofil* zugelassen wurden, z. B. Clarithromycin (nach Roxithromycin), Loratadin (nach Terfenadin), Simvastatin (nach Lovastatin), Lansoprazol (nach Omeprazol) oder Candesartan (nach Losartan). So sind außer werblichen Maßnahmen wahrscheinlich preisliche Vorteile dieser Arzneimittel für das Verordnungsverhalten der Ärzte verantwortlich.

Tabelle 5.2 Verordnung von Arzneimitteln mit neuen Wirkstoffen nach § 49 AMG im Jahr 1998 mit mindestens 500.000 Verordnungen. Aufgeführt sind der Freiname, der Handelsname des Erstausbieters, das Jahr der Markeinführung, die Bewertung des jeweiligen Wirkstoffes nach (**A**) Innovative Struktur bzw. neuartiges Wirkprinzip mit therapeutischer Relevanz, (**B**) Verbesserung pharmakodynamischer oder pharmakokinetischer Eigenschaften bereits bekannter Wirkprinzipien, (**C**) Analogpräparat mit keinen oder nur marginalen Unterschieden zu bereits eingeführten Präparaten, (**D**) Eingeschränkter therapeutischer Wert bzw. nicht ausreichend gesichertes Therapieprinzip, sowie die Verordnungen 1998 in Tsd.

Wirkstoffname	Handelsname	Marktein-führung	Bewertung	Verordnungen 1998 in Tsd.
Ambroxol	Mucosolvan	1979	B/C	9.473
Captopril	Lopirin	1981	A	7.863
Ranitidin	Sostril, Zantic	1982	B	5.134
Isosorbidmononitrat	Elantan, Ismo, Mono Mack	1981	B/C	4.828
Omeprazol	Antra	1989	A	3.180
Zolpidem	Bikalm, Stilnox	1991	A/C	2.502
Roxithromycin	Rulid	1990	B	2.498
Clarithromycin	Cyllind, Klacid	1991	C	2.474
Enalapril	Pres, Xanef	1984	B	2.456
Bisoprolol	Concor	1986	C	2.347
Amlodipin	Norvasc	1994	B	2.219
Acarbose	Glucobay	1990	A/C	2.217
Cetirizin	Zyrtec	1990	C	2.134
Azithromycin	Zithromax	1993	A/B	2.002
Loratadin	Lisino	1989	C	1.871
Simvastatin	Denan, Zocor	1990	C	1.819
Nitrendipin	Bayotensin	1985	B	1.775
Pantoprazol	Pantozol, Rifun	1994	C	1.763
Ciprofloxacin	Ciprobay	1987	C	1.650

Tabelle 5.2 Verordnung von Arzneimitteln mit neuen Wirkstoffen nach § 49 AMG im Jahr 1998 mit mindestens 500.000 Verordnungen. (*Fortsetzung*)

Wirkstoffname	Handelsname	Markteinführung	Bewertung	Verordnungen 1998 in Tsd.
Atorvastatin	Sortis	1997	C	1.635
Ofloxacin	Tarivid	1985	C	1.565
Lormetazepam	Noctamid	1980	B/C	1.487
Cefaclor	Panoral	1979	B	1.435
Diltiazem	Dilzem	1981	C	1.382
Humaninsulin	H-Insulin-Hoechst	1983	B	1.357
Glimepirid	Amaryl	1996	C	1.338
Cisaprid	Alimix, Propulsin	1990	C	1.329
Flunitrazepam	Rohypnol	1979	B/C	1.292
Zopiclon	Ximovan	1991	A/C	1.277
Prednicarbat	Dermatop	1986	B	1.260
Fluticason	Flutivate, Flutide	1995	C	1.253
Lansoprazol	Agopton, Lanzor	1993	C	1.248
Ramipril	Delix, Vesdil	1990	C	1.225
Piroxicam	Felden	1980	B	1.197
Temazepam	Planum, Remestan	1981	C	1.175
Bezafibrat	Cedur	1978	B/C	1.131
Doxazosin	Cardular, Diblocin	1989	C	1.096
Ciclopirox	Batrafen	1981	B	1.064
Piretanid	Arelix	1982	C	1.062
Formoterol	Foradil	1997	B	1.020
Lisinopril	Acerbon, Coric	1989	C	1.004
Salmeterol	Aeromax, Serevent	1995	B	997
Carvedilol	Dilatrend	1991	C	976
Meloxicam	Mobec	1996	C	961
Torasemid	Unat	1992	C	858
Fluvastatin	Cranoc, Locol	1994	C	827
Mometason	Ecural	1993	C	825
Moxonidin	Cynt, Physiotens	1991	C	822
Felodipin	Modip, Munobal	1991	C	803
Flupirtin	Katadolon	1985	C	792
Pravastatin	Liprevil, Pravasin	1991	C	736
Lovastatin	Mevinacor	1989	A	733
Fenofibrat	Lipanthyl	1978	B/C	733
Cefixim	Cephoral	1991	C	727

Tabelle 5.2 Verordnung von Arzneimitteln mit neuen Wirkstoffen nach § 49 AMG im Jahr 1998 mit mindestens 500.000 Verordnungen. (*Fortsetzung*)

Wirkstoffname	Handelsname	Marktein-führung	Bewertung	Verordnun-gen 1998 in Tsd.
Cefuroximaxetil	Elobact, Zinnat	1989	B	703
Ticlopidin	Tiklid	1980	B	702
Ketoconazol	Nizoral	1981	B	695
Mesalazin	Claversal, Salofalk	1983	B	680
Cerivastatin	Lipobay	1997	C	676
Brotizolam	Lendormin	1985	C	673
Clonidin	Dixarit	1979	C	670
Cefpodoximproxetil	Orelox, Podomoxef	1991	C	668
Methylprednisolona-ceponat	Advantan	1994	C	655
Losartan	Lorzaar	1995	A	635
Tamsulosin	Alna, Omnic	1996	B	633
Candesartan	Atacand, Blopress	1997	C	618
Dorzolamid	Trusopt	1995	B	615
Ceftibuten	Keimax	1993	C	567
Fosinopril	Dynacil, Fosinorm	1992	B	567
Levocabastin	Levophtha, Livocab	1994	C	561
Itraconazol	Sempera, Siros	1991	C	543
Cefadroxil	Bidocef	1980	B	538
Acemetacin	Rantudil	1980	B/C	515
Summe hier				**110.741**
Summe der Verordnungen mit allen neuen Wirkstoffen seit 1978				142.660
Anteil in % an GKV-Fertigarzneimittelmarkt				17,7%
Summe der Verordnungen aller mit **A** klassifizierten neuen Wirkstoffe				26.711
Anteil in % an allen Verordnungen von Fertigarzneimitteln mit neuen Wirkstoffen				18,7%
Summe der Verordnungen aller mit **B** klassifizierten neuen Wirkstoffen				54.979
Anteil in % an allen Verordnungen von Fertigarzneimitteln mit neuen Wirkstoffen				38,5%
Summe der Verordnungen aller mit **C** klassifizierten neuen Wirkstoffe				60.551
Anteil in % an allen Verordnungen von Fertigarzneimitteln mit neuen Wirkstoffen				42,4%
Summe der Verordnungen aller mit **D** klassifizierten neuen Wirkstoffe				418
Anteil in % an allen Verordnungen von Fertigarzneimitteln mit neuen Wirkstoffen				0,3%

Datenbasis: GKV-Arzneimittelindex

Literatur

[1]   Fricke U. (1999): Neue Arzneimittel – Ein Überblick. Therapiesymposium '99. Arzneimittelkommission der deutschen Ärzteschaft, Frankfurt am Main.

[2]   Fricke U, Klaus W. (1982): Kritische Wertung der neuen Arzneistoffe (aus dem Zeitraum von 1978 bis März 1981). Offizinpharmazie Bd. 4: 6-47.

[3]   Fricke U, Klaus W. (1983): Die neuen Arzneimittel – Wirkungsweise und therapeutischer Stellenwert. Eine Übersicht von April 1981 – Dezember 1982. Offizinpharmazie Bd. 7: 6-62.

[4]   Fricke U, Klaus W. (1985): Die neuen Arzneimittel – Wirkungsweise und therapeutischer Stellenwert. Eine Übersicht von Januar 1983 – Juni 1984. Offizinpharmazie Bd. 10: 1-71.

[5]   Fricke U, Klaus W. (1986): Die neuen Arzneimittel – Wirkungsweise und therapeutischer Stellenwert. Eine Übersicht von Juli 1984 – März 1985. Die Offizin 1986/1: 1-35.

[6]   Fricke U, Klaus W. (1986): Die neuen Arzneimittel – Wirkungsweise und therapeutischer Stellenwert. Eine Übersicht von April – Dezember 1985. Die Offizin 1986/2: 1-31.

[7]   Fricke U., Klaus W. (1987): Neue Arzneimittel 1986/87. Fortschritte für die Arzneimitteltherapie? Wissenschaftliche Verlagsgesellschaft mbH, Stuttgart.

[8]   Fricke U., Klaus W. (1988): Neue Arzneimittel 1987/88. Fortschritte für die Arzneimitteltherapie? Wissenschaftliche Verlagsgesellschaft mbH, Stuttgart.

[9]   Fricke U., Klaus W. (1989): Neue Arzneimittel 1988/89. Fortschritte für die Arzneimitteltherapie? Wissenschaftliche Verlagsgesellschaft mbH, Stuttgart.

[10] Fricke U., Klaus W. (1990): Neue Arzneimittel 1989/90. Fortschritte für die Arzneimitteltherapie? Wissenschaftliche Verlagsgesellschaft mbH, Stuttgart.

[11] Fricke U., Klaus W. (1991): Neue Arzneimittel 1990/91. Fortschritte für die Arzneimitteltherapie? Wissenschaftliche Verlagsgesellschaft mbH, Stuttgart.

[12] Fricke U., Klaus W. (1992): Neue Arzneimittel 1991/92. Fortschritte für die Arzneimitteltherapie? Wissenschaftliche Verlagsgesellschaft mbH, Stuttgart.

[13] Fricke U., Klaus W. (1994): Neue Arzneimittel 1993. Fortschritte für die Arzneimitteltherapie? Wissenschaftliche Verlagsgesellschaft mbH, Stuttgart.

[14] Fricke U., Klaus W. (1995): Neue Arzneimittel 1994. Fortschritte für die Arzneimitteltherapie? Wissenschaftliche Verlagsgesellschaft mbH, Stuttgart.

[15] Fricke U., Klaus W. (1997): Neue Arzneimittel 1995. Fortschritte für die Arzneimitteltherapie? Wissenschaftliche Verlagsgesellschaft mbH, Stuttgart.

[16] Fricke U., Klaus W. (1999): Neue Arzneimittel 1996. Fortschritte für die Arzneimitteltherapie? Wissenschaftliche Verlagsgesellschaft mbH, Stuttgart.

[17] Fricke U., Klaus W. (2000): Neue Arzneimittel Bd. 11. Fakten und Bewertungen von 1996 bis 1998 zugelassenen Arzneimitteln. Wissenschaftliche Verlagsgesellschaft mbH, Stuttgart.

[18] Jett G.K. (1984): Captopril-induced angioedema. Ann. Emerg. Med. 13: 489-490.

[19] Karlberg B.E. (1993): Cough and inhibition of the renin-angiotensin system. J. Hypertens. 11 (Suppl.): S. 49-S52.

[20] Saruta T., Arakawa K., Iimura O., Abe K., Matsuoka H., Nakano T., Nakagawa M., Ogihara T., Kajiyama G., Hiwada K., Fujishima M., Nakajima M. (1999): Difference in the incidence of cough induced by angiotensin converting enzyme inhibitors: a comparative study using imidapril hydrochloride and enalapril maleate. Hypertens. Res. 22: 197-202.

[21] WHO Collaborating Centre for Drug Statistics Methodology (2000): ATC Index with DDDs. Oslo (Norway).

Kapitel 6
Markteinführung von Innovationen

KLAUS QUIRING UND INGEBORG GEISLER

Fast jeder Unternehmensbericht eines forschenden Pharmaunternehmens hebt die Innovationen in ihrer Bedeutung für den Geschäftserfolg hervor und rechtfertigt damit die Notwendigkeit der steigenden Ausgaben für Forschung und Entwicklung. Laut den statistischen Angaben des Verbandes forschender Arzneimittelhersteller (VFA) geben die Mitgliedsunternehmen in Deutschland täglich 15 Mio. DM für die Forschung aus [4]. Der pharmakotherapeutische Fortschritt hat mithin einen hohen Preis, der nicht unnötigerweise durch bürokratische Hemmnisse der Markteinführung – und damit einer Verkürzung der nutzbaren Patentlaufzeit – noch erhöht werden sollte.

Allerdings gilt für Arzneimittel wie im gewöhnlichen Leben: Nicht alles, was neuartig ist, ist auch notwendigerweise nützlich oder gar besser als das Vorhandene. Neu bei neuartigen Arzneistoffen ist in der Regel das pharmakotherapeutische Konzept, aber dessen Neuartigkeit ist nicht notwendigerweise mit dem Ausmaß des erreichbaren Fortschritts korreliert: Erst der Vergleich des Neuen mit dem Vorhandenen im vergleichenden therapeutischen Versuch kann ggf. das Ausmaß des Fortschritts erkennbar machen[1]. Ein solcherart nachgewiesener Fortschritt ist aber – wie sich an Beispielen zeigen lässt, z. B. [6] – keine Voraussetzung für den Marktzugang. Mit der Zulassung wird weder erkennbar, ob ein neues Arzneimittel innovativ ist, noch notwendigerweise, ob ein solches innovatives Arzneimittel einen Fortschritt darstellt oder erwarten lässt; die mit dem Zulassungsbescheid verbundenen Informationen lassen dies nur dann vermuten, wenn – als Ausdruck der arzneigesetzlich festgestellten Wirksamkeit – eine Zweckbestimmung auftritt, die als (belegte) Arzneimittel-Indikation bislang nicht bekannt war.

Betrachtet man die für den Marktzugang vorgesehenen Verfahren, so wird das Bestreben erkennbar, die erwarteten – oder zu erwartenden – Vorzüge des Neuen möglichst rasch im Markt wirksam werden zu lassen. Das bedeutet einerseits rasch neue Hoffnung für Patienten, denen mit dem vorhandenen Arsenal bis dato nicht oder nicht gut genug geholfen werden konnte, andererseits auch einen möglichst schnellen „return on investment" für die Entwicklung des Mittels.

Eine Beschleunigung des Verfahrens kann unter Umständen die Antwort auf die nicht ganz unwesentliche Frage nach dem Zusammenhang von Innovation und

---

[1] Einfacher liegen die Dinge, wenn — beispielsweise mittels genbiologischer Methoden — körpereigene Moleküle, z. B. Proteine, zur Substitution entwickelt worden sind: In der Rangfolge Erythropoetin — Humaninsulin — Somatropin z. B. ergibt sich der therapeutische Fortschritt aus dem Vergleich des Neuen mit dem vorher Vorhandenen und aus dem Krankheitswert des Mangels.

Fortschritt auf einen Zeitpunkt nach der Zulassung verschieben; durch eine beschleunigte Zulassung kann also aus Sicht des Patienten spätere Gewissheit partiell durch frühere Hoffnung ersetzt werden. Das Zulassungsverfahren hat allerdings primär die Funktion, den Marktzugang möglichst sicher zu machen, d. h. dessen Risiken in vertretbarem Rahmen zu halten. Das Bestreben, gleichzeitig übertriebene Heilserwartungen zu dämpfen, lässt sich dagegen innerhalb der gesetzlich vorgegebenen Möglichkeiten im Zweifelsfall nur unzureichend realisieren, weil sich die amtliche Artikulation auf qualitative Angaben (die Anwendungsgebiete) beschränkt; quantitative Angaben – z. B. zu statistischen Größen – oder gar Ergebnisse von Vergleichen (so sie durchgeführt worden sind) sehen die Regelungen nicht vor.

Die besondere „Risikolastigkeit" des Zulassungsverfahrens ist historisch bedingt: Kontrollverfahren für den Marktzugang sind aufgrund von Arzneimittelkatastrophen eingeführt worden. Das wesentliche Instrument des Zulassungsverfahrens ist daher die Abwägung von Nutzen und Risiko, wobei das Risiko in einer eher formalisierten, konventionellen Weise bestimmt wird, während der Nachweis des Nutzens – in Gestalt der arzneigesetzlichen Wirksamkeit – indikationsspezifisch geführt werden muss.

Die positive Zulassungsentscheidung und damit der Marktzugang erfolgt also auf Basis einer Nutzen-Risiko-Abwägung, nach der die Anwendung des neuen Arzneimittels als vertretbar, ggf. bei vergleichender Betrachtung dessen Nutzen-Risiko-Verhältnis nicht als ungünstiger erscheint, als es für andere, bereits bekannte indikationsgleiche Mittel eingeschätzt wird. Die resultierende Zweckbestimmung kann auf Grund von Nutzen/Risiko-Erwägungen eingeschränkt werden – beispielsweise auf bislang nicht behandelbare Fälle oder Sonderindikationen; dies ist bei neuen Arzneimitteln nicht selten der Fall.

Die bundesdeutsche Regelung des Zulassungsverfahrens wurde 1976 mit dem Arzneimittelgesetz eingeführt, das bislang zehn Novellen erlebt hat. In der Terminologie des deutschen Arzneimittelgesetzes wird das Ergebnis einer günstig ausgegangenen Nutzen-Risiko-Abwägung als *Unbedenklichkeit* bezeichnet. Belege und Indizien für einen therapeutischen Nutzen werden unter dem Begriff der *Wirksamkeit* zusammengefasst und finden ihren Niederschlag in den zugelassenen Anwendungsgebieten, also der offiziellen Zweckbestimmung des Arzneimittels.

Dritte begriffliche Säule der Zulassungsvoraussetzungen ist die gesicherte produktindividuelle *Qualität* nach dem Stand der pharmazeutischen Wissenschaft und Technologie, die Kontrollen der Ausgangsstoffe sowie der kardinalen Parameter des „Fertigerzeugnisses" (z. B. Identität, Reinheit, Gehalt und Haltbarkeit) einschließen. Auch pharmazeutische Parameter können in innovativer Weise geändert werden, was sich jedoch in der Regel nur auf die Anwendungsweise auswirken kann. Soweit Änderungen, z. B. der Darreichungsform, die Wirksamkeit und

Sicherheit des Produkts tangieren können (z. B. Dosieraerosole in der Asthmatherapie[2]), bedürfen die Produkte einer Neuzulassung.

Eine Besonderheit des Zulassungsverfahrens liegt darin, dass Zulassungsbehörden nur auf Antrag tätig werden können; sie können also auch nur für beantragte (ggf. gegenüber dem Antrag eingeschränkte) Anwendungsgebiete eine Zulassung erteilen. Die lange Vorgeschichte zu der kürzlich erfolgten bundesdeutschen Zulassung von Mifepriston hat gezeigt, dass der Staat von sich aus kein Arzneimittel auf den Markt „manövrieren" kann, wenn die potenzielle Antragstellerin durch eine Zulassung Nachteile für das Image oder den Umsatz des Unternehmens befürchtet. Erst der Wechsel des pharmazeutischen Unternehmers (und möglicherweise der Bundesregierung) hat die Zulassung von Mifegyne® ermöglicht[3].

Für die Beurteilung von Risiken bei neuen Stoffen gelten – selbstverständlich abgedeckt durch den gesetzlichen Rahmen – internationale Prüfkriterien. Die Maßstäbe werden durch das international abgestimmte Anforderungsniveau nationaler Behörden vorgegeben, und sie basieren auf einem Konsens zwischen diesen Behörden und den Firmen der forschenden pharmazeutischen Industrie über den Stand der Wissenschaft bezüglich der einschlägigen Untersuchungen. Das Spektrum umfasst In-vitro- und Zellkulturversuche, akute und chronische Tierversuche (soweit vertretbar und erforderlich) und drei Phasen der klinischen Prüfung, in denen zunächst die Verträglichkeit und sodann zunehmend die Wirksamkeit am Menschen erprobt wird.

Sind solche Untersuchungen im Gange oder abgeschlossen und haben erkennen lassen, dass die Risiken vertretbar erscheinen (seltene Risiken kann man in solchen Untersuchungen ohnehin nur schwer erfassen), so steht die Zulassungsbehörde bei innovativen Arzneimitteln vor der Frage, ob sie angesichts einer womöglich überlegenen Wirksamkeit oder auch Unbedenklichkeit eine beschleunigte Zulassung ermöglichen will oder nicht. Wann immer die Innovation für den Patienten potenziell relevant sein kann, kann sich die Behörde auf Antrag (in Deutschland auf der Basis der § 28 Abs. 3 Arzneimittelgesetz) grundsätzlich für ein solches Verfahren entscheiden.

Die Beschleunigung kommt nicht nur in einer bevorzugten Bearbeitung des Antrags, sondern auch dadurch zustande, dass die für die Zulassung üblicherweise (auch gemäß einschlägigen Rechtsverordnungen, z. B. Arzneimittelprüfrichtlinien) geforderten Nachweise – insbesondere zu Risiken und Nutzen der Anwendung am Menschen – zunächst fragmentarisch bleiben und nach der Zulassung nachgereicht werden können (Zulassung mit Auflagen). Dadurch sollen die Chancen einer individuellen Wirksamkeit für den Anwender erhöht werden, obgleich die statistische Sicherheit des Wirksamkeitsnachweises im Zweifelsfall geringer

---

[2] Der Fortschritt kann hier auch im Bereich der Ökologie liegen — z. B. in der Einführung (patentgeschützter) FCKW-freier Applikationssysteme.

[3] Für die notwendige Begleittherapie steht auf dem deutschen Markt zwar ein geeignetes Prostaglandin-Präparat zur Verfügung, das jedoch nicht für die Indikation Schwangerschaftsunterbrechung zugelassen ist und dessen Anwendung daher ausschließlich in der Verantwortung des Arztes liegt.

ist, wenn die Zulassung „auf Verdacht" erfolgt. Sicher erhöht wird das Risiko, insbesondere bezüglich weniger häufig auftretender unerwünschter Wirkungen.

Zumindest im bundesdeutschen Rechtsbereich könnte sich eine Neigung, im Zweifelsfall zugunsten einer raschen Zulassung neuer Mittel zu entscheiden, durch die gesetzlichen Anforderungen an den Nachweis der Wirksamkeit – also gewissermaßen an die „Nutzen-Seite der Unbedenklichkeit" – erklären lassen. Die Wirksamkeit ist im Arzneimittelgesetz ein unbestimmter Rechtsbegriff, dessen fachlicher Inhalt wie folgt definiert werden kann:

> „Unter Wirksamkeit versteht man, allgemein gesprochen, die Summe aller im Hinblick auf das Ziel einer Behandlung erwünschten Wirkungen. Wirksamkeit ist ein wertender Begriff, der die auftretenden Einzelwirkungen in Beziehung setzt zum Ziel der Behandlung und daran bemisst, wie gut dieses Ziel erreicht wird ... Wirksamkeit ist also jeweils definiert durch die nach ärztlicher Erfahrung und wissenschaftlicher Kenntnis als nützlich angesehenen Einzelwirkungen ... Die Aussage, ein Arzneimittel sei wirksam, kann ... immer nur für ein definiertes Anwendungsgebiet getroffen werden und im Hinblick auf einen bestimmten erwarteten oder erhofften Heilerfolg ... Die Wirksamkeit der Stoffe ist jeweils durch die für das Anwendungsgebiet erwünschten therapeutisch erwünschten Wirkungen definiert." [3]

Methodische Mindestanforderungen an den Wirksamkeitsnachweis fanden sich im Arzneimittelgesetz lange Jahre nicht, und eine erhebliche Aussagekraft therapeutischer Versuche wurde nicht gefordert: „Die Zulassung darf ... nicht deshalb versagt werden, weil therapeutische Ergebnisse nur in einer beschränkten Zahl von Fällen erzielt worden sind" (§ 25 Abs. 2 Satz 2 AMG). Bis Mitte der neunziger Jahre galt ferner: „Die therapeutische Wirksamkeit fehlt, wenn feststeht, dass sich mit dem Arzneimittel keine therapeutischen Ergebnisse erzielen lassen". Erst seit der fünften Arzneimittelgesetz-Novelle findet sich die Aussage „Die therapeutische Wirksamkeit fehlt, wenn der Antragsteller nicht entsprechend dem jeweils gesicherten Stand der wissenschaftlichen Erkenntnisse nachweist, dass sich mit dem Arzneimittel *therapeutische Ergebnisse* erzielen lassen" (§ 25 Abs. 2 Satz 3 AMG). Da für „bekannte" Arzneimittel abweichende Regelungen gelten, bezieht sich diese Aussage auf neue, also auch auf innovative Arzneimittel.

Der „innovative Regelfall" wird auch durch untergesetzliche Regelungen abgedeckt, vor allem durch die (Allgemeine Verwaltungsvorschrift zur Anwendung der) Arzneimittelprüfrichtlinien (nach § 26 AMG). Insbesondere gibt es detaillierte Vorschriften für klinische Prüfungen (§§ 40 und 41 AMG, Arzneimittelprüfrichtlinien) bis hin zu methodischen Einzelheiten (Leitlinien der EU für die Beurteilung der Wirksamkeit gemäß den internationalen Standards für „gute klinische Praxis" [GCP]).

Die Entscheidung über die ethische „Vertretbarkeit" klinischer Prüfungen liegt bei Ethik-Kommissionen; dies gilt insbesondere auch bezüglich der Wahl geeigneter Vergleichsgruppen: Die Kontrollbehandlung „wird von Fall zu Fall verschieden sein und durch ethische Erwägungen mitbestimmt werden; so kann der Wirksamkeitsvergleich (mit) ... einem bereits bekannten (Arzneimittel) bisweilen

einem Wirkungsvergleich mit ... Placebo vorzuziehen sein" ([1], Abschnitt FF).
Wird eine aktive Kontrolle (ein „Verum") eingesetzt, so muss deren Wirksamkeit
nach Stand der Erkenntnis gesichert sein, weil anderenfalls bei Gleichwirksamkeit
auch die Überlegenheit des neuen Arzneimittels über Placebo nicht nachgewiesen
werden kann. Umgekehrt können bei Versuchen mit Placebokontrollen Zwischen-
auswertungen vorgeschrieben werden, um bei einer Wirksamkeit des zu prüfenden
Mittels die mit Placebo behandelten Patienten nicht unnötigerweise einer unwirksamen Behandlung auszusetzen (auch hierzu geben die Leitlinien der EU detaillierte Hinweise). Bemerkenswert ist auch die Tendenz, dass – im Unterschied zu
früheren nationalen Bestimmungen – die Durchführung und Bewertung klinischer
Studien zunehmend von Behörden kontrolliert werden kann, z. B. durch Inspekti-
onen und Einsicht in Dokumente und Rohdaten.

Eine Beschleunigung des Zulassungsverfahrens zulasten einer „vollständigen"
Nutzen-Risiko-Dokumentation für prospektiv „fortschrittliche" Arzneistoffe (gemäß § 28 Abs. 3 AMG) könnte die Sicherheit von deren Anwendung vermindern,
ohne dafür mit mehr als dem „Prinzip Hoffnung" zu kompensieren. Bedenkt man,
dass nur in ca. einem von acht oder zehn Fällen ein neuartiges Arzneimittel tatsächlich einen therapeutischen Fortschritt darstellt, so handelt es sich bei den
restlichen neun Fällen um solche, in denen die Hoffnung auf Besseres vergebens
war; von daher erscheint eine regulatorische Innovationsfreundlichkeit nicht gerade gut begründet. Dass es nicht gerade selten innovative Arzneimittel sind, die
nach einiger Zeit den Markt verlassen müssen – wenn sich herausstellt, dass seltenere, aber schwerwiegende unerwünschte Wirkungen ihr Nutzen-Risiko-
Verhältnis nachhaltig verschlechtern[4] – darf allerdings nicht als generelles Argument gegen Innovationen herangezogen werden, sondern ist allenfalls Ausdruck
der „Asymmetrie" der rechtlichen Voraussetzungen für den Marktzu- und -abgang
[5].

In den letzten Jahren hat die offenkundige bundesdeutsche Innovationsfreundlichkeit jedoch mehr und mehr an Bedeutung verloren: Seit 1998 können Zulassungen neuer Stoffe nur noch auf europäischer (EU-)Ebene erfolgen –
entweder auf Basis eines dezentralen (nationalen) Antrags oder aufgrund eines
Zulassungsantrags bei der Europäischen Arzneimittelagentur EMEA[5]. Bei dem
dezentralen Verfahren sind alle anderen nationalen Behörden grundsätzlich an das
Votum der erstentscheidenden Behörde gebunden; soweit sie sich deren Entscheidung nicht anschließen können, ist ein Schiedsverfahren unter Beteiligung
der EMEA vorgeschrieben. Da die EMEA gewissermaßen der natürliche An-
sprechpartner international operierender Arzneimittelkonzerne ist und weil die
meisten Neuentwicklungen aus den Laboratorien dieser Konzerne kommen, ist

---

[4] Allein in den vergangenen beiden Jahren haben fünf neue Arzneistoffe (Troglitazon, Mibefradil,
Tolcapon, Sertindol, Trovafloxazin) aufgrund des begründeten Verdachts unvertretbarer unerwünschter Wirkungen den Markt wieder verlassen müssen.

[5] European Medicines Evaluation Agency. Als „letzte fachliche Instanz" operiert in allen (insbesondere auch in strittigen) Fällen das CPMP (Committee on Proprietary Medicinal Products), das
aus Fachleuten der nationalen Behörden zusammengesetzt ist.

schon von daher der Anteil an Anträgen auf Zulassung von Innovationen bei der EMEA höher als bei den nationalen Arzneimittelbehörden. Bei technologisch neuartigen Entwicklungen – insbesondere bei gentechnisch hergestellten oder für die Gen- oder Zelltherapie bestimmten Arzneimitteln – ist der Weg zur europäischen Behörde sogar vorgeschrieben [2].

Der Staat – oder auch die Staatengemeinschaft der EU – kann allerdings auch ein Interesse an der Entwicklung von pharmazeutischen Innovationen in Indikationsgebieten haben, in die zu investieren sich für Firmen wirtschaftlich nicht lohnt – beispielsweise weil sie zu selten sind, um einen „return on investment" zu gewährleisten. In diesem Fall muss der Staat im Interesse der Patienten wirtschaftliche Anreize für pharmazeutische Unternehmen erzeugen, indem er die notwendigen Untersuchungen finanziell fördert[6].

Arzneimittel für Indikationen, die zu „verwaisen" drohen, werden als „orphan drugs" oder „orphan medicinal products" bezeichnet; staatliche „Fürsorge" kann mit einiger Wahrscheinlichkeit in Anspruch genommen werden, wenn die zu behandelnde Krankheit in der Größenordnung von 5 Fällen pro 10.000 Einwohner oder noch seltener auftritt und wenn es keine nachweislich hinreichend wirksame Behandlung gibt. Methodische Mindestanforderungen – beispielsweise ein statistisch gesicherter Wirksamkeitsnachweis – sind bei seltenen Krankheiten nur sehr eingeschränkt zu erbringen, so dass therapeutische Evidenz (im Sinne wissenschaftlicher Nachweise) partiell durch pharmakologische Plausibilität ersetzt werden muss.

Eine einheitliche europäische (EU-)Regelung ist – ähnlich den in den USA und Japan bereits eingeführten Regularien – am 1. Januar 2000 in Kraft getreten. Der wichtigste Anreiz für die pharmazeutischen Unternehmen besteht darin, dass ihnen – unter Berücksichtigung bestehender Rechte an geistigem Eigentum – als Ausgleich für ihren Forschungs- und Entwicklungsaufwand ein exklusives Vermarktungsrecht von 10 Jahren eingeräumt wird. Ferner wird ihnen der Zugang zum zentralen Zulassungsverfahren mit teilweisem oder vollständigem Erlass der Zulassungsgebühren ermöglicht. Erfahrungen aus den USA haben Stimmen laut werden lassen, die eine Kosten- und Preiskontrolle, ggf. auch eine Verkürzung der Monopolzeit oder einen Preisrabatt fordern, wenn sich ein „orphan drug"-Produkt als unerwartet profitabel erweist [7]. Deshalb soll der „orphan drug"-Status fünf Jahre nach Marktzugang überprüft und die Monopolzeit ggf. auf sechs Jahre verkürzt werden.

---

[6] Was umgekehrt aber nicht bedeutet, dass die bundesdeutsche staatliche Forschungsförderung bei der Arzneimittelentwicklung sich auf solche Fälle beschränkt.

Literatur

[1] Arzneimittelprüfrichtlinien (1995, Neufassung). Pharma Recht (7): 230 (Nachdruck).

[2] Europäische Kommission (1998): Die Regelung der Arzneimittel in der Europäischen Union. Band 3: Humanarzneimittel. Amt f. amtl. Veröffentl. der EG, Luxemburg.

[3] Fichtl B. et al. (1996): Prüfung von Arzneimitteln am Menschen. In: Forth W., Henschler D., Rummel W., Starke K. (Hrsg.): Allgemeine und spezielle Pharmakologie und Toxikologie. Spektrum, Heidelberg/Berlin/Oxford.

[4] Fink-Anthe C. (1999): Kosten und Risiken der forschenden Pharmaindustrie. Pharm. Ind. 61 (7): 140.

[5] Fülgraff G., Gundert-Remy U. (1997): Arzneimittelrecht und Arzneimittelmarkt in der Bundesrepublik Deutschland. In: Fülgraff G., Palm D. (Hrsg.): Pharmakotherapie. G. Fischer, Stuttgart/Jena/Lübeck/Ulm.

[6] N.N. (1998): Neu auf dem Markt - Leukotrien-Antagonist Montelukast (Singulair®) gegen Asthma. arznei-telegramm (5): 46.

[7] Schweim H., Ammon E. (1999): Orphan Drugs - eine Standortbestimmung. Pharm. Ind. 61 (4): 295.

Kapitel 7

Innovatorischer Wettbewerb auf dem Arzneimittelmarkt

FRANK W. MÜNNICH

7.1 Einführung

Innovation und Wettbewerb sind die Wieselworte der heutigen Zeit. Angesichts der Bedeutung, die die beiden Wörter in der jüngsten Vergangenheit in allen Bereichen von Wirtschaft und Gesellschaft, in Wissenschaft und Kunst und selbst in der Politik erlangt haben, kann es kaum verwundern, dass sie in den unterschiedlichsten Bedeutungen verwendet werden. Von Anwendungsbereich zu Anwendungsbereich und von Autor zu Autor schillern sie in changierenden Farben, ohne dass sich jemals jemand die Mühe machte, exakt zu sagen, wie er denn die Begriffe fasst, die er so mühelos gebraucht. So entzieht sich denn auch so manche Behauptung elegant jeder Überprüfung. In die folgenden analytischen Darlegungen des Innovationsprozesses in der forschenden pharmazeutischen Industrie, so wie er sich momentan darstellt, ist daher eine Auseinandersetzung mit den verwendeten Begriffen verwoben.

Ich beginne mit dem Versuch einer Klärung zum Wettbewerbsbegriff. Er leidet in besonderer Weise: einerseits unter dem Modellplatonismus[1] der derzeit in der volkswirtschaftlichen Variante der Wirtschaftswissenschaften grassierenden Neoklassik und andererseits unter einer Verballhornung, die ihm in politischen Auseinandersetzungen zuteil wird, denn natürlich begeistert sich ein jeder für die Form des Wettbewerbs, die er meint und die ihm nützt. Das Ergebnis der begrifflichen Klarstellung wird sein, dass nur ein Verständnis des Wettbewerbs, das auf der intrinsisch evolutorischen Natur des derzeitigen Wirtschaftsgeschehens aufbaut, Anspruch auf empirische Anwendbarkeit erheben kann.

Im Zentrum steht freilich der Innovationsprozess auf dem Arzneimittelmarkt. Es zeigt sich, dass die Paradigmen der Innovation der heutigen Realität nicht mehr gerecht werden. Es wird ein neues Paradigma entwickelt, das an dem gesamtgesellschaftlichen Netzwerk ansetzt, das unter der Führung einiger weniger forschender pharmazeutischer Unternehmer die gesellschaftliche Durchsetzung neuer Arzneimittel bewirkt. Da es sich um ein ökonomisches Phänomen handelt, das analysiert werden soll, kommt eine ökonomische Analyse zur Anwendung, die sich naturgemäß ökonomischer Begriff bedient. Dabei zeigt sich, dass sich der

---

[1] Dieser Begriff geht meiner Erinnerung nach auf Hans Albert zurück.

wirtschaftliche Innovationsbegriff essenziell vom Innovationsverständnis von Naturwissenschaftlern oder Medizinern unterscheidet. Einige Schlussfolgerungen, etwa Handlungsanweisungen an die Politik, sehen denn auch ein wenig anders aus als die gewohnten Empfehlungen der üblichen Experten.

Die folgenden Darlegungen konzentrieren sich auf *Produktinnovationen*, neue Arzneimittel im engeren Sinne. Damit ist das innovatorische Potenzial des Arzneimittelmarktes jedoch keineswegs erschöpft. Man denke nur an die Möglichkeiten, die eine Öffnung der stringenten mittelalterlichen Regulierungen auf dem Gebiet der Vertriebswege eröffnen könnten. Sie sind jedoch nicht Gegenstand der folgenden Überlegungen.

7.2 Wettbewerb

7.2.1 Zum Begriff

„Wettbewerb" bezeichnet in den Wirtschaftswissenschaften entweder eine bestimmte Marktstruktur oder ein bestimmtes Verhalten der Marktteilnehmer untereinander. Wettbewerbliches Verhalten bedeutet, dass die Marktteilnehmer einer Marktseite untereinander in Konkurrenz stehen, einander also in ihrem Markterfolg übertreffen wollen. Im Extremfall kann dieses Bestreben darauf hinauslaufen, alle oder einzelne Mitbewerber aufzukaufen oder aus dem Markt zu verdrängen[2] Das Bemühen, den Konkurrenten zu übertreffen, äußert sich darin, dass der Wettbewerber den Akteuren auf der Marktgegenseite günstigere Angebote macht, als sie die Konkurrenz vorlegt hat. Es ist ein Wettbewerb um Kontrakte, um Geschäftsbeziehungen, um die Lieferung oder den Bezug von Gütern, Diensten oder Kapitalien. Wettbewerbliches Verhalten kann aber auch darin bestehen, die eigenen Produktionsbedingungen gegenüber den Konkurrenten zu verbessern, also produktiver und kostengünstiger zu produzieren. Dies verbessert die Liquidität oder die Eigenkapitalbasis und stärkt auf diesem Wege die eigene Wettbewerbsposition.

7.2.2 Abwehr von Kunden als Wettbewerbsstrategie

Wettbewerbliches Verhalten kann sich freilich auch in Formen äußern, die man aus verteilungspolitischer wie aus Welfare-theoretischer Sicht als eine perverse Form des Wettbewerbs ansehen wird: in einer gezielten Abwehr von Kunden. Sie wird auch als negative Auslese bezeichnet, weil sie darin besteht, zum Zwecke einer „Bereinigung" des Kundenstammes die weniger „ertragreichen" Kunden durch spezifische diskriminierende Maßnahmen, die bis hin zum Mobbing reichen können, zu vergraulen bzw. sie den Wettbewerbern zuzutreiben. Diese Wettbe-

---

[2] Es liegt auf der Hand, dass dann jeglicher Wettbewerb erlischt. Wegen der von ihnen erwarteten segensreichen Wirkungen des Wettbewerbs wird diese Konsequenz von bestimmten Verfechtern des Wettbewerbsgedankens intensiv bekämpft. Dies ist Gegenstand der Wettbewerbspolitik und der Kartellgesetzgebung.

werbsform ist eine bekannte Erscheinung auf Versicherungsmärkten, auch bei der sozialen Krankenversicherung, wo sie sich als Risikoselektion bemerkbar macht. Ihr Auftreten wird durch bestimmte Formen der Pauschalierung bei Leistung und Erstattung unterstützt.

Allerdings ist die Grenze der Negativauslese zu dem durchaus legitimen Bemühen, seinen eigenen Markt von dem der Konkurrenten abzugrenzen, durchaus fließend. So lässt sich die Qualitätsdifferenzierung nicht als Negativselektion interpretieren. Auch ist es keinem Unternehmer zuzumuten, notorische Nichtzahler als Kunden zu akzeptieren. Für den Bereich des Arzneimittelmarktes ist Negativselektion nicht bekannt geworden: jeder Hersteller nimmt dankbar jeden Kunden an, der bereit ist, den geforderten Preis zu zahlen[3].

7.2.3 Voraussetzungen und Charakteristika

Wettbewerb setzt *Unterschiedlichkeiten* bei den Wettbewerbern voraus. Ohne dass sie sich in marktrelevanten Merkmalen unterschieden, kommt wettbewerbliches Verhalten nicht zustande. Klone kennen keinen Wettbewerb. Das Auftreten von Wettbewerb wird daher unterbunden, wenn man, aus welchen wohlmeinenden Gründen auch immer, die Ungleichheiten zwischen den Wettbewerbern durch regulatorische Eingriffe ausgleicht. Das Herbeiführen von „Chancengleichheit", die Einebnung aller Unterschiede, um „Startgleichheit" zu garantieren, steht daher im Widerspruch zu Wettbewerb. Es läuft auf dasselbe hinaus, wenn man statt der Voraussetzungen die Ergebnisse des Wettbewerbsprozesses ausgleicht, also die von den Gewinnern erzielten Vorteile an die Verlierer umverteilt.

Wettbewerblich orientierte Marktteilnehmer werden immer versuchen, sich durch Schaffung von Ungleichheit von ihren Konkurrenten abzusetzen. Dies erlaubt ihnen einerseits, sich den Akteuren der Marktgegenseite besser zu präsentieren, stärkt andererseits aber auch die Position gegenüber den Akteuren der Marktgegenseite. Jeder Anbieter von Gütern und Dienstleistungen wird daher versuchen, seine Produkte so zu gestalten, dass sie im Urteil der Käufer möglichst anders – günstiger – als die der Konkurrenten erscheinen. Wettbewerb gedeiht daher am besten auf *heterogenen* Märkten.

Wettbewerb ist auch ein untrügliches Zeichen für *Ungleichgewichtslagen.* Auf Märkten, die sich im Gleichgewicht befinden, ist Wettbewerb ohne Funktion. Wettbewerblich orientierte Marktteilnehmer werden daher versuchen, eine bestehende Gleichgewichtslage durch die Einführung von Neuerungen zu stören, um aus der sich dann entwickelnden Ungleichgewichtslage ihren Vorteil zu ziehen. Wettbewerbliche Mentalität bewirkt deshalb eine ständige Störung sich eventuell anbahnender Gleichgewichte. Wettbewerb ist daher eine typische Begleiterscheinung *wirtschaftlicher Evolution.*

---

[3] Der – bislang stets gescheiterte – Versuch, die Liefermenge in bestimmte Länder auf die Menge zu beschränken, die dem Inlandskonsum entspricht, um den Reimport in höherpreisige Länder zu unterbinden, ist eine defensive Strategie gegen Preisregulierungen und nicht etwa ein Vergraulen von Kunden.

7.2.4   Wettbewerbsparameter

In welcher Form, mit welchen Mitteln der Wettbewerb geführt wird, hängt wesentlich von der Struktur des „relevanten Marktes" und der verfolgten Unternehmensstrategie ab. Unter Marktstruktur sind nicht nur die Marktorganisation und die Zahl und die Größe der direkten Konkurrenten und deren Strategien zu verstehen. Vielmehr spielen auch die entfernteren Konkurrenten und schließlich auch die potenziellen Konkurrenten eine wichtige Rolle, die bislang noch nicht auf dem relevanten Markt tätig sind, aber für den Fall zu einem Markteintritt bereitstehen, dass sich die Umstände dafür als günstig erweisen. Letzteres kann gerade für Märkte mit hohem Innovationsgrad von besonderer Bedeutung sein. Jeder Hersteller steht ständig vor dem Risiko, dass ein anderes Unternehmen ebenfalls den Markt betritt, sei es, dass ein forschendes Unternehmen von einem anderen oder von einem Generikahersteller bedängt wird, sei es, dass auf einem bereits bestehenden „multi-source market" ein weiterer Konkurrent erscheint.

Der relevante Markt wird wirtschaftlich[4] durch die Leichtigkeit abgegrenzt, mit der das Produkt durch andere, ähnliche Produkte ersetzt werden kann. Der relevante Markt endet dort, wo die Produkte nicht mehr gegeneinander ersetzt werden können[5]. Dabei kommt es nicht auf die technische Ersetzbarkeit an, sondern auf das tatsächliche wirtschaftliche Verhalten der Nutzer des Gutes. Dieser Unterschied spielt beim Arzneimittelmarkt eine gewisse Rolle, weil das faktische Verschreibungsverhalten der Ärzte und das, was sie für gegeneinander substituierbar halten, durchaus von dem abweicht, was naturwissenschaftlich oder medizinisch gebildete Experten oder die Arzneimittelhersteller für sinnvoll substituierbar halten.

Man bezeichnet die Waffen, mit denen der Wettbewerb geführt wird, als „Wettbewerbsparameter". Ihre Zahl ist prinzipiell unbegrenzt. Doch zeigt sich in der Realität, dass nur eine vergleichsweise begrenzte Zahl auch tatsächlich zum Einsatz kommt. Welche das sind, hängt, wie gesagt, nicht nur von der Marktstruktur ab, die über die Eignung verschiedener Parameter entscheidet, sondern auch von der verfolgten Unternehmensstrategie, die ihrerseits wiederum von dem Selbstverständnis des Unternehmens und seinen Zielen bestimmt wird. So kann sich ein Unternehmen sehr wohl entscheiden, dem Wettbewerb auszuweichen und sich an die Marktbedingungen passiv anpassen. Es könnte auch eine „Nischenstrategie" wählen, wie dies einige Pharmaproduzenten getan haben, oder aber den Ehrgeiz verfolgen, ein „global player" zu sein oder zu werden. Es könnte sich spezialisieren oder anzielen, dem Allgemeinarzt ein Standard-Rundum-Sortiment zur Verfügung zu stellen.

Schließlich hängt die Wahl der Wettbewerbsparameter auch von der Art der Marktregulierung ab. Partielle Wettbewerbsbeschränkungen, die die Nutzung

---

[4] Für die Anwendung des Kartellrechts ist die Abgrenzung des relevanten Marktes (im rechtlichen Sinne) von ausschlaggebender Bedeutung.

[5] Die Abgrenzung von Märkten über die Begriffe Substituierbarkeit, Substitutionslücke und Substitutionselastizität geht auf Joan Robinson zurück [6].

bestimmter Wettbewerbsparameter ausschließen, führen in der Regel dazu, dass andere Parameter gesucht und gewählt werden[6], die möglicherweise den Regulierungszweck unterlaufen.

7.2.4.1 Preis

Der Preis ist der für Theorie und Politik wichtigste Wettbewerbsparameter. Er verdankt seine Prominenz wohl der Tatsache, dass der Preiswettbewerb die wissenschaftlich bei weitem am besten untersuchte Wettbewerbsform ist und seine Voraussetzungen und Wirkungen am präzisesten vorausgesagt werden können. Preiswettbewerb spielt auch in der wirtschaftlichen Praxis eine wichtige Rolle. Insbesondere auf hoch organisierten Märkten wie Börsen und Auktionen herrscht in der Regel der Preiswettbewerb vor. Er ist auch auf Basaren dominant, auf denen die Preise durch ein beiderseitiges Aushandeln bestimmt werden. Auf anderen Märkten muss er seine Rolle jedoch mit anderen Wettbewerbsformen teilen. Er ist aber fast nie völlig absent. Man darf insbesondere aus der Tatsache, dass auf fast allen Konsumgütermärkten der Anbieter einen Preis festsetzt und der Nachfrager bestimmt, ob und gegebenenfalls wie viel er zu diesem Preis von dem Gut zu erwerben wünscht, nicht schließen, dass es dort keinen Preiswettbewerb gäbe. Der Preiswettbewerb kommt hier in den Planungen zum Ausdruck, die zur Wahl oder zur Revision einer bestimmten Preishöhe führen. Preiswettbewerb spielt deshalb auch bei der Neueinführung von Arzneimitteln eine mehr oder minder große Rolle. Darauf wird zurückzukommen sein.

Die Wirkung des Preiswettbewerbs ist umso ausgeprägter, je homogener der relevante Markt ist. Bei einem vollkommen homogenen Markt, auf dem es nur ein identisches, nicht-substituierbares Gut gibt, sind Unterschiede beim geforderten (oder beim angebotenen) Preis die einzigen (temporären) Unterschiede, die existieren und als Instrument des Wettbewerbs Verwendung finden können. Die Funktionstüchtigkeit aller anderen Formen des Wettbewerbs hängt davon ab, dass der relevante Markt einen gewissen Grad der Heterogenität aufweist: Sie muss groß genug sein, um die Besonderheit des eigenen Produkts herauszustellen, sie darf aber auch nicht so groß sein, dass das Produkt als etwas völlig anderes angesehen wird, das in keiner Substitutionsbeziehung mehr steht. Dann handelte es sich um ein ganz anderes, neues Produkt, dass sich einen eigenen Markt erobern muss. Natürlich könnte genau dies der Inhalt der unternehmerischen Strategie sein – allein, es handelte sich dann nicht mehr um Wettbewerb.

7.2.4.2 Akquisitorischer Wettbewerb, Verkaufsförderung

In dem Maße, in dem der Preiswettbewerb in der Gunst des Publikums, wenn auch nicht der Unternehmer steht, in dem Maße spielt der akquisitorische Wettbewerb

---

[6] Dies ist das zentrale Problem des extrem restringierten Wettbewerbs zwischen den Krankenkassen, der auch noch durch den Risikostrukturausgleich weiter eingeschränkt wird. Unter diesen Umständen kommt es naturnotwendig zu Risikoselektion und Mitgliederwerbung mit Schnickschnack.

die Rolle des wettbewerblichen Bösewichts. Den meisten ist er in der Form der
Werbung in Fernsehen und Zeitungen oder Zeitschriften geläufig. Auch als Drü-
ckerkolonne hat ihn so mancher an der eigenen Haustür kennen gelernt. In den
(interessen-)politischen Diskussionen um den Pharmamarkt spielt er wiederkeh-
rend eine Rolle. Jedem sind der Pharmareferent, die Anzeigen in der ärztlichen
Fachpresse und die von Arzneimittelherstellern gesponsorten Fortbildungskon-
gresse als Steine des Anstoßes geläufig. Die Kritik an dieser Form des Wettbewerbs richtet sich in erster Linie gegen dessen hohe Kosten. Verschiedentlich
hängt sie sich auch daran auf, dass damit Unterschiede, die keinen Wohlfahrtsge-
winn für die Konsumenten beinhalteten, zum Gegenstand wettbewerblichen Verhaltens gemacht würden, was einen nicht unbeträchtlichen volkswirtschaftlichen
Ressourcenverzehr ohne Gegenwert zur Folge hätte.

Es ist hier nicht der Platz, sich mit der auch in der Wissenschaft durchaus kontrovers diskutierten Rolle von Werbung auseinander zu setzen oder gar eine diffe-
renzierende Analyse der verschiedenen Formen der Verkaufsförderung[7] zu unternehmen. Auch Wahlkämpfe sind schließlich in diesem Sinne akquisitorischer
Wettbewerb, was sich schon daraus ergibt, dass sie von Werbeagenturen nach dem
Muster von Werbefeldzügen für Schmierseife geführt werden. Trotz dieser Einsicht wollte man auf sie, die Wahlkämpfe, wohl kaum ersatzlos verzichten. Bei
aller Unvollkommenheit: man braucht sie in einem demokratischen Staat.

In analoger Weise benötigt die Wirtschaft den akquisitorischen Wettbewerb.
Werbung in allen ihren Spielarten zeigt nämlich nur eine Seite des akquisitorischen Wettbewerbs. Die andere ist die Information über marktrelevante Gegeben-
heiten und Entwicklungen, die akquisitorischer Wettbewerb dem potenziellen
Kunden bietet. Er kann auch, richtig organisiert, zur Transparenz der Märkte beitragen. Im Hinblick auf das Thema darf deshalb der Hinweis auf die zentrale Bedeutung nicht unterbleiben, die den Maßnahmen der Verkaufsförderung für Innovationsprozesse zukommt. Gerade weil bei Innovationen eine Neuerung der Gegenstand der Vermarktung ist, über die die Kunden nicht Bescheid wissen können,
ja, von deren Existenz sie möglicherweise noch nichts gehört haben, ist eine umfassende informative akquisitorische Aktivität unverzichtbar, um eine Innovation
gesellschaftlich durchzusetzen.

7.2.4.3   *After Sales Services*

Von großer Bedeutung als Wettbewerbsparameter sind auch die Dienstleistungen,
die entweder zusammen mit einem Gut verkauft werden oder nach dem Verkauf
angeboten werden. Hierzu gehören außer Einführung in den Gebrauch, Schulung
über den Umgang und ähnlichem insbesondere auch Wartung und Gewährleis-

---

[7] Bei Arzneimitteln als einem erklärungsbedürftigen Gut kann auf die Information über den sachgemä-
ßen Gebrauch und die damit verbundenen Gefahren unter keinen Umständen verzichtet werden.
Maßnahmen, die auf eine solche Unterrichtung zielen, haben, von wem auch immer und wie sie auch
immer durchgeführt werden, unweigerlich auch einen verkaufsstimulierenden (oder abwehrenden)
Effekt.

tung. In gewisser Weise kann man auch die Bemühungen dazu rechnen, die vom Hersteller unternommen werden, um aus der Nutzung bekannt gewordene Mängel zu beheben oder, Anregungen der Kunden folgend, Verbesserungen vorzunehmen. Der Wettbewerb mit *after sales services* grenzt einerseits an die Verkaufsförderung[8], andererseits an den Qualitätswettbewerb und sogar an innovatorischen Wettbewerb, nämlich dann, wenn Produktverbesserungen eingeführt werden. Auf den Arzneimittelmärkten tritt *after sales service* als umfassende Information über den korrekten Gebrauch der Arzneimittel (in Form der Fach- und der Gebrauchsinformation, über Symposien und Fortbildungsveranstaltungen), als *post marketing surveillance*, als Informationsservice bei bekannten oder zur Erfassung von bislang unbekannten unerwünschten Arzneimittelwirkungen und als fortführende Forschung auf.

7.2.4.4   Qualität

Produktqualität als Wettbewerbsparameter tritt in zwei verschiedenen Varianten auf. Zu einen positioniert sich jeder Hersteller im Rahmen des technisch möglichen Spektrums verschiedener Qualitätsstufen. Dies trifft man beispielsweise bei vielen Nahrungs- und Genussmitteln an. Eine zweite Art von Qualität meint so etwas wie Verarbeitungsqualität. Bei den Arzneimitteln spielen Reinheit, Inter- und Intrachargen-Homogenität, Bioverfügbarkeit, Stabilität und andere pharmazeutische Parameter eine wichtige Rolle. Aus Gründen der Arzneimittelsicherheit hat man freilich für „pharmazeutische Qualität" hohe Anforderungen definiert, denen alle Hersteller zu genügen haben, und so, jedenfalls in hochorganisierten Staaten, diese Parameter dem Wettbewerb weitestgehend entzogen. Man würde es für unerträglich erachten, wenn sich Hersteller mit dem Hinweis auf eine unterschiedliche Reinheit ihrer Produkte Konkurrenz machen könnten[9].

7.2.4.5   Innovation

Von ganz besonderer Bedeutung ist heutzutage der Innovationswettbewerb. Man könnte ihn als eine Art dynamischen Qualitätswettbewerbs begreifen: die Anbieter versuchen, sich durch immer bessere Produkte, die den Bedürfnissen der Abnehmer immer besser Rechnung tragen, oder durch ganz neue Ansätze zur Lösung alter Probleme zu übertreffen. Seine Charakteristika, seine Parameter, seine Ergebnisse und seine Voraussetzungen werden im Zusammenhang mit der Beschreibung des Innovationsprozesses analysiert.

---

[8] Die Registrierung von Computerprogrammen möge als Beispiel dienen. Wenn die Registrierung dem verbilligten Zugang zur Hotline dient, ist sie eine echte Leistung. Häufig dient sie aber nur der Gewinnung von Daten, die für weitere Verkaufsbemühungen nützlich sind, wie die Bewerbung von Updates.

[9] Dies schließt natürlich nicht aus, dass es solche Unterschiede gibt. Bei uns sind sie jedoch durch eine kritische öffentliche Diskussion praktisch zum Verschwinden gebracht worden, was sich bei einem erneuten Auftreten regelmäßig wiederholt.

7.2.5 Ordnungskonzept versus Verhaltenskonzept

Von den Befürwortern des Wettbewerbs werden verschiedene Begründungen dafür vorgebracht, weshalb sie für Wettbewerb eintreten. Die Gründe lassen sich auf drei Gruppen reduzieren. Die *gesellschaftspolitische Begründung* sieht im (freien) Wettbewerb das wirtschaftliche Pendant zu den rechtlichen und politischen Freiheiten eines liberalen Staates. Einschränkungen dieser Freiheiten müssen daher denselben Restriktionen unterworfen werden, wie sie bei den übrigen bürgerlichen Freiheiten gelten. Die *statische wirtschaftstheoretische Begründung* sieht im (funktionstüchtigen) Wettbewerb das historisch erwiesenermaßen wirksamste Mittel, gesamtwirtschaftliche Effizienz herbeizuführen, also die wirtschaftlichste Verwendung der verfügbaren wirtschaftlichen Ressourcen zu sichern. Die *dynamische wirtschaftstheoretische Begründung* schließlich erwartet von (innovatorischem) Wettbewerb als einem Suchverfahren neue überlegene gesellschaftliche Lösungen alter Probleme.

Wettbewerbliches Verhalten per se ist jedoch kein Garant dafür, dass die jeweils unterstellten bzw. erhofften Wirkungen des Wettbewerbs auch eintreten. So stehen die Nachfrager, die sich einem Angebotsmonopolisten gegenüber sehen, häufig sehr wohl in einem heftigen Wettbewerb untereinander. Die Marktform des Monopols führt jedoch, wie jedes Lehrbuch der Volkswirtschaftslehre belegt, keineswegs zu einer gesamtwirtschaftlich effizienten Verwendung volkswirtschaftlicher Ressourcen. Genau deshalb gibt es ein Kartellgesetz.

Wettbewerbliche Situationen sind auch keineswegs selbsterhaltend. Es besteht vielmehr die Gefahr, dass in der dynamischen Entwicklung einmal errungene Wettbewerbsvorteile ausgebaut werden und sich so Machtkonzentrationen ergeben, innerhalb deren der Wettbewerb weitgehend ausgeschaltet ist. Von einer solchen Situation ist die forschende pharmazeutische Industrie aber noch weit entfernt. Wettbewerb kann auch direkt zu gesellschaftlich unerwünschten Erscheinungen führen, wie man an der Ausschreibung der Steuerpfründen im alten Rom oder an dem moderneren Beispiel der Bezahlung von Professoren nach der Zahl der abgenommenen Prüfungen belegen kann, die zu eigenartigen Strategien der Einkommensmaximierung führen kann.

Wettbewerb kann schließlich auch zu verteilungspolitischen Konsequenzen führen, die aus Gründen der Gerechtigkeit oder der sozialen Stabilität als bedenklich oder gar gefährlich angesehen werden. Die Entwicklung der internationalen Einkommensverteilung und der nationalen Einkommensverteilung in einzelnen Staaten, die der Globalisierung besonders unterworfen sind, etwa den USA, zeigt dies sehr deutlich. Aus allen diesen Gründen eines „Marktversagens" treten die moderateren, differenzierter denkenden[10] Apologeten der Marktwirtschaft dafür ein, wettbewerbliche Prozesse in den Rahmen von allgemein gehaltenen Regulierungen einzubetten, deren Gesamtheit als „Wettbewerbsordnung" bezeichnet wird.

---

[10] „Differenzierter denkend" ist der Versuch einer Übersetzung des treffenderen amerikanischen Ausdrucks „more sophisticated".

Eine Wettbewerbsordnung hat den Zweck, entweder die Funktionalität der Wettbewerbsprozesse oder die Akzeptanz der resultierenden Verteilung zu sichern.

Sieht man von gesellschaftspolitischen Zielen wie „balance of power", Freiheit oder Selbstbestimmung einmal ab, so kann man grundsätzlich zwei alternative wirtschaftliche Ziele und damit zwei unterschiedliche Vorstellungen von einer *Wettbewerbsordnung* mit gegensätzlichen ordnungspolitischen Zielen und Konsequenzen unterscheiden: die am Konzept eines stationären Gleichgewichts orientierte statische Wettbewerbsordnung einerseits und die evolutorische Wettbewerbsordnung andererseits.

Das Konzept einer statischen Wettbewerbsordnung orientiert sich am neoklassischen Modell des vollkommenen Wettbewerbs. „Statisch" heißt sie, weil sie von der Bedeutung und den Auswirkungen des technischen Fortschritts völlig absieht. Sie sieht das Wesentliche unternehmerischen Verhaltens darin, das Produktionsziel mit einer solchen Kombination der Produktionsfaktoren zu erreichen, die minimale Kosten verursacht. Der Wettbewerb spielt sich (ausschließlich) als Preiswettbewerb ab, der – und das ist essenziell – auf beiden Marktseiten gegeben sein muss. Unter einigen weiteren Voraussetzungen, die im wesentlichen dazu dienen, das Funktionieren des Preiswettbewerbs zu sichern, führt das Spiel dieser Art von Wettbewerb dazu, dass in einem Marktgleichgewicht zu minimalen Stückkosten produziert wird, die Unternehmen also weder Gewinne noch Verluste machen. Gelten diese Voraussetzungen für alle Märkte, so werden die Bedürfnisse der Menschen mit einem minimalen Einsatz volkswirtschaftlicher Ressourcen befriedigt: die Volkswirtschaft arbeitet effizient. Einseitige Angebots- oder Nachfragemonopole können per definitionem keine Wettbewerbsordnung darstellen, weil sie nachweislich zu einem unwirtschaftlichen, ineffizienten Einsatz von Produktionsmitteln und zu einer Einkommensumverteilung führen, die als „monopolistische Ausbeutung" bezeichnet wird[11]. Die Schaffung der Rahmenbedingungen, die die Funktionstüchtigkeit dieser Wettbewerbsordnung sichern sollen, erfordert einen nicht unerheblichen regulatorischen Aufwand.

Im Gegensatz zur statischen Wettbewerbsauffassung, die ihr Ziel in einem effizienten statischen Gleichgewicht sieht, geht das evolutorische Wettbewerbskonzept davon aus, dass technisch-organisatorischer Fortschritt, vermittelt durch Innovationen, einen ungleich größeren Fortschritt für die Wohlfahrt der Menschen mit sich bringt als statische Kostenminimierung, und das nicht nur einmalig, sondern auf Dauer. Während im statischen Konzept Innovationen als Störung des einmal erreichten Gleichgewichts erscheinen, an die sich die Märkte jeweils erneut anpassen müssen, gilt dem evolutorischen Wettbewerbskonzept die dauernde qualitative Weiterentwicklung der Volkswirtschaft als Kernprozess, im Rahmen dessen alles Wirtschaften verläuft. Kostensenkungen erscheinen daher nicht als passive Anpassung des Produktionsprozesses an bestehende Faktorpreisrelationen,

---

[11] Zuweilen hat man durchaus den Eindruck, dass es genau die Situation eines Nachfragemonopols ist, die bestimmte Vertreter von Krankenkassen oder bestimmte Politiker im Auge haben, wenn sie nach Wettbewerb unter den Leistungserbringern in der GKV rufen. Mit einer Wettbewerbsordnung hat eine solche Vorstellung freilich nichts zu tun.

sondern als mit Investitionen und Restrukturierung verknüpfte Strategie. Weil es grundsätzlich immer etwas zu verbessern gibt, ist „Wettbewerb als Entdeckungsverfahren" (Hayek) als permanente Suche nach überlegenen gesellschaftlichen Lösungen ein charakteristisches Element eines weitgehend unregulierten marktwirtschaftlich organisierten Wirtschaftssystems.

Angesichts der unterschiedlichen, fast möchte man sagen: diametral entgegengesetzten Zielvorstellungen und Verständnisse des Wirtschaftsprozesses kann es nicht verwundern, dass die wirtschaftspolitischen Konsequenzen beider Konzepte weitgehend gegenläufig sind. Während das statische Wettbewerbskonzept verlangt, dass die Teilnehmer auf beiden Marktseiten möglichst zahlreich und annähernd gleich mächtig, oder besser: ohnmächtig sein sollen und alles getan werden sollte, damit der Markt möglichst homogen ist und sich das wettbewerbliche Verhalten völlig auf den Preis konzentriert, lebt der evolutorische Wettbewerb davon, dass sich auf dem Markt wenige potente Anbieter Konkurrenz machen, für die es sich auch lohnt, mittels Innovation und sonstiger Neuerungen unter Einsatz aller verfügbaren Wettbewerbsparameter einander auszustechen. Daneben tummeln sich auf diesen Märkten auch noch die kleinen Haie, die frei von den administrativen Zwängen großer Unternehmen schnell und wendig mit Neuerungen zuschlagen. Kurz und technisch gesprochen: statischer Wettbewerb bevorzugt homogene atomistische Märkte mit Preiswettbewerb, evolutorischer Wettbewerb heterogene Oligopole mit innovatorischem Wettbewerb. Auf diesen soll nunmehr im Detail eingegangen werden[12].

7.3   Innovationen auf dem Arzneimittelmarkt

7.3.1   Der wirtschaftliche Begriff der Innovation

Bei einem derzeit so populären Wort[13] wie Innovation kann es nicht verwundern, dass es von den verschiedensten gesellschaftlichen Gruppen gewissermaßen a-

---

[12] Als Hinweis auf die Diskussion um die Vereinbarkeit von Solidarität und Wettbewerb, von Effizienz und Gerechtigkeit, sowie um das Konzept des solidarischen Wettbewerbs sei darauf verwiesen, dass beide im Text genannten Wettbewerbskonzepte Verbände und damit die korporative Grundstruktur der gesetzlichen Krankenversicherung als Störung des Wettbewerbs ablehnen, wenn auch aus sehr unterschiedlichen Gründen. Für das statische Wettbewerbskonzept steht im Vordergrund der Kritik, dass das „gemeinsam und einheitlich", das Verbänden schon ohne staatliche Vorschrift zu eigen ist, eine den Preiswettbewerb verhindernde Kartellformel darstellt. Für das evolutorische Wettbewerbskonzept steht dagegen im Vordergrund, dass die paritätische Behandlung der Wettbewerbsteilnehmer, wie sie für korporative Strukturen charakteristisch ist, jegliches innovatorisches Bemühen unterbindet, weil sie das Aufkommen von Unterschieden nicht zulässt. Das Konzept der „Solidarischen Wettbewerbsordnung" stellte den anerkennenswerten Versuch dar, diese Dichotomie zu überwinden. Leider fehlte der deutschen Nationalökonomie die intellektuelle Kraft, ein solches Konzept bis zur Umsetzungsreife zu entwickeln und den deutschen Krankenkassen der Mut, auf diesem Wege konsequent weiter zu denken. Derzeit erleben wir – aus der Sicht eines Anhängers der Marktwirtschaft – eine durchaus reaktionäre Phase.

[13] Ob bei jedem Nutzer hinter dem von ihm gebrauchten Wort auch ein Begriff steht, mag füglich dahingestellt bleiben.

doptiert worden ist und demzufolge auch in den verschiedensten Bedeutungen verwendet wird. Im wirtschaftlichen Sinne versteht man unter Innovation „die Durchsetzung einer neuen Kombination der Produktionsfaktoren am Markt. Neue Kombinationen, die keinen kommerziellen Erfolg haben, erhalten das Prädikat Innovation nicht – auch wenn sie technologisch noch so faszinierend sind. Neue Kombinationen umfassen: neue Produkte (Produktinnovationen), neue Produktionsverfahren (Verfahrens- oder Prozessinnovationen), neue Organisationsformen (wie eine Fusion), die Erschließung neuer Absatzmärkte oder Bezugsquellen." ([3], S. 10) Man kann mit Schumpeter auch sagen, dass Innovation die Durchsetzung einer neuen gesellschaftlichen Produktionsfunktion sei. Innovation ist gleichbedeutend mit der erfolgreichen wirtschaftlichen Realisierung von „technisch-organisatorischem Fortschritt". Innovation führt zu erhöhter gesamtwirtschaftlicher Produktivität. Sie ist de facto die einzige Quelle für dauerhafte und andauernde Wohlstandsgewinne.

Konstitutives Element einer Innovation ist in jedem Innovationskonzept die Neuartigkeit. Das volkswirtschaftliche Innovationskonzept verlangt die *wirtschaftliche Neuartigkeit*, die erstmalige erfolgreiche kommerzielle Verwertung einer Idee. Ob diese selbst neu ist, ist dabei unerheblich[14]. Auf wissenschaftliche Originalität kommt es nicht an. Selbst die Möglichkeit einer wirtschaftlichen Nutzung kann durchaus seit längerem bekannt oder bislang erfolglos betrieben worden sein. Der berühmte Wankel-Motor ist daher keine Innovation, sondern ein wirtschaftlicher Flop, auch wenn er aus technischer Sicht eine großartige Erfindung gewesen sein mag.

Neuartigkeit muss aber noch in einem anderen Sinne gegeben sein. Das neue Produkt muss sich in marktrelevanten Aspekten von den bereits am Markt vorhandenen Produkten unterscheiden. Marktrelevant sind aber nur solche Aspekte, die vom potenziellen Käufer und Nutzer als wesentlich für seine Entscheidung angesehen werden, das Produkt käuflich zu erwerben und einzusetzen. Dies setzt nicht voraus, dass sich das neue Produkt physisch von bereits bekannten Produkten unterscheidet. So stellt die Vermarktung eines eingeführten Produkts für einen neuen Zweck sehr wohl eine Innovation dar. Die Übernahme eines Produkts von einer Entwicklungsfirma durch einen am Markt eingeführten Hersteller zum Zwecke der Vermarktung unter eigenem Namen bei voller Gewährleistung ist ebenfalls eine Neuerung in dem besprochenen Sinne. Vermarktet ein global tätiges Unternehmen erfolgreich weltweit ein neues Arzneimittel, das von einer kleinen „Ideenschmiede" entwickelt worden ist, so ist es der Innovator und nicht der Erfinder. Dessen ungeachtet wird man die Tätigkeit beider zusammengenommen als „die Innovation" ansehen mögen.

Wirtschaftlich gesehen kommt es auf die gesellschaftliche Umsetzung von Neuerungen an. Nur die realisierte Neuerung, die sich in neuen Gütern, neuen

---

[14] Einen analogen Begriff von „neu" kennt das SGB V. Neue Untersuchungs- und Behandlungsmethoden im Sinne der Vorschriften des § 135 SGB sind solche, die bislang nicht zu Lasten der gesetzlichen Krankenversicherung erbracht worden sind, unabhängig davon, wie lange sie bereits bekannt sind und angewendet werden.

Märkten, neuen Techniken, neuen Strukturen oder neuen Systemen niederschlägt, ist für die Bedürfnisbefriedigung von Menschen relevant. Nicht Kenntnisse oder Wissen an sich, sondern deren erfolgreiche produktive Verwendung konstituiert die Innovation. Nicht das Urteil externer sachverständiger Experten zählt, sondern das Urteil der direkten Nutzer der Neuerung, das sich in ihrer Akzeptanz und Zahlungsbereitschaft für die Neuerung ausdrückt und das sich als Ertragszuwachs in der Ertragsrechnung des Innovators niederschlägt. Nicht Gremien, sondern Märkte entscheiden darüber, ob eine Neuerung zur Innovation gerät[15].

Ein neues Produkt liegt zweifelsfrei immer dann vor, wenn es sich physisch, in seiner Zweckbestimmung und in seiner Wirkungsweise eindeutig von den schon bislang am Markt befindlichen unterscheidet und dies von den Nutzern auch so gesehen wird. Wenn darüber hinaus für das neue Produkt keine nahen Substitute existieren, erweitert sich die verfügbare Produktpalette und man spricht von einem „add-on". Häufig tritt jedoch der Fall ein, dass das neue Produkt ein nahes, wenn auch überlegenes Substitut für die bereits vorhandenen Produkte darstellt. Dies führt dazu, dass die Neuerung die vorhandenen „ähnlichen" Produkte je nach den vorherrschenden Marktbedingungen[16] mehr oder weniger schnell und mehr oder weniger vollständig vom Markt verdrängt. Diesen Fall einer „substitute technology" hatte Schumpeter offenbar im Auge, als er von „schöpferischer Zerstörung" sprach.

Für das Vorliegen von Neuartigkeit ist es nicht erforderlich, dass das neue Verfahren oder Produkt oder einer seiner Bestandteile patentiert ist. Auf Grund der im Patentierungsverfahren angelegten Kriterien ist das Vorliegen eines Patents zwar ein hinreichender Beleg für die Neuartigkeit, aber nicht für das Vorliegen einer Innovation, für die zu der Neuartigkeit noch die Durchsetzung am Markt hinzukommen muss.

Von diesen Fällen, in denen das neu eingeführte Produkt im Urteil der Abnehmer neue Nutzenpotenziale erschließt, ist grundsätzlich zu unterscheiden, dass sich die Neueinführung für die Verwendungszwecke der Nutzer nur wenig oder praktisch nicht vom Dahergebrachten unterscheidet, ob das Produkt nun anders ist oder nicht. Physische Unterschiede im strikten naturwissenschaftlichen Sinne definieren nicht notwendigerweise ein anderes Produkt im wirtschaftlichen Sinne. Es gibt viele Fälle, in denen die Einheiten eines Produkts innerhalb gewisser akzeptierter Toleranzen variieren, ohne dass diese Unterschiede als marktrelevant in Erscheinung träten. Es handelt sich dann im wirtschaftliche Sinne um ein homogenes Gut. In Analogie können auch physisch unterschiedliche Güter denselben Zweck gleich gut erfüllen, sodass sie im wirtschaftlichen Sinne als homogen ange-

---

[15] Das bedeutet natürlich nicht, dass das Urteil des Experten für die Marktdurchdringung eines neuen Produkts ohne Bedeutung ist. Der Rat des Experten kann sehr wohl für die Kaufentscheidungen der Nachfrager von ausschlaggebendem Einfluss sein. Allein: sein Verdikt an sich macht kein Produkt zur Innovation.

[16] Wichtige Marktbedingungen sind in diesem Zusammenhang die Informiertheit der Nutzer, Marktunvollkommenheiten wie Marken- oder Herstellerbindung der Abnehmer, die Innovationshöhe sowie Preisdifferenzen.

sehen werden müssen. Dies gilt etwa für Generika, die sich in keiner marktrelevanten Eigenschaft wie etwa ihrer Bioverfügbarkeit, ihrer pharmazeutischen Qualität oder der Akzeptanz ihrer Hersteller bei Arzt und Patient unterscheiden. Ein neu auf den Markt eingeführtes Gut, das mit einem existierenden homogen ist, kann grundsätzlich keine Innovation darstellen. Es ist eine Imitation.

Eine Art nomologischen Grenzfall stellt das annähernd gleichzeitige Auftreten verschiedener neuer, aber ähnlicher Produkte dar. Es sind solche Fälle, die in der Diskussion um das Me-too eine besondere Rolle spielen. Darauf wird noch näher einzugehen sein.

7.3.2   Zwei klassische Paradigmen der Produktinnovation

Mit der wirtschaftswissenschaftlichen Interpretation von Innovationsprozessen hat sich als erster Schumpeter befasst[17]. Sein eigentliches Anliegen lag wohl weniger darin, den Innovationsprozess als das Ergebnis wirtschaftlicher Aktivitäten zu interpretieren. Es ging ihm vielmehr darum, in ihm die wesentliche Triebkraft für wirtschaftliche Entwicklung zu sehen, die er von reinem Wachstum unterschied, das sich bei unveränderter Struktur des Produktionskapitals (und der Bedürfnisse der Bevölkerung) in reiner Kapitalakkumulation niederschlägt. Entwicklung ist qualitative strukturelle Änderung. Ihre Durchsetzung ist mit dem Absterben überholter und dem Erblühen neuer Techniken oder gar Technologien unlösbar verknüpft. Beides zusammen bewirkt auch das Auftreten von Konjunkturschwankungen. Entsprechend der Unterscheidung von Wachstum und Entwicklung werden auch die jeweils verantwortlichen Akteure unterschieden. Für die Disposition über Kapitalakkumulation und Wachstum und die Leitung der Firma reicht der Firmenchef oder Manager aus, der von der späteren Betriebswirtschaftslehre zum „dispositiven Faktor" entpersönlicht worden ist. Für den eigentlichen Innovator aber wird als Ehrenbezeichnung das Wort „Unternehmer" reserviert – ein Sprachgebrauch, der sich zwar nicht in der Umgangssprache und in der Sprache von Wirtschaft und Politik etabliert hat, der aber in den Wirtschaftswissenschaften unbestritten ist.

Für die Analyse der Innovationsprozesse auf dem Arzneimittelmarkt ist eine Schwäche des Schumpeter'schen Paradigmas von besonderer Relevanz. In der Zeit, in der Schumpeter seine ersten Vorstellungen über den Innovationsprozess entwickelte, lagen offenbar die Ideen für neue Produkte gerade so auf der Straße herum. Wohl deshalb hat er das Problem übersehen, dass auch Ideen für neue Produkte nicht beliebig als freie Güter verfügbar sind, die nur darauf warten, von Unternehmern aufgegriffen zu werden. Sie sind vielmehr selbst das Ergebnis des Einsatzes produktiver Ressourcen und damit Gegenstand unternehmerischer Produktionsstrategien, die als Forschung und Entwicklung bezeichnet werden.

---

[17] Schumpeter, Josef Alois: Theorie der wirtschaftlichen Entwicklung sowie [7], [8]. Schumpeter war freilich nicht der erste, der die Bedeutung von technischem Fortschritt gesehen hat. Schon Adam Smith, David Ricardo und insbesondere Karl Marx haben sich damit auseinandergesetzt.

Zugleich hat im Laufe der Zeit ein Bedeutungswandel dahingehend stattgefunden, dass Innovation nicht mehr ein Ausnahmetatbestand ist, den nur besonders dynamisch geführte Unternehmungen aufweisen. Sie hat sich vielmehr zum kennzeichnenden Merkmal weiter Bereiche der industriellen Produktion entwickelt. Die Industrie ist zu großen Teilen zu einer forschenden Industrie geworden. Vor allem in der Chemie und in der Informationstechnik hat sich Innovation zum beherrschenden Unternehmensziel gemausert. Tradierte Produkte spielen eine immer geringere Rolle[18]. Hoppmann [2] hat deshalb vorgeschlagen, das Schumpeter'sche Paradigma dahingehend zu erweitern, dass die innovierende Unternehmung als Komplex zweier funktionaler Einheiten gesehen wird, deren eine das Wissen, die Produktionsidee, das Know How des Produzierens erzeugt, und deren andere das eigentliche Produkt, in diesem Falle das Arzneimittel, mittels dieses Wissens nach herkömmlichen Methoden herstellt.

Diese Sicht der Dinge hat sich insofern als besonders fruchtbar erwiesen, als sie das zentrale Problem aller forschenden Unternehmen deutlich macht, das sie von der herkömmlichen Produktion unterscheidet: Das Produkt der funktionalen Einheit „Wissensproduktion" ist ein *öffentliches Gut*. Nun ist dies nicht der Ort, um auf die Theorie der öffentlichen Güter einzugehen. Wichtig ist hier nur, dass öffentliche Güter auf privatwirtschaftlichem Wege nicht erzeugt werden, wenn nicht durch ein passendes rechtliches Arrangement sichergestellt werden kann, dass Trittbrettfahrer von der unentgeltlichen Nutzung ausgeschlossen werden können[19]. Im Falle neuen technischen Wissens, das prinzipiell kommerziell verwertet werden kann, wird die Ausschließbarkeit üblicherweise durch das Patent gesichert. Auch wenn es für ein Produkt (oder ein Molekül) gewährt wird, schützt es de facto das Wissen auf Zeit vor fremder kommerzieller Verwertung, also das Produkt der funktionalen Abteilung Eins nach Hoppmann. Konsequenterweise sind daher auch neue Nutzungsmöglichkeiten bekannter Stoffe patentierbar[20].

Doch auch diese Erweiterung des Schumpeter'schen Paradigmas durch Hoppmann wird moderner Forschungs- und Entwicklungsorganisation nicht gerecht. Sie impliziert nämlich unausgesprochen, dass der gesamte Innovationsprozess von *einer* rechtlichen Einheit „Unternehmung" getragen wird, auch wenn diese zwei funktionale Abteilungen umfasst. Nirgends wird das so deutlich wie in dem interessenpolitischen Streit um das Me-too. Dabei geht es vordergründig darum, bestimmten neuen Arzneimitteln den Status einer Innovation abzuerkennen, um sich der moralischen oder intellektuellen Verpflichtung zu entziehen, für das Produkt eine Prämie als Anerkennung der Forschungsleistung zu zahlen. Dahinter steht aber das eigentliche Problem, wem unter den Umständen, die zur Erscheinung der (vermeintlichen) Me-toos führen, die innovative Leistung zuzurechnen ist. Um

---

[18] Indikatoren hierfür sind die sinkende Lebensdauer der meisten industriellen Produkte und der steigende Anteil „junger" Produkte am Produktionssortiment.

[19] Haben Trittbrettfahrer beliebigen Zugang zur Nutzung eines öffentlichen Gutes, d. h. müssen potenzielle Nutzer keinen Preis dafür bezahlen, so werden sie auch keine Preisgebote abgeben. Mangels Preisbildung kommt es dann auch nicht zur Produktion des Gutes.

[20] Patent auf eine neue Indikation.

sich einer Antwort auf diese Frage zu nähern, ist es erforderlich, tiefer in die Struktur der Innovationsprozesse und der ihnen zugrunde liegenden Prozesse der Forschung und Entwicklung einzudringen.

7.3.3 Ein neues Paradigma für die Produktinnovation[21]

Nach traditioneller Ansicht stellt der Innovationsprozess eine bestimmte Phase im Lebenszyklus eines Produkts dar. Der Innovationsphase geht nach dieser Auffassung eine Phase des Erfindens voraus, in der zunächst die wissenschaftlich-technischen Grundlagen für das neue Produkt erarbeitet werden. An die Innovationsphase schließt sich die Imitationsphase an, in der – nach Ablauf der Fristen für den Schutz des geistigen Eigentums – auch andere Unternehmen die Produktion und Vermarktung des Produkts aufnehmen können. Berücksichtigt man nun noch, dass auch Produkte altern und unter Umständen ganz verschwinden, so kann man drei bis fünf funktionale Phasen im Lebenszyklus voneinander unterscheiden, die in Anlehnung an die Begriffsbildung in der wissenschaftlichen Literatur als Invention, Innovation, Imitation, Marktsättigung und Ausscheiden aus dem Markt bezeichnet werden können.[22]

In modernen Volkswirtschaften stellt sich dieser Zyklus jedoch keineswegs als linear ablaufender Vorgang dar, wie diese Abfolge von Phasen suggerieren mag [5]. Vor allem auf den drei ersten Stufen des Produktlebenszyklus findet man vielfältige Interdependenzen, Rückversetzungen[23] und Rückkopplungsschleifen. Der Innovationsprozess weist eine zirkulär vernetzte Struktur auf, so dass eine begrifflich saubere empirische Abgrenzung der einzelnen Phasen des Innovationsprozesses häufig unmöglich ist. Allein das Verschwinden des Produkts vom Markt lässt sich in der Mehrzahl der Fälle hinreichend sauber empirisch bestimmen[24].

Die Vernetzung betrifft sowohl die verschiedenen Phasen des Produktlebenszyklusses *eines* Herstellers als auch die Lebenszyklen von Produkten *verschiede-*

---

[21] Diese Überlegungen waren ursprünglich Gegenstand eines gemeinsam mit Prof. Dr. med. Hans Josef Dengler (†) betriebenen Forschungsprojekts, das durch den unzeitigen Tod von Dengler nicht zu Ende geführt werden konnte. Denglers Part war insbesondere die detaillierte Darstellung und Analyse der Netzstrukturen moderner Arzneimittelforschung, die aus dem genannten Grund leider unvollständig bleiben muss.

[22] Sieht man von Unsauberkeiten in der Begriffsbildung ab, finden sich diese Phasen bei fast allen Analysen von Innovation wieder. Man vergleiche etwa Kurz: „Innovation ist Teil des *Innovationsprozesses*. Dieser umfasst Forschung und Entwicklung, *Erfindung/Invention* (eine neue technologische Idee oder Lösung, die gewöhnlich zu einem Patent führt), Konstruktion eines Prototyps usw. und führt – sofern erfolgreich – zur Innovation. Er endet mit der weit gestreuten Verbreitung einer Innovation, die neben dem Innovator auch von anderen Unternehmen (*Imitatoren*) betrieben und als Diffusion bezeichnet wird." [3].

[23] Der Begriff geht meiner Erinnerung nach auf Eugen von Böhm-Bawerk zurück.

[24] Allerdings gibt es auch Produkte, die sich gewissermaßen ständig fortentwickeln. Es ist dann eine Frage der Willkür, wann man den Umschlag von der Quantität in die Qualität ansetzt und von einem neuen Produkt spricht, das das alte abgelöst hat.

ner Hersteller[25]. Für diese Vernetzungen gibt es viele Ursachen. Zum einen beruhen die industriellen Forschungs- und Entwicklungsprozesse im Arzneimittelsektor auf einem intensiven gegenseitigen Informationsaustausch zwischen Grundlagen- und Anwendungsforschung. Dieser erfolgt intentional und freiwillig über wissenschaftliche Symposien und Veröffentlichungen[26] ebenso wie über eine direkte beratende Tätigkeit von universitären Wissenschaftlern für Industrieunternehmen sowie über die akademischen Aktivitäten der Forscher der Industrie. Derartige Netzwerke werden sowohl auf Initiative von Akademikern als auch der Industrie aufgebaut und unterhalten. Jedes forschende Unternehmen [1] und jedes einschlägig tätige Universitätsinstitut verfügt heute über ein eigenes umfangreiches Netzwerk, das sorgfältig gepflegt und ausgebaut wird.

Weil sich die Netzwerke der Unternehmen, die auf demselben Indikationsgebiet arbeiten, überschneiden, kommt es mehr oder weniger direkt auch zwischen konkurrierenden forschenden Unternehmen zu einem intensiven Informationsaustausch. Dieser Informationsaustausch geht auch nach der Markteinführung weiter, weil die Erfahrungen, die die Nutzer, Ärzte und Patienten mit dem neuen Produkt machen, an die Hersteller rückgekoppelt werden und bei diesen intensive Korrektur- und Anpassungsprozesse auslösen[27].

Bei der Arzneimittelentwicklung überlappen Invention und Innovation auch deshalb, weil die gesamte klinische Prüfung wissenschaftliche Arbeit darstellt, die neben Informationen, die unmittelbar der angestrebten Zulassung und der künftigen Vermarktung dienen, auch solche Informationen erbringt, die eigentlich der wissenschaftlichen Grundlagenarbeit zuzurechnen sind. Auf jeder Stufe des Prozesses der klinischen Prüfungen können Erkenntnisse gewonnen werden, die in die Arbeit auf vorgelagerten Stufen einfließen. Der hohe Grad der Regulierung des Forschungs- und Entwicklungsprozesses trägt fortlaufend zu einer weiteren Vernetzung bei.

Diese Entwicklung hat dazu geführt, dass die gegenseitige informationelle Beeinflussung nicht nur gang und gäbe ist, sondern dass diese ein essenzielles Charakteristikum moderner Arzneimittelforschung darstellt. Ohne sie findet Arzneimittelforschung nicht statt. Die Erforschung und Entwicklung neuer Arzneimittel lässt sich nicht mehr als isolierte Tätigkeit von Einzelunternehmen oder Einzelpersönlichkeiten verstehen, sondern nur noch als *gegenseitig vernetzte Parallelfor-*

---

[25] „In many industries, co-operative arrangements have become so widespread that it is difficult to distinguish the individual processes of innovation, and sometimes even to see where the firm's boundaries are." ([5] Ziffer 60 S. 22] mit einem Hinweis auf eine Veröffentlichung von Langlois et. al. [4] über die Mikroelektronikindustrie.

[26] Neben den Fachzeitschriften spielen dabei die Berichte über laufende Forschungsvorhaben eine zentrale Rolle, die von dem führenden Informationsorgan der Industrie, *Scrip*, veröffentlicht werden. Auch die Veröffentlichungen der Zulassungsbehörden, insbesondere etwa die der FDA über die bewilligten INDs, tragen zu dieser Informationsvernetzung bei. Eine größere Zahl pharmakritischer Publikationsorgane bemühen sich gezielt um mehr Transparenz des Forschungsgeschehens und seiner Ergebnisse.

[27] Meldung von Nebenwirkungen, Stufenplanverfahren, Post-Marketing-Surveillance etc.

schung und Parallelentwicklung. Die von den verschiedenen im Wettbewerb stehenden forschenden Arzneimittelherstellern betriebenen Inventions- und Innovationsprozesse sind in einem solchen Grade miteinander verflochten, dass sie sich weder faktisch noch theoretisch-methodisch voneinander trennen lassen. Sie stellen daher in ihrer *Gesamtheit* den Innovationsprozess dar. An die Stelle des einzelnen innovierenden Unternehmers als Agens des Innovationsprozesses tritt der *Innovationswettbewerb.* Alle Produkte, die als Resultat des *simultan vernetzten Innovationsprozesses* erfolgreich am Markt etabliert werden, haben damit die (temporäre) Eigenschaft, innovativ zu sein.

Das bedeutet natürlich nicht, dass die individuellen Anteile der einzelnen Unternehmen und Forscher nicht erkennbar wären, und schon gar nicht, dass es auf individuelle Kreativität, Einsatz und Motivation nicht ankäme. Im Gegenteil: der Erfolg des Prozesses beruht darauf, dass alle Teilnehmer kreativ, hoch motiviert und einsatzbereit miteinander um die besten Lösungsmöglichkeiten konkurrieren. Aber es ist grundsätzlich nicht mehr möglich, das Gesamtergebnis des Innovationsprozesses, die Innovation, einem einzelnen Unternehmen oder einem einzelnen Forscher allein zuzurechnen, und schon gar nicht demjenigen, der mehr oder minder zufällig als erster einen neuen Wirkstoff zum Patent anmeldet oder mit einem neuen Produkt am Markt erscheint.

7.3.4 Charakteristika des Innovationswettbewerbs

Der Innovationswettbewerb im Rahmen von innovativen Netzwerken beginnt bereits lange vor dem Markteintritt („product launch") und findet deshalb für längere Zeit außerhalb des eigentlichen Marktes statt. Man kann diese Form des Wettbewerbs daher auch als marktvorbereitenden Wettbewerb bezeichnen. Ziel dieses Wettbewerbs ist die möglichst schnelle und möglichst vollkommene Marktpenetration. Die wichtigsten Wettbewerbsparameter sind die Innovationshöhe, die Schnelligkeit der Entwicklung und, damit zusammenhängend, ein erfolgreiches Innovationsmanagement sowie die (Vorab-)Information der verschreibenden Ärzte und der sonstigen interessierten Öffentlichkeit. Obwohl die direkte Bewerbung verschreibungspflichtiger Medikamente beim Patienten untersagt ist, werden über die einschlägige Berichterstattung in allen Medien auch die Bevölkerung und die betroffenen Patientengruppen vorab über Neuerungen informiert.

Die Bedeutung der Innovationshöhe für die Akzeptanz einer Neuerung und für den Preis, der vom Hersteller am Markt durchgesetzt werden kann, ist offensichtlich. Jeder Hersteller wird versuchen, Produkte zu entwickeln, die hinsichtlich der Indikation, der Wirkweise und der Wirkstärke sowie hinsichtlich des Nebenwirkungsspektrums den am Markt verfügbaren Produkten und den in Parallelentwicklung befindlichen Konkurrenten möglichst weit überlegen sind. Allein: die Innovationshöhe entzieht sich zu einem gewissen Grad den unternehmerischen Dispositionsmöglichkeiten, sodass den anderen Wettbewerbsparametern besondere strategische Bedeutung zukommt.

Unter den strategischen Parametern hat die Zeit, die für Forschung und Entwicklung bis hin zur Marktreife benötigt wird, in der jüngeren Vergangenheit eine besondere Bedeutung erlangt. Während die Medikamente mit Wirkstoffen aus der Stoffklasse der Benzodiazepine oder der Betablocker beginnend mit der Mitte der sechziger Jahre noch über einen Zeitraum von fast zwei Jahrzehnten hinweg auf den Markt kamen, wurde die Mehrzahl der heute verfügbaren CSE-Hemmer innerhalb von nur drei Jahren auf den Markt gebracht. Es hat sich gezeigt, dass, von wenigen, allerdings namhaften, Ausnahmen abgesehen, nur noch die ersten drei Produkte einer neuen Stoffklasse nennenswerte Marktanteile erringen, die zu überdurchschnittlichen Gewinnen verhelfen.

Als von besonderer Bedeutung für eine schnelle Marktdurchdringung hat sich in der jüngeren Vergangenheit auch die Schaffung einer positiven Erwartungshaltung beim potenziellen Nutzer erwiesen. Sie ist zu einer essenziellen Voraussetzung dafür geworden, um auf hoch innovativen Massenmärkten zu reüssieren[28]. Die Vorab-Information der potenziellen Kunden gewinnt weiter an Bedeutung und beginnt dementsprechend immer früher.

Damit eine Produktneuerung auch tatsächlich zu einer Produktinnovation wird, ist die Akzeptanz durch die prospektiven Nutzer von entscheidender Bedeutung. Es bedarf, mit anderen Worten, nicht nur des innovationsfreudigen risikobereiten Anbieters, sondern auch des *innovativen Nachfragers*. Seine Bedeutung wird in der wissenschaftlichen wie in der politischen Diskussion zumeist erheblich unterschätzt oder schlichtweg übersehen. Er unterscheidet sich vom „Standardnachfrager" in zweierlei Hinsicht. Zum einen ist er bereit, ein Produkt zu erwerben, über dessen Zweckdienlichkeit und Gebrauchstüchtigkeit nur beschränkt Informationen verfügbar sind. Und er ist zum zweiten bereit, für dieses Produkt eine Prämie in Form eines in der Regel höheren Preises zu zahlen. Der Standardnachfrager wäre im Gegensatz dazu nur dann bereit, die höhere Unsicherheit über das neue Produkt hinzunehmen, wenn er eine Prämie dafür erhielte, es zu nutzen. De facto wartet er daher bei neu eingeführten Produkten zunächst einmal ab, bis sie sich in praxi bewährt haben und dann in aller Regel auch preiswerter zu erhalten sind.

Der innovative Arzneimittelhersteller muss daher dafür Sorge tragen, dass seine Neuerung nicht am Mangel an innovativen Nachfragern scheitert. Dies erklärt nicht nur die Bedeutung, die der Information der Ärzte und Patienten über Arzneimittelneuheiten zukommt. Zunehmend wird es auch wichtig, die Krankenkassen als die wirtschaftlichen Gegenspieler der Anbieter in das System der Vorab-Information einzubeziehen. Zu den Pharmareferenten tritt die Heerschar der „gesundheitspolitischen Außendienstmitarbeiter", deren Informationsbemühungen bei den für die Erstattung zuständigen Kassenfunktionären und -mitarbeitern oder den Einrichtungen der Qualitätssicherung ansetzen. Hierbei gewinnt das pharmakoökonomische Instrument vergleichender Nutzen-Kosten-Analysen eine immer größere Beliebtheit, um höhere Preise zu begründen. Unter dem Gesichtspunkt der

---

[28] Man denke zum Vergleich an die wahren „Ankündigungsschlachten", die auf dem Softwaremarkt geschlagen werden.

Information spielen im Innovationswettbewerb also gerade die Maßnahmen eine ganz besondere Rolle, die als typisch für akquisitorischen Wettbewerb gelten.

Zu den marktvorbereitenden wettbewerbsorientierten Maßnahmen gehört es auch, den Preis des Produkts festzulegen. Entgegen einer landläufigen Meinung werden solche Preise nicht anhand eines Kalkulationsschemas ermittelt, wie es für die nachträgliche Vollkostenkalkulation auch heute noch Verwendung findet. Die Preise werden aber auch nicht willkürlich festgelegt, sondern in jedem Land nach den spezifischen dort geltenden Marktbedingungen und Preisregulierungen. Als globale Unternehmen versuchen die forschenden Arzneimittelhersteller dabei auch, ein strategisch bestimmtes internationales Preisgefüge zu realisieren, das vor allem an den *key markets* ausgerichtet ist. Man kann beobachten, dass sie dabei entweder eine Politik möglichst gleicher Preisgestaltung[29] verfolgen oder im Gegenteil eine weitgehende Preisdifferenzierung nach nationaler Kaufkraft anstreben. Da es sich bei den Arzneimittelmärkten um heterogene Märkte handelt, kann man nicht erwarten, ein gleichförmiges oder auch nur gleichgerichtetes Verhalten der einzelnen Unternehmen festzustellen. Die früher häufig vertretene Auffassung, dass die Unternehmen entweder „penetration pricing" oder „skimming pricing" betrieben, dürfte überholt sein: Der Preis wird im Zweifel immer so hoch wie möglich angesetzt, aber nicht so hoch, dass man deswegen das Risiko ernsthafter politisch motivierter Gegenmaßnahmen liefe.

Die Unternehmen, die sich an einem simultan vernetzten Innovationsprozess beteiligen, berücksichtigen bei ihrer Preisfestsetzung auch die Preise der bereits vor ihnen eingeführten Produkte[30]. Während früher das jüngere Produkt regelmäßig mit einem Agio gegenüber den älteren Produkten eingeführt wurde, beobachtet man heute auch den Fall, dass jüngere Produkte zu einem niedrigeren Preis auf den Markt kommen, so dass sich eine negative Preisgradierung ergibt. Die Ursache hierfür dürfte darin liegen, dass durch immer stringentere Kostendämpfungsmaßnahmen die Preisreagibilität gestiegen ist.

7.3.5 Gesellschaftliche Bedeutung des Innovationswettbewerbs

Aus gesellschaftlicher Perspektive ist der Innovationswettbewerb administrativen Mechanismen der Einführung neuer Problemlösungen, etwa der Expertokratie[31], aus mehreren Gründen überlegen.

Der Innovationswettbewerb stellt einen starken Anreiz für alle Wettbewerber zur Entwicklung weiterer Alternativen dar. Es kann für das wirtschaftliche Überleben der Wettbewerber sogar entscheidend werden, neue Alternativen zu entwickeln. Die Expertokratie behindert dagegen die Entwicklung weiterer Initiativen,

---

[29] Das gilt für die Preise bei der Markteinführung.

[30] Diese Aussage gilt nur für Länder, in denen die Preisfestsetzung durch den Hersteller frei ist. Unterliegen die Preise einer staatlichen Festsetzung, ergeben sich andere zeitliche Muster.

[31] Mit „Expertokratie" soll zum Ausdruck gebracht werden, dass ein einziges Entscheidungsgremium die Bewertung der Alternativen und des Ergebnisses ebenso wie die Entscheidung über die zu implementierende Alternative trifft.

weil diese dysfunktional für den Einigungs- und Entscheidungsprozeß innerhalb
des Entscheidungsgremiums sind.

Der Innovationswettbewerb verschiebt die definitive Feststellung, welches die
tatsächlich gesellschaftlich realisierte Alternative ist, nach „hinten" – in die Zukunft, während die Expertokratie die Entscheidung nach vorne – in die Gegenwart
– zieht. Der Innovationswettbewerb nimmt damit möglichst viele Informationen in
den Entscheidungsprozeß auf, während die Expertokratie ihre Entscheidung nur
auf wesentlich weniger Informationen stützen kann.

Der Innovationswettbewerb nimmt auch solche Informationen in den Entscheidungsprozeß auf, die sich aus der praktischen Umsetzung neu ergeben, während
die Expertokratie auf das Expertenwissen beschränkt ist, das bereits ante factum
verfügbar ist. Die Menschen denken, erfinden, handeln und reagieren in der Situation häufig ganz anders; kreativer, als im vorhinein am grünen Tisch vermutet
werden kann.

Die frühzeitige Reduktion auf eine Alternative erhöht die Chance zu scheitern.
Das Offenhalten vieler Chancen erhöht die Wahrscheinlichkeit des Erfolges überhaupt und auch die des Findens einer überlegenen Lösung.

Die Bewertung der Alternativen erfolgt durch den Markt, d. h. die Anwender,
die unmittelbar von den Vorteilen und Nachteilen der realisierten Alternativen
betroffen sind, und nicht durch externe Experten, die womöglich nie von den
Konsequenzen ihrer Entscheidung betroffen werden. Insofern bringt der Innovationswettbewerb das Prinzip der individuellen Verantwortung und der Konsumen-
tensouveränität zur Geltung.

Beim Innovationswettbewerb stehen im Prinzip die Anreizstrukturen, denen
sich die Innovatoren gegenüber sehen, mit ihren eigenen Motiven und Interessen
im Einklang[32]. Bei der Expertokratie handeln die Experten als Agenten einer häufig anonymen Klientel, deren Interessen sie nur hypothetisieren können und gegen
die sie zuweilen auch durchaus bewusst verstoßen, weil sie glauben, „es besser zu
wissen"[33].

Der Innovationswettbewerb ist der Expertokratie auch in der Verwendung der
Methode des *Trial and error* überlegen[34]. Werden aufgrund konkreter Erfahrungen
Korrekturen der implementierten Neuerung erforderlich, so können diese im Inno-

---

[32] Das kann natürlich auch kaputt gemacht werden durch falsche Unternehmensphilosophie oder falsche Rahmenbedingungen durch die Politik.

[33] Es soll natürlich nicht bestritten werden, dass es Fälle gibt, in denen die Experten es tatsächlich
besser wissen und in denen der ahnungslose Konsument durch Expertenrat davor geschützt wird,
gegen seine eigenen Interessen zu handeln. Dies verleitet jedoch Experten häufig dazu, die Rolle des
Präzeptors ständig und stets zu übernehmen, auch wenn dies objektiv nicht gerechtfertigt ist. Ein
gutes Beispiel für diese Generalisierung ist die Haltung vieler Pharmakologen gegenüber den so genannten „umstrittenen Arzneimitteln".

[34] In besonders problematischer Weise macht sich dies bei modernen Gesetzgebungsverfahren bemerkbar. Im vollen Bewusstsein, unvollkommene Gesetze zu schaffen, werden sie dennoch verabschiedet
und spätestens in der nächsten Legislaturperiode novelliert.

vationswettbewerb schneller und mit geringeren sozialen Verlusten realisiert werden. Da im Innovationswettbewerb immer mehrere Lösungsansätze miteinander konkurrieren, wird im Regelfall auch nur einer dieser Ansätze durch den Korrekturbedarf betroffen sein. Er wird dann durch die Selektionskraft des Wettbewerbs modifiziert oder eliminiert. In einer Expertokratie ist eine Korrektur wesentlich schwieriger, weil ein Gremium vermeintlich unfehlbarer Experten eine Entscheidung revidieren und damit einen gravierenden Fehler eingestehen muss[35]. Irrtümer betreffen in der Expertokratie auch stets die „definitive" Lösung, sind also „total", während sie im Innovationswettbewerb häufig nur eine der gerade in Erprobung befindlichen Lösungsvarianten betreffen, bezogen auf die Gesamtgesellschaft also eher „marginal" sind.

Aus der Beschreibung der Charakteristika des Innovationswettbewerbs wird deutlich, dass er zu seinem Funktionieren nur eines Minimums an Regulierungen bedarf. Ganz ohne Regulierung der Rahmenbedingungen kommt freilich auch der Innovationswettbewerb nicht aus. So hängt insbesondere die Selektionskraft des Innovationswettbewerbs und die Funktionstüchtigkeit des darin wirkenden Preiswettbewerbs davon ab, dass die für den Kauf von Arzneimitteln verfügbaren Mittel nicht unbegrenzt sind. Anderenfalls fehlt es an Selektionsdruck, so dass Neuerungen ziemlich indiskriminiert mit einer Preisprämie gegenüber den bereits vermarkteten Produkten auf den Markt gebracht werden können und die Eliminierung der den neuen Produkten klar unterlegenen alten Produkte unterbleibt. Neue Produkte treten mit einem höheren Preis *neben* die bereits eingeführten, ohne dass der Selektionsmechanismus der „kreativen Zerstörung" (voll) wirksam würde.

7.3.6   Imitation in der Forschung: das Problem des Me-too

Die Erkenntnis, dass die Gesamtheit der vernetzten simultanen partiellen Innovationsprozesse die Innovation ausmacht, hat weitreichende Konsequenzen für die gesellschaftliche Gestaltung der wirtschaftlichen und rechtlichen Rahmenbedingungen des Innovationsprozesses. Insbesondere werden alle beteiligten Unternehmen Anspruch auf einen Pioniergewinn erheben, der erst mit dem Auftreten generischen Wettbewerbs obsolet wird. Eine an Innovationen orientierte Wirtschaftspolitik wird diesem Streben auch entgegen kommen. Sie muss innovationsfördernde Anreize für das ganze Netzwerk ausbieten und nicht nur den ersten begünstigen, wenn sie das Ziel verfolgt, Innovationen zu fördern.

Diese Aussage bedarf jedoch einer wichtigen Qualifizierung. Auch unter forschenden Unternehmen gibt es das Phänomen der Nachahmung, die „Trittbrettfahrer", die sich erst dann auf den „bandwaggon" schwingen, wenn sie festgestellt haben, dass er in voller Fahrt ist und das in der richtigen Richtung. Es bedarf, mit anderen Worten, einer Ausgrenzung von Imitation aus diesem Innovationsbegriff.

Die Unterscheidung von Innovation und Nachahmung ist von großer gesellschaftlicher Bedeutung. Weil über Innovationen als neuer Lösung für gesell-

---

[35] Auch in der Industrie gilt der Grundsatz, dass Vorstände nicht irren können, solange sie in ihrem Amt sind.

schaftliche Probleme ante factum keine Erfahrungen vorliegen, stellen sie für den Innovator ein besonderes Risiko dar. Dieses Risiko geht qualitativ und quantitativ weit über das Risiko hinaus, das von jeder (auch der nicht-innovativen) sich in die Zukunft erstreckenden wirtschaftlichen Tätigkeit ausgeht. In einer unregulierten Wirtschaft ohne staatliche Forschungssubventionen werden sich daher nur dann Innovatoren finden, wenn sie für das besondere Risiko auch ein von ihnen als angemessen empfundenes Entgelt erhalten. In der wirtschaftswissenschaftlichen Literatur finden sich dafür die Begriffsbildungen Unsicherheitsprämie oder Pioniergewinn.

Nachahmung, Imitation liegt sicher dann vor, wenn ein Unternehmer die Vermarktung eines eigenen Produkts erst dann unternimmt, wenn er aus der Marktentwicklung des Originalprodukts schließen kann, dass auch sein Produkt vom Markt angenommen werden wird. Das gilt zum Beispiel für alle Hersteller von Generika. Da sie die Kosten und Risiken einer Neuentwicklung vermeiden, stehen ihnen unter Leistungsgesichtspunkten weder eine Unsicherheitsprämie noch ein Pioniergewinn zu.

Diese Überlegung lässt sich mutatis mutandis auch auf Hersteller übertragen, die ihren Unternehmenszweck in der Entwicklung neuer Arzneimittel auf der Basis eigener Forschung oder der Hereinnahme lizenzierter Forschungsergebnisse Dritter sehen. Sie sind dann als Nachahmer anzusehen, wenn sie die Erforschung und Entwicklung eines eigenen Arzneimittels aus einer Klasse von Arzneimitteln mit nahe verwandtem Verwendungszweck erst dann aufnehmen, wenn der wirtschaftliche Erfolg der eigenen Entwicklung auf Grund des Markterfolgs des oder der anderen Arzneimittel der betreffen Arzneimittelklasse mit hinreichend großer Wahrscheinlichkeit abzusehen ist.

Nun kann man im Einzelfall kaum feststellen, wann und wie ein Unternehmer zu der Entscheidung gelangt ist, die Entwicklung eines neuen Arzneimittels mit der Absicht, es zu vermarkten, aufgenommen hat. Hier wird vorgeschlagen, dafür den Zeitpunkt festzulegen, mit dem der Patentschutz beginnt. Zwar ist bei der Anmeldung zum Patent häufig die Entscheidung noch nicht gefallen, das neue Molekül auch definitiv zum marktreifen Arzneimittel zu entwickeln. Man wird aber andererseits auch nur solche Erfindungen patentieren lassen, von denen man im Prinzip annimmt, dass man sie wirtschaftlich verwerten kann.

Auch der Zeitpunkt, wann für einen potenziellen Nachahmer erkennbar wird, dass sich für ihn eine Nachahmung lohnen dürfte, kann objektiv und überprüfbar nicht im konkreten Einzelfall festgestellt werden. Sicher ist nur, dass erst einige Jahre nach einer Markteinführung feststeht, ob sie ein wirtschaftlicher Erfolg war. Dann allerdings ist ein Markteintritt für den Imitator kaum noch sinnvoll. Der potenzielle Nachahmer wird sich, um seine Wettbewerbsfähigkeit zu sichern, bereits um einiges früher entscheiden müssen, eine eigene Produktentwicklung aufzunehmen. Hier wird vorgeschlagen, dafür den Zeitpunkt der Markteinführung des Erstanbieters zu wählen. Nach diesen Überlegungen wird folgende Definition für Me-toos vorgeschlagen:

Als „Me-too" wird ein Produkt bezeichnet, dessen Wirkstoff erst nach der weltweit erstmaligen Markteinführung des ersten vermarkteten Arzneimittels mit einem Wirkstoff der gleichen Stoff-/Molekülklasse patentiert worden ist.

Natürlich ist dies nur ein Aufgreifkriterium des ersten Anscheins. Es wird einmal der modernen simultan vernetzten Struktur des Innovationsprozesses gerecht und befreit Parallelentwicklungen von der üblen Nachrede, sie seien ja nur Imitation. Es erlaubt andererseits, operativ und international überprüfbar diejenigen Produkte zu identifizieren, die vermutlich keine Innovationen darstellen. Sollte es sich bei diesen tatsächlich um neue innovative Nachfolgeprodukte handeln, so wäre dies anhand der Kriterien für Innovation im einzelnen nachzuweisen.

Literatur

[1] Galambos L. and Sturchio J. L. (1997): The Transformation of the Pharmaceutical Industry in the Twentieth Century. In: Krige J. and D. Pestre (eds.): Science in the Twentieth Century. Harwood Academic Publishers, Amsterdam.

[2] Hoppmann E. (1983): Marktbeherrschung und Preismissbrauch. Nomos, Baden-Baden.

[3] Kurz R. (1998): Was ist Innovation? In: Wehling H.-G. (Redaktion): Innovation. Kohlhammer, Stuttgart.

[4] Langlois R. et. al (1988): Micro-electronics: An Industry in Transition. Unwin Hyman, Boston.

[5] OECD (1992): Proposed Guidelines for Collecting and Interpreting Technological Innovation Data. Paris.

[6] Robinson J. (1933): The Economics of Imperfect Competition. McMillan, London.

[7] Schumpeter J. A. (1939): Business Cycles. McGraw-Hill, New York.

[8] Schumpeter J. A. (1942): Capitalism, Socialism and Democracy. Harper & Brothers, New York.

Kapitel 8

Arzneimittelinnovationen im Spannungsfeld zwischen Versorgung und Budgetierung

Jürgen Bausch

Der therapeutische Alltag des Kassenarztes wird von morgens bis abends, von Woche zu Woche und von Jahr zu Jahr von der Notwendigkeit diktiert, Patientenprobleme zu lösen. Kein Mensch kommt auf die Idee, eine Arztpraxis aufzusuchen, um sich nach dem Befinden und Wohlergehen des Arztes zu erkundigen. Alle kommen, um beim Arzt eine Lösung für ihre akuten oder chronischen Beschwerden und Krankheiten zu erhalten.

Die Ausbildung der jungen Mediziner an den Universitäten, die Weiterbildung der Assistenzärzte zum Facharzt an den Kliniken, aber auch die Fortbildung der Ärzte sind ganz konsequent darauf ausgelegt, Patientenprobleme schnell und richtig zu erkennen und einer alsbaldigen Lösung zuzuführen.

8.1 Die Fortschrittsfalle

Dass dies weltweit hervorragend funktioniert, beweist nicht nur die historisch einmalige Steigerung der Lebenserwartung aller Bürger in allen modernen Industrienationen, sondern auch der unaufhaltsame Anstieg der Ausgaben der Volkswirtschaften für die Gesundheitssicherung. Politik und Krankenversicherungsträger basteln deswegen weltweit immer wieder neu an so genannten Reformprogrammen, die nichts anderes darstellen als Restriktionsprogramme auf der Ausgabenseite mit dem Ergebnis, dass die Ansprüche gekürzt werden und zusätzlich auf die Leistungserbringer ein immer unerträglicherer Budgetdruck ausgeübt wird, um die Versorgungsansprüche der Patienten durch Reduktion von Diagnostik und Therapie zu kappen.

Im Bereich der ambulanten Versorgung nennt man dies beschönigend „Ausschöpfen der Wirtschaftlichkeitsreserven". Gemeint ist jedoch: die stille Rationierung. Es ist nicht sehr populär, wenn man dies in der öffentlichen Diskussion auf den Punkt bringt.

8.2   Fehlende Rationalisierungsedukation

Ärzte werden in der Aus-, Weiter- und Fortbildung allerdings nicht darauf konditioniert, das Lösen von Patientenproblemen unter Wirtschaftlichkeits- und Rationalisierungsaspekten zu sehen. Nur ganz allmählich setzt sich in Klinik und Praxis der Gedanke durch, dass nicht alles, was machbar wäre, auch gemacht werden muss und dass nicht mehr alles, was machbar ist, auch noch bezahlbar bleibt. Und das Nachdenken über die Sinnhaftigkeit einer diagnostischen oder therapeutischen Innovation hat gerade erst zaghaft begonnen. Die Bereinigung des Leistungskatalogs der Gesetzlichen Krankenversicherung von Irrationalitäten wird äußerst zögerlich angepackt und im Arzneimittelbereich von der Politik gröblich vernachlässigt.

Der aktuelle weitgehende Osteodensitometrie-Ausschluß aus der GKV-Versorgung und die negative Bewertung der Balneo-Phototherapie sind hier ebenso zu erwähnen wie der GKV-Verordnungsausschluss der Potenzmittels Sildenafil durch den Bundesausschuss Ärzte/Krankenkassen. Der Frage der sozialgerichtlichen Beständigkeit solcher Entscheidungen soll nicht näher nachgegangen werden. Wichtig ist: Neben der von den Ärzten erwarteten stillen Rationierung durch maximalen Budget- und Richtgrößendruck gibt es auch erste ganz zarte Ansätze der „Unkrautbeseitigung" im GKV-Garten.

In diesem Interventionsfeld spielt die Pharmaindustrie eine wesentliche Rolle. Immerhin liefert sie für die Lösung vieler Patientenprobleme neben der so wichtigen ärztlichen Zuwendung das mindestens ebenso wichtige Handwerkszeug: Medikamente aller Art. Wirksame und unwirksame. Teure und billige. Farbige und weiße. Innovative und Ladenhüter. Pflaster und Salben. Tropfen und Pillen. Tabletten und Kapseln. Alles in allem ein Präparatemarkt von ca. 50.000 Produkten.

Ein Überblick ist für den anwendenden Arzt kaum zu bekommen. Zum Durchblick fehlt die Zeit und ein funktionierendes Koordinatensystem, in das der Arzt die üppigen Marketingangebote einordnen kann.

8.3   Die Marketingstrategien und -erfolge

Dies ist das Geheimnis des Erfolgs der Marketingabteilungen der Pharmaindustrie. Die Ärzte in Klinik und Praxis sind eine leichte Beute der Marktbeeinflussung durch die Außendienste, die pharmagesponsorten Fortbildungsveranstaltungen und eine Fachpresse, die nur deswegen den Ärzten kostenlos ins Haus flattert, weil sie durch Pharmainserate voll finanziert wird. Deswegen muss man in den redaktionellen Teilen dieser „Fachpresse" nach pharmakritischen Berichten so intensiv suchen wie nach der bekannten Stecknadel im Heuhaufen.

Eine besondere Form der Marktbeeinflussung zu Gunsten von Innovationen und Originalpräparaten – gegen die sich die praktizierenden Kassenärzte nur schwer behaupten können, selbst wenn sie einen besseren Informationsstand haben – sind die Entlassungsverordnungen aus Krankenhäusern und Kurkliniken.

Die Kliniken, die offenbar unter Ausschaltung von Apotheken- und Groß-handelsspannen schon eine deutlich preisgünstigere medikamentöse Therapie durchführen können, werden von vielen Firmen kostenlos beliefert. Diese „Geschenke" sind keineswegs selbstlos, denn das während des stationären Aufenthalts gegebene Präparat hat eine ganz bewusste Schlepperfunktion in den ambulanten kassenärztlichen Sektor hinein. Die Firmen refinanzieren ihre „Geschenke" an das Krankenhaus durch die Weiterverordnung nach der Krankenhausentlassung zulasten des ambulanten Sektors. Bei Budget- oder Richtgrößenüberschreitung finanzieren die ambulant tätigen Kassenärzte diese wirksamen Marketingmaßnahmen der Industrie zu Gunsten der Krankenhäuser aus der eigenen Tasche. Es gibt nur wenige Kassenärzte, die diese Zusammenhänge nicht als unerträglich empfinden.

Andererseits verdanken die Ärzte den Arzneimitteln – allen voran natürlich den robust wirksamen – ihren beruflichen Erfolg und die Patienten ihr Wohlergehen oder doch zumindest die Linderung ihrer chronischen Leiden. Wer z. B. durch seine berufliche Biographie als Kinderarzt erleben durfte, dass zu Beginn seiner Arztlaufbahn vor 30 Jahren die Diagnose einer kindlichen Stammzellenleukämie ein klares Todesurteil war und heute bei dieser Krankheit eine 75 %ige Heilungschance die Regel ist, der urteilt gelassener über die erkennbaren Tricks und Machenschaften einer Industrie, die im Wettbewerb stehend überleben und verdienen will.

Dies bedeutet allerdings nicht die Akzeptanz von Marketingmaßnahmen im Gewande von sogenannten Studien, die vorgeben, Anwendungsbeobachtungen zu sein. Und auf keinen Fall gibt es Verständnis für CSE-Hemmer-Orient-Express-Reisen und den bekannten „Korfu-Blocker" Metoprolol. Pharmagestützte Fortbildung durch Essen und Trinken hat viel mit Werbung und wenig mit objektivem Wissenszuwachs zu tun. Und professorale oder chefärztliche Expertisen zum einen oder anderen pharmakotherapeutischen Problem haben oft genug den Stallgeruch eines speziellen Industrieinteresses. Gut, dass da niemand in die „Payroll" der Firmen Einblick nehmen kann. Konsensuskonferenzen, Patientenligen und Kuratorien für diese oder jene "Gesundheit" oder „Krankheit" sind leider allzu häufig zu Außenstellen von Marketingabteilungen der Firmen degeneriert.

8.4 Echte Innovationen

Da ist es kein Wunder, dass dem ganz normalen Arzt der objektive Überblick fehlt, wenn neue, vielleicht sogar innovative Produkte auf den Markt kommen.

Immerhin wurden 1999 in Deutschland 29 neue Wirkstoffe zugelassen. Nur elf davon werden von Fricke und Klaus in die Kategorie A eingeordnet. Sie sind also eine echte Innovation, weil dahinter ein neuartiges Wirkprinzip bzw. ein neuartiger Wirkstoff steckt. Weitere fünf Neuzulassungen sind der Kategorie B zuzuordnen. Es handelt sich um bereits bekannte, aber qualitativ verbesserte Wirkungen. Jedoch weitere 13 Neuzugänge im Jahr 1999 sind reine Analogpräparate mit marginalen Unterschieden zu bereits eingeführten Wirkstoffen. Genau genommen brauchen weder die Ärzte noch die Patienten diese 13 Neuzulassungen, sondern sie dienen der Vermarktung im so genannten Me-too-Bereich im Sinne eines Verdrängungswettbewerbs.

8.5 Schrittinnovationen

Dies ist allerdings keineswegs kostenneutral, denn es erfolgt nicht der Austausch des innovativen Erstpräparates durch einen Me-too-Nachahmer, sondern Marketing und Preisgestaltung sorgen in der Regel dafür, dass die Ausgaben unnötig nach oben getrieben werden. Bei den CSE-Hemmern und den Calciumantagonisten gibt es in diesem Zusammenhang allerdings auch gegenläufige Beispiele.

Versucht eine Kassenärztliche Vereinigung (KV), diese Mechanismen der Marktrelevanz von Schrittinnovationen – wie z. B. im gemeinsamen Aktionsprogramm der Kassenärztlichen Bundesvereinigung (KBV) mit den Spitzenverbänden der Krankenkassen und dem BMG – transparent zu machen, erfolgt die gerichtliche Bekämpfung solcher Informationen vor den Wettbewerbskammern der Landgerichte. Diese Gerichte haben keine Ahnung von den Budget- und Richtgrößenzwängen der Kassenärzte, sondern betrachten die Informationen der KVen als eine unzulässige Marktbeeinflussung. Erst seit Anfang Dezember 1999 ist durch eine bekannt gewordenen Entscheidung des Bundesgerichtshofs klar gemacht worden, dass die Zuständigkeit für solche Verfahren bei den Sozialgerichten liegt. Dort werden die Probleme der wirtschaftlichen Verordnungsweise von Kassenärzten unter sozial- und nicht unter wettbewerbsrechtlichen Aspekten gesehen werden.

Ein herber Schlag gegen die pharmazeutische Industrie, die jahrelang alle Informationen der Kassenärztlichen Vereinigungen mit Argusaugen betrachtet hat. Und jeden auch nichtigen Anlass wahrgenommen hat, die Körperschaften zu verklagen, um sie mundtot zu machen. Die Probleme der Ärzte mit den gesetzlichen Budgetvorgaben und Regresszwängen interessieren die Industrie in keiner Weise.

Bisher gibt es keine zusammenfassende, kritische Berichterstattung über die Klassifikation und den Stellenwert neu zugelassener Wirkstoffe für die Kassenärzte in einer zeitnahen Form. Eine Informationslücke, die von den KVen alsbald geschlossen werden sollte. Nicht alles, was neu und gut klassifiziert ist, ist auch in der kassenärztlichen Versorgung sinnvoll und erforderlich.

8.6 Klassifiziert, aber untauglich

Dazu zählt als Beispiel für 1999 ganz aktuell der neue Wirkstoff Zanamivir (Relenza®), eine praxisuntaugliche Innovation. Dieses Präparat zählt zu der Gruppe der Neuraminidasehemmer. Das Medikament hemmt die Grippevirusfreisetzung und führt dadurch zur Unterbrechung des Virusreplikationszyklus. Zanamivir wird in oraler Form kaum resorbiert, weswegen es nur in einer inhalativen Form zu

Verfügung steht. (Eine orale Variante ist jedoch in der Erprobung.) Die Tagestherapiekosten liegen bei 11,64 DM. Die Compliance- und Anwendungsprobleme inhalativer Substanzen in praktischer Massenanwendung durch ungeübte Patienten sind vorhersehbar.

Das Entscheidende aber ist, dass Zanamivir nur bei der Influenza A und B wirksam ist, und nur, wenn es möglichst innerhalb der ersten 36 Stunden nach Krankheitsausbruch gegeben wird, d. h. je früher es gegeben wird, desto besser ist die Wirksamkeit. Die vorliegenden Studien signalisieren eine Verkürzung des ohnehin spontanen Krankheitsverlaufs beim gesunden Menschen von 1 - 1 ½ Tagen. Allerdings nur, wenn tatsächlich eine Influenza A oder B vorliegt, was außerhalb von Influenzaepidemiezeiten eher selten der Fall sein wird. Es ist deswegen damit zu rechnen, dass dieses Produkt in erheblichem Umfang unnötig auf Verdacht eingesetzt wird, weil es an diagnostisch stabilen Kriterien fehlt. Da es nur eine geringfügige Verkürzung der Krankheitsdauer verursacht, ergibt sich eine unnötige Behandlung einer sich in der Regel bei im übrigen Gesunden selbst limitierenden Erkrankung. Interessant ist bei den vorliegenden Studien, dass in der Gruppe der Risikopatienten Zanamivir in einer Studie, die in den USA durchgeführt worden ist, schlechter abschneidet als das Placebo. Dieses Studienergebnis aus den USA ist zwar kontrovers zu den Ergebnissen in Europa und auf anderen Kontinenten, aber es ist bemerkenswert.

Im Ergebnis handelt es sich um ein für die ambulante kassenärztliche Versorgung zwar interessantes, aber absolut problematisches Präparat, da es zu häufig unnötig bei den falschen Patienten eingesetzt werden wird. Außerhalb von Studien wurde die richtige klinische Diagnose Influenza nur zu 30 % korrekt gestellt, wenn man aufwendige virologische Diagnostik begleitend durchgeführt hat. Denn die symptomatische Therapie bleibt und verursacht weitere Kosten. Selbst bei Risikogruppen, die ohnehin geimpft sein sollten, ist äußerste Skepsis angesagt, weil es wohl noch dauern wird, bis man genaueres weiß, ob dadurch die gefürchteten bakteriellen Begleitkomplikationen der echten Grippe reduziert werden können. Das National Institute for Clinical Excellence (NICE) in England hat die Empfehlung an die Ärzte ausgesprochen, Zanamivir nicht zu Lasten des öffentlichen Gesundheitssystems zu verordnen. Die wichtigsten Gründe: geringfügiger klinischer Nutzen und fehlende Beweise für eine Wirksamkeit bei älteren und Hochrisikopatienten.

8.7 Teure Spezialpräparate

Trotz der Bevorzugung des stationären Sektors durch preisgünstige Industriebelieferungen beobachten die Kassenärzte unter Budgetdruck mit großer Sorge weitere krankenhausbudgetentlastende Strategien des Krankenhaussektors gerade bei hochpreisigen Therapien mit Spezialpräparaten (AIDS, Krebs, Multiple Sklerose, Hepatitis B und C, Transplantationsnachsorge). Einmal durch Verlagerung in den ambulanten Sektor durch Kurzzeitaufnahmen und Verordnungsempfehlungen bei Entlassungen oder durch das immer beliebter werdende „Outsourcing" einschlägiger Fachabteilungen mit Niederlassungen von Spezialärzten aus dem Krankenhaus am Krankenhaus – soweit dies die Bedarfsplanung möglich macht – samt den bekannten Umgehungsstrategien durch Sonderbedarfsregelungen und Aufkauf von vakant gewordenen Kassenarztsitzen im Einzugsbereich eines Krankenhauses. Die Sonderrolle der medizinischen Polikliniken, die sich offenkundig jeder Budget- und Wirtschaftlichkeitsbetrachtung bei Arzneimitteln entziehen, bei der Verordnung von hochpreisigen Spezialpräparaten ist gar nicht mehr zu übersehen, weil die Verordnungsvolumina explosionsartig ungehemmt und budgetrelevant steigen.

8.8 Therapeutische Innovationen

Innovation bedeutet aber nicht nur neue Wirkstoffe und neues Wirkprinzip. Budgetrelevant sind auch die therapeutischen Innovationen bei bekanntem Wirkprinzip.

8.8.1 Die ACE-Hemmer

Die ACE-Hemmer sind hier besonders einschlägig. Zunächst nur für den Hochdruck und zur diesbezüglichen Behandlung zugelassen, stellte sich bald eine hervorragende Wirkung bei der Herzinsuffizienz heraus. Dann entdeckte man die protektive Wirkung bei der diabetischen Nephropathie. Und wenn die aktuellen HOPE-Studienergebnisse für Ramipril allgemein bekannt werden, dann profitieren Hochrisikopatienten, die 54 Jahre und älter sind und mit einer Gefäßkrankheit oder Diabetes plus einem anderen kardiovaskulären Risiko belastet sind, von einer täglichen Gabe von 10 mg Ramipril, indem sich eine signifikante Minderung der Sterblichkeit, eine Reduktion der Infarktrate und der Schlaganfallrate ergibt. Kein Wunder, dass die Verordnungsrate dieser Wirkstoffgruppe trotz Budgetvorgaben seit 1997 steil nach oben weist (*Abbildung 8.1*).

8.8.2 Der Diabetes

Eine weitere, typische therapeutische Innovation sind die ärztlichen Bemühungen seit der Deklaration von St. Vinzenz, zu einer Verbesserung der Versorgung von Diabetikern in Deutschland zu kommen. Durch Verträge zwischen den Kassenärztlichen Vereinigungen und den Krankenkassen wird die intensivierte Versorgung dieses häufig vorkommenden Krankheitsbildes gefördert. Die Folge ist ein deutlich höherer Insulinverbrauch, um insbesondere eine schwierige Gruppe innerhalb der Typ-II-Diabetiker angemessen mit einem vernünftigen therapeutischen Prinzip versorgen zu können. Dies führt zu einer erheblichen Kostensteigerung, die weit über der Budgetlinie liegt, aber langfristig dazu beitragen wird, die Therapieziele – nämlich die Vermeidung von Dialysen, von Amputationen und Erblindungen als Diabetesfolge – zu erreichen (*Abbildung 8.2*).

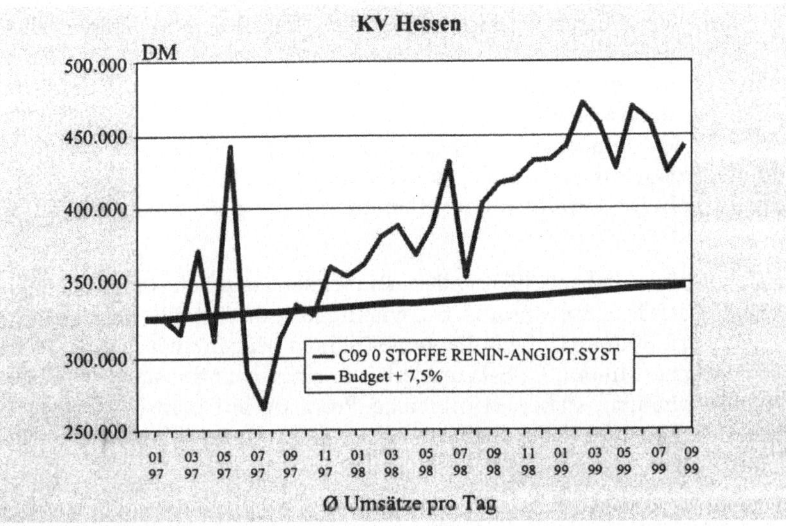

Quelle: Institut für medizinische Statistik

Abbildung 8.1 ACE-Hemmer und Sartane: Verordnungskostenanstieg vom 1. Quartal 1997 bis September 1999 in Hessen trotz Budgetvorgabe (durchgezogene Linie) für 1999

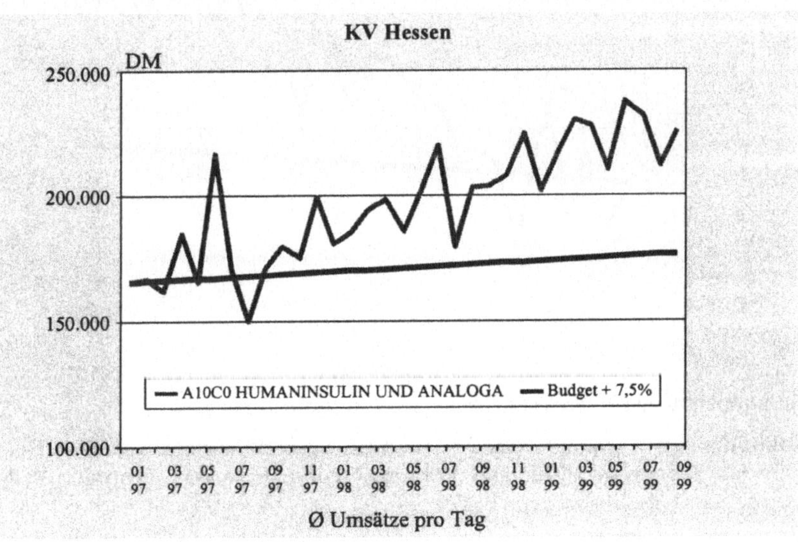

Quelle: Institut für medizinische Statistik

Abbildung 8.2 Humaninsulinverbrauch in Hessen vom 1. Quartal 1997 bis September 1999 mit steigender Tendenz trotz Budgetvorgabe (durchgezogene Linie) für 1999

Verknüpft mit der Intensivierung der Insulinbehandlung geht automatisch ein Mehrverbrauch an Blutzuckerteststreifen einher, denn so wenig sinnvoll die Blutzuckerselbstkontrolle bei rein diätetischer Behandlung und oraler Medikation ist, so wichtig ist sie im Zusammenhang mit der Insulingabe, weil Stoffwechselschwankungen durch Anpassung der Insulindosis an die Stoffwechsellage sofort korrigiert werden können. Da Blutzuckerteststreifen arzneimittelrechtlich den Arzneimitteln zugeordnet werden, steigen die Ausgaben automatisch mit dem Insulinverbrauch. Die Parallelität der *Abbildung 8.2* und *Abbildung 8.3* ist frappierend.

Darüber hinaus haben 80 % aller Diabetiker zugleich eine behandlungspflichtige Fettstoffwechselstörung. So wichtig die diätetische Behandlung auch sein mag, so erfolglos sind doch die gemeinsamen Mühen zwischen Arzt, Patient und Diätberatung. Mit den CSE-Hemmern als wirksamen Substanzen zur Cholesterinsynthesehemmung stehen erfolgreiche Produkte auf dem Markt zur Verfügung, die den Patienten trotz Budgetvorgabe nicht vorenthalten werden können (*Abbildung 8.4*).

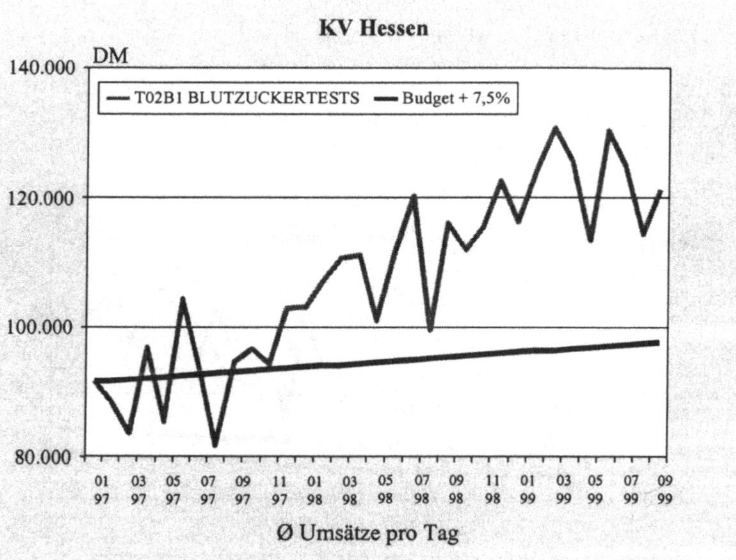

Quelle: Institut für medizinische Statistik

Abbildung 8.3 Verbrauch von Blutzuckerteststreifen in Hessen vom 1. Quartal 1997 bis September 1999. Die Verbrauchskurve liegt weit über der Budgetvorgabe 1999 (durchgezogene Linie)

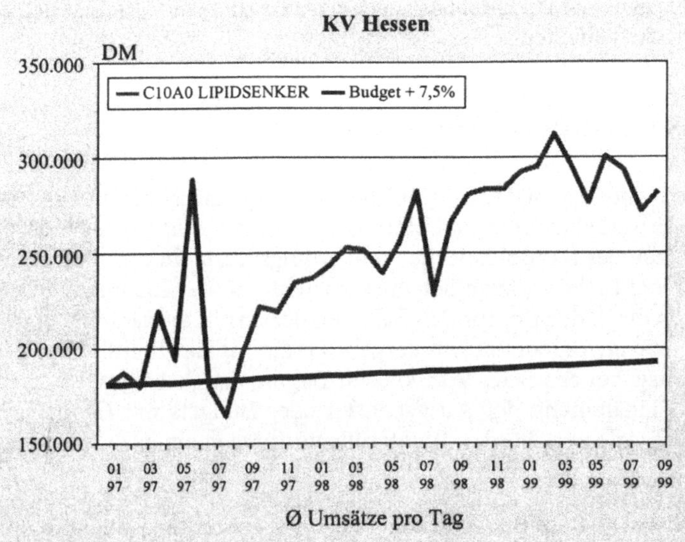

Quelle: Institut für medizinische Statistik

Abbildung 8.4 Verbrauch von Lipidsenkern in Hessen weit über der Budget-vorgabe (durchgezogene Linie) für 1999. Die Kurve gibt den Gesamtverbrauch wieder und bezieht sich nicht auf Diabetiker allein und nicht nur auf CSE-Hemmer

Das Beispiel des Diabetes ist nur ein Segment aus dem umfangreichen Kapitel der therapeutischen Innovationen. In der Schmerztherapie und bei der Schizophre-niebehandlung – um weitere Beispiele zu nennen – zeigen sich die gleichen Phä-nomene.

8.9   Pseudoinnovationen

Bei den Pseudoinnovationen, z. B. durch Änderung der Galenik kurz vor Ablauf des Patents will ein Hersteller sein Original noch weiter in der Marktführung hal-ten. Man merkt die Absicht und ist verstimmt. Nicht, dass eine galenische Verbes-serung nicht wünschenswert wäre. Aber es fällt schon auf, dass sie den Herstellern fast immer erst dann einfällt, wenn die Originale sich dem Wettbewerb des generi-schen Marktes stellen müssen. Glaube niemand, dass dies ein Zufall wäre. Aber der normale Arzt in seiner Praxis merkt diese Tricks nicht. Bei Metroprolol hat es vor Jahren geklappt, bei Omeprazol scheint dieser Zauber nicht zu wirken.

Innovativ ist es auch nicht, wenn kurz vor Patentablauf bei Antibiotika und an-tiviralen Mitteln Molekülvarianten längst eingeführter Substanzen neue auftau-chen, die durch die Metabolisierung im Körper dadurch wirken, dass der ur-sprüngliche Wirkstoff wieder freigesetzt wird. Auch hier merkt man die Absicht

und sieht die unnötige Budgetbelastung der Ärzte und die überflüssige Stoffwech-
selbelastung der Patienten.

8.10 Innovationsfeindliche Budgets

Innovationen sind Neuentdeckungen. Sie sind im Pharmabereich das Produkt aus
Neugierde, Erwerbsinteresse und Helfersyndrom. Eine hervorragende Gemengelage zum Segen der Menschheit. Es ist allerdings auch ein physikalisches Gesetz,
dass da, wo viel Licht ist, auch Schatten entsteht. Für das Licht sorgen die Marketingstrategien der Industrie, für den Schatten der Kritik müssen die Ärzte und ihre
Organisationen im Eigeninteresse sorgen. Dafür hat die Politik durch das Wirtschaftlichkeitsgebot des SGB V schon seit Beginn der Sozialgesetze gesorgt. Und
sie hat zur Eindämmung der Ausgabenflut über Budgets mit Globalhaftung und
nunmehr nochmals verschärften Richtgrößenprüfungen einen Zwang auferlegt, der
aus ärztlicher Sicht ein unerträgliches Niveau hat. Dies muss sich innovations-
feindlich auswirken.

Seit 1990 ist – trotz Budgetierung seit 1993 – eine Innovationskomponente
zwischen 3 % und 4 % pro Jahr festzustellen. Wer diese Fakten missachtet (was
die Ärzte als Anwälte ihrer Patienten nicht tun dürfen), hat ein ernsthaftes Problem in der Rationierungsdebatte, um die sich bisher alle Verantwortlichen drücken. Da bislang noch kein Kollektivregress vollzogen worden ist, schwelt dieses
Problem. Die Stunde der Wahrheit kommt im Herbst 2000. So lange wird es dauern, bis die Kassen den KVen in den Überschreitungs-KVen ihre Rechnung präsentieren werden, um den Kollektivregress einzutreiben.

8.11 Die Innovationsbombe tickt, aber keiner merkt es

Moderne Industrienationen stehen nunmehr vor der Zulassung von hochpreisigen,
meist gentechnisch hergestellten, hochwirksamen Innovationen mit Behandlungskosten zwischen 25.000 und 50.000 DM pro Jahr und Patient. Die Interferone
waren nur der teure Auftakt. Die Erythropoetine beschränkten sich bislang auf den
relativ kleinen Kreis der Patienten mit renaler Anämie bei chronischer Niereinin-
suffizienz. Die Erythropoetine werden jedoch in der palliativen Onkologie zukünftig schwere Kostenprobleme bereiten. Bisher wurde dieser Explosivstoff
hochpreisiger, wirksamer Behandlungen von der Politik noch gar nicht wahrgenommen. Und auf der Kassen- und Arztseite sehen bislang nur ein paar Experten,
was für eine Bombe hier tickt.

Die gute Nachricht ist: Bislang ungelöste therapeutische Probleme rücken einer
Lösung näher, die man noch vor wenigen Jahren für unmöglich hielt. Rheumatoi-
de Arthritis, fistelbildender Morbus Crohn, tödliche RS-Virusinfekte bei unreifen
Kindern, inhalative Prostaglandine bei kardiopulmonaler Insuffizienz und Reduktion des Zirrhose- und Leberkrebsrisikos bei Hepatitis C sind die Schauplätze, die
hier nur beispielhaft genannt werden sollen.

Unter fortdauerndem Budgetdruck sind diese echten therapeutischen Fortschritte nicht mehr zu schultern. Und der Grundsatz der Beitragssatzstabilität wird nicht zu halten sein.

Wenn die Politik hier weder in die Preisbildung noch in die Distributionskosten eingreifen will und auch nicht auf die Erhebung des ergiebig sprudelnden vollen Mehrwertsteuersatzes verzichten kann, muss sie entweder die Verordnungsfähigkeit dieser teuren Innovationen zu Lasten der GKV ausschließen, d. h. rationieren, oder sich von der Fiktion der Beitragssatzstabilität verabschieden.

Jahresbehandlungskosten von bis zu 50.000 DM pro Fall bei häufig vorkommenden Krankheiten sind nicht durch Einsparungen im generischen Markt und durch Weglassen von überflüssigen, umstrittenen Präparaten zu realisieren. Es geht nicht mehr um die Bewältigung der Versorgungsprobleme mit „orphan drugs" (z. B. Morbus Gaucher).

Vor etwa 50 Jahren konnte ein Mitarbeiter des Verbands der Ortskrankenkassen im Verbandsorgan „Die Ortskrankenkasse" (1949) aus Hamburg in einem Artikel über „Die Prüfung der Verordnungsweise der Ärzte" berichten, dass „in fast allen Fällen von überhöhten Verordnungskosten der Grund zum weitaus größten Teil in einer gewissen Unachtsamkeit der Ärzte liege, verbunden mit einer persönlichen Einstellung zur Verordnung, die dem unbedingt notwendigen Maß nicht Rechnung trägt". Dieser Satz hat nahezu 50 Jahre seine Stimmigkeit gehabt. Aber ab dem Jahr 2000 kann die gemeinsame Selbstverwaltung von Ärzten und Krankenkassen das klar erkennbare Kostenexplosionsproblem mit den zur Verfügung stehenden Instrumenten nicht regeln, ohne die Beiträge zu erhöhen oder die Verordnungen nach Kassenlage zu rationieren.

Dass Letzteres im Zeitalter des freien Zugangs aller Bürger zu allen Informationen – insbesondere über die elektronischen Medien – gar nicht funktionieren kann, wissen schon längst alle kundigen Thebaner. Und das Internet macht's möglich, dass unsere Patienten in den Praxen nachfragen, wann zum Beispiel das neue, in den USA schon zugelassene Antirheumatikum in Deutschland zur Verfügung stehe und weshalb das neue erfolgversprechende Krebspräparat aus den USA noch nicht gegen das Mammakarzinom eingesetzt werden kann.

8.12 Therapiefreiheit begrenzen?

Worüber allerdings Politik, Kassen und Selbstverwaltung auch nachdenken müssen, ist die Frage, ob mit der Zulassung eines Präparates mit Jahresbehandlungskosten von mehr als 10.000 DM pro Patient auch die Therapiefreiheit aller Ärzte aufrecht erhalten werden kann. Sozusagen von allen für alle, ohne die Einholung einer Zweitmeinung und ohne die Überprüfung der richtigen Indikation. Zu stark sind doch die Indizien dafür, dass nicht immer und überall in Klinik und Praxis alleine die medizinisch saubere Indikation – unter Beachtung des Zulassungsstatus des Medikamentes – der Behandlungsanlass gewesen ist.

8.13 Arzneimittel in der Konsumgesellschaft

Ein Phänomen, das nicht auf Deutschland begrenzt ist, zeigt, dass nicht nur das Bessere des Guten Feind ist, sondern auch das neuere Medikament dem älteren, bewährten Wirkstoff, mit dem der Arzt genügend Erfahrung sammeln konnte, vorgezogen wird. Dies ist nicht nur ein Effekt des Marketings der Firmen, sondern scheint wohl auch im Zeitgeist einer modernen Industriegesellschaft zu liegen. Arzneimittelkonsum ist Teil unseres generellen Konsumverhaltens. „Neu" verkauft sich besser als „alt", obwohl bewährt. Moderne therapeutische Konzepte sind – ohne dass irgend jemand das überhaupt wissenschaftlich hinterfragt – zugleich auch die „besseren Konzepte".

Und wer will schon als Arzt im Ruf sein, eine „unmoderne" Behandlung zu bevorzugen, auch wenn sie bewährt, erfolgreich und preisgünstig ist. Das Beispiel der Trizyklika versus Serotonin-Wiederaufnahmehemmer in der Depressionsbehandlung zeigt dies klassisch. Das Beispiel der Sartane versus der preiswerteren und genauso wirksamen ACE-Hemmer ist ein weiterer Beleg. Die vielen Marktrücknahmen von Neuzulassungen gerade der letzten zwei Jahre hindern die Ärzte in Klinik und Praxis nicht daran, allzu schnell bewährte Trampelpfade zu verlassen und mit neuen Substanzen zu experimentieren. Verwunderlich, bei einem in seiner Grundstruktur eher sehr konservativen Berufsstand.

8.14 Lifestyle-Innovationen

In einer Konsumgesellschaft mit hoher privater Kaufkraft werden solche Medikamente zunehmend an Bedeutung gewinnen, die dazu dienen, Wohlbefinden zu heben (Wellness) und Funktionsfähigkeit (Fitness) zu erzeugen oder zu verbessern. Der moderne Mensch meint, ein verbrieftes Grundrecht auf permanentes Wohlbefinden und totale Hochleistungsfähigkeit zu haben, unabhängig von alters- und geschlechtsabhängigen biologischen Prozessen.

Es gehört zum Lebensstil des modernen „gesunden" Erwachsenen, keine Schwächen aufkommen zu lassen. Notfalls auch mit Hilfe von Medikamenten. Doping im Hochleistungssport und Wachstumshormone anstelle früherer Frischzellenkuren beim „Altwerden" sind die Stichworte einer Bandbreite von Lifestyle-Medikamenten, die hoch innovativ auf den Markt gebracht werden. Dabei spielen Mittel zur Hebung der sexuellen Potenz eine ebenso wichtige Rolle wie Abmagerungsmittel zur Absolution von Diätsünden und Schönheitsmittel für eine „gesunde" Hautfarbe bis hin zur medikamentösen Glatzenbehandlung.

Nur schwer gelingt es, diese Medikamente aus der Verordnung zu Lasten der Gesetzlichen Krankenversicherung zu eliminieren. Denn im Einzelfall, so die Erfahrung, werden Krankenkassen und die Sozialgerichte bei wirksamen Methoden schwach, wenn es um die Behebung eines etwas regelwidrigen Körperzustandes geht, auch wenn es sich dabei nicht um Krankheiten im engeren Sinne handelt.

Missbrauch und Fehlanwendung sind dadurch vorprogrammiert. Kassen, Sozialgerichte und Ärzte haben alle ein Helfersyndrom, insbesondere im Einzelfall. Selbst dann, wenn ein neues Klimakteriumpräparat damit beworben wird, dass es den in dieser Altersgruppe natürlich nachlassenden sexuellen Appetit stimuliert. Von den Hilfen bei nachlassender männlicher Potenz ganz zu schweigen.

8.15 Schlussbemerkung

Das Zugänglichmachen hilfreicher Innovationen, auch wenn sie finanziell jeden Rahmen sprengen, für den richtigen Patienten ist eine Zukunftsherausforderung, die zu neuen, unkonventionellen Maßnahmen führen muss. Sonst ist die Zwei-Klassen-Separierung nicht mehr – wie bisher – zu verbergen. Wenn die Ärzte hier weiter von den Kassen und von der Politik im Stich gelassen werden, dann ist das jetzige deutsche Versorgungsniveau, auf das Politiker vor allem in Sonntagsreden so stolz sind, nicht mehr zu halten.

Kapitel 9

Die Verordnung neuer Arzneimittel – ein Thema für Pharmakotherapiezirkel

Innovationen – Ein neuer Topos in der Diskussion über die Gesundheitsreform

INGRID SCHUBERT, INGRID KÖSTER UND LISELOTTE VON FERBER

Die Gesundheitspolitik der letzten zehn Jahre legte einen Schwerpunkt ihrer Reformbemühungen auf den Arzneimittelbereich. Besonderes Augenmerk galt hierbei vor allem den Arzneimittelkosten. Verfolgt man die aktuelle Diskussion der verschiedenen Akteure im Gesundheitswesen zu dieser Frage, so fällt auf, dass die jüngsten Kostensteigerungen neben Mehrwertsteuer- und Preiserhöhungen (und der jährlichen Grippewelle) vor allem auf die Verordnung von „Innovationen", von Spezialpräparaten und auf die Umsetzung neuer Therapieprinzipien zurückgeführt werden (siehe hierzu stellvertretend [18]). Anfang der 90er Jahre wurden noch Einsparmöglichkeiten bei den Arzneimittelausgaben durch die Verordnung von Generika und durch Verlagerung bestimmter Indikationsgruppen in den Bereich der Selbstmedikation gesehen.

Man mag sich fragen, weshalb gerade jetzt die Thematik um die Verordnungsmöglichkeiten von neuen Wirkstoffen in die Diskussion eingeführt wurde, obwohl die Zahl der wirklich neuartigen[1] Wirkstoffe seit 1995 gleich blieb (*s. Abbildung 9.1*) und in Bezug auf alle Neueinführungen in den letzten 10 Jahren bei rund 30 % lag.

---

[1] Als neuartig werden hier Wirkstoffe bezeichnet, die nach Fricke und Klaus [14] die Kategorie A und B erhielten. A = neuartiger Wirkstoff / neues Therapieprinzip; B = Verbesserung pharmakologischer Qualitäten bereits bekannter Wirkprinzipien; C= Analogpräparat mit marginalen Unterschieden zu eingeführten Wirkstoffen; Daten nach WIdO: GKV-Arzneimittelindex 1987-98.

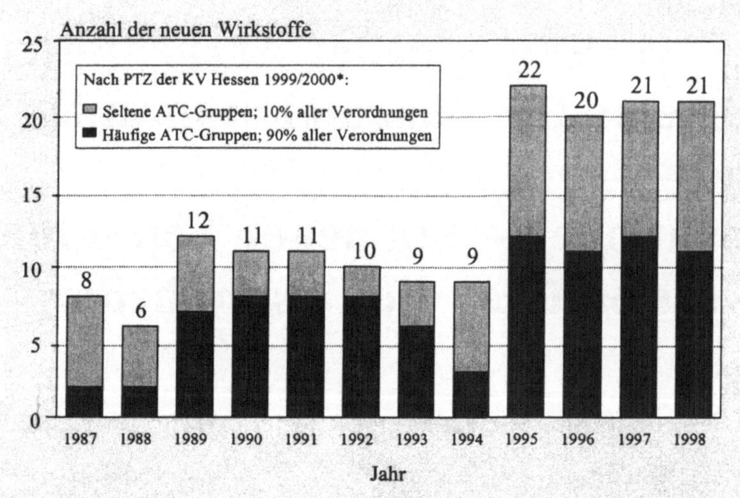

*als Datenbasis zur Ermittlung der häufigen ATC-Gruppen dienten die Rezeptdaten des Quartals II/98 der hausärztlichen Pharmakotherapiezirkel Hessen 1999/2000 (n=124 572 Verordnungen=100 %)

Quelle: Daten nach Arzneiverordnungs-Report und Pharmakotherapiezirkel der KV Hessen 1999/2000

Abbildung 9.1 Anzahl neuer Wirkstoffe (Kategorie A und B)

Abbildung 9.1 illustriert zugleich, in welchem Umfang die neuen Wirkstoffe auf von Hausärzten häufig verordnete Indikationsbereiche entfielen. Als „häufige" Indikationsbereiche wurden hier diejenigen ATC-Hauptgruppen zusammengefasst, auf die 90 % aller Verordnungen (der Ärzte der Pharmakotherapiezirkel Hessen) entfielen (hier: C, A, R, N, M, H, J, D; zum ATC s. Anhang). Seit Mitte der 90er Jahre entfällt zwar nur rund die Hälfte der neuen Wirkstoffe auf diese für Hausärzte und hausärztlich tätige Internisten wichtigen anatomischen Hauptgruppen, es stehen jedoch im Vergleich zu früher seit 1995 in diesen Indikationsgebieten mehr neue oder verbesserte Substanzen zur Verfügung.

Wie *Abbildung 9.2* zeigt, wurden Ende der 80er und Anfang der 90er Jahre neue Arzneimittel vor allem im Bereich des kardiovaskulären Systems (ATC C) und der Antiinfektiva (ATC J) entwickelt. Von 1987 bis 1992 entfielen rund 19 % der neuen Substanzen auf ATC C; die Präparate wurden überwiegend als Analogpräparate bewertet. Rund 17 % entfielen auf ATC J, wobei die neuen Therapieprinzipien seltene Erkrankungen betrafen.

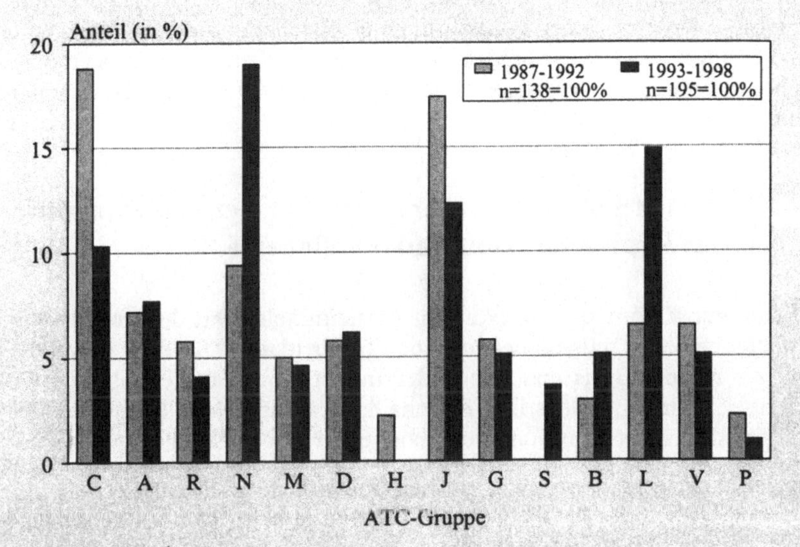

Quelle: Daten nach WIdO: GKV-Arzneimittelindex 1987-98. ATC: siehe Anhang

Abbildung 9.2 Verteilung der neuen Arzneimittel nach anatomischen Hauptgruppen (klassifiziert nach ATC)

Seit Mitte der 90er Jahre gab es zwar weiterhin neue Wirkstoffe für die Therapien spezieller Erkrankungen, die vorwiegend (zunächst jedenfalls) in Kliniken durchgeführt werden – z. B. Therapien mit Thrombozytenaggregationshemmern, Virustatika oder Antineoplastika (ATC B, J05, G, L und V). Wie *Abbildung 9.2* aber auch verdeutlicht, entfällt ein nicht unbeträchtlicher Anteil der neuen Arzneimittel auf Indikationsbereiche, die in der hausärztlichen Versorgung eine besondere Rolle spielen: neue Arzneimittel für Erkrankungen des Zentralnervensystems (ATC N: Migränetherapie, Antidepressiva, Antidementiva, Parkinsonmittel und Antiepileptika), für muskuloskeletale Erkrankungen (ATC: M; z. B. Osteoporose, Antirheumatika) und Stoffwechselerkrankungen (ATC A). Allein zwei neue Antidiabetika und vier neue Antikoagulantien wurden 1998 neu zugelassen. Diese Entwicklung wird als Begründung angeführt, dass es unter dem anvisierten Budget zu Engpässen in der Versorgung komme. In wie weit die neuen Substanzen therapeutische Vorteile gegenüber vorhandenen Therapien darstellen und welche Risiken Langzeittherapien bergen, kann zum Zeitpunkt ihrer Zulassung in der Regel nicht beurteilt werden – sodass mit der Verordnung neuer Arzneimittel nicht nur ein finanzielles, sondern auch ein therapeutisches Dilemma einhergeht. Diese Situation trifft nicht nur auf die Bundesrepublik zu. So beklagt auch Avorn [2], dass die amerikanische Pharmakopoe zu viele Präparate für dieselbe Indikation enthalte, ohne dass vergleichende Informationen über ihre Wirksamkeit vorliegen. Der Autor kritisiert, dass das amerikanische Gesundheitssystem keine Verfahren bereit hält, um diese notwendigen Wirkstoff- und aber auch Therapievergleiche (z. B. zwischen medikamentösen Eingriffen, Operationen, Psychotherapien und „watchful waiting") vorzunehmen. Gerade in Zeiten knapper Budgets – so Avorn – würde man hier systematische Beobachtung und Bewertungen erwarten. Allerdings verweist er auch auf die Schwierigkeiten – sowohl methodisch als auch bedingt durch den fehlenden Datenzugang –, entsprechende Studien durchzuführen.

9.1 Die Verordnung neuer Arzneimittel – ein Dilemma für Ärzte, Krankenkassen und Versicherte

Die Frage der Verordnung eines neuen Arzneimittels führt die Ärzte in ein doppeltes Dilemma: Sie müssen erstens eine Entscheidung – für oder gegen die Verordnung – auf der Basis unzureichender Informationen treffen (ist neu wirklich gleich besser?) und zweitens ihre Entscheidung argumentativ begründen in einem Diskussionsklima, in dem vermutet (möglicherweise auch unterstellt) wird, dass das Nichtverordnen aus Kostengründen (Sorge um das Budget, Regressangst) erfolge. In der gegenwärtigen gesundheitspolitischen Auseinandersetzung drohen zwei Fragestellungen, die diese beiden Dilemmata beleuchten, zu verschwinden: 1. die Frage nach dem Verständnis von „Innovation" und dem Kenntnisstand über neue Arzneimittel bei Markteinführung sowie 2. nach den Gründen für die Verordnung oder Nichtverordnung der neuen Präparate auf Seiten der Ärzte.

9.1.1 Verständnis von „Innovation" – das Dilemma fehlender industrieunabhängiger Informationen

Für einen verordnenden Arzt, aber auch für die Versicherten und die GKV lautet die zentrale Frage: Wie verhält sich die bedingt durch die Entwicklungs- und Vermarktungskosten teure „Innovation" – das neu auf dem Markt gebrachte Arzneimittel – zu vorhandenen Therapien?

Vor der Verordnung eines neuen Wirkstoffes wird sich der Arzt fragen, ob hierdurch eine neue, bisher nicht vorhandene Therapiemöglichkeit eröffnet wird und welche Vorteile sich für den Patienten bei der Anwendung ergeben. Er wird wissen wollen, ob sich das neue Medikament durch weniger Nebenwirkungen auszeichnet im Vergleich zu einem bisher in der Therapie eingesetzten Arzneimittel. Er wird wissen wollen, ob die beschriebenen Vorteile klinisch relevant oder nur marginal sind und ob die Werbeaussagen der Hersteller mit den Ergebnissen aussagekräftiger, d. h. ausreichend groß angelegter, klinischer Studien[2] übereinstimmen.

Diese Fragen werfen ein zentrales Dilemma auf, denn zum Zeitpunkt der Markteinführung einer Substanz können sie nur bedingt beantwortet werden; es liegen keine hinreichenden und nur wenige vom Hersteller unabhängig ermittelte Nutzen-Risiko-Bewertungen und nur selten vergleichende Therapiestudien vor.

---

[2] Zur Problematik von Therapieempfehlungen auf der Basis kleiner klinischer Studien s. die Diskussion über ELITE I und II zur Beurteilung von Losartan im Vergleich zu Captopril.

Dem Arzt stehen zur Beantwortung oftmals nur die Informationen der Hersteller – hier des Pharmareferenten – zur Verfügung; für seine Entscheidungsfindung, die er auf der Grundlage der Antworten auf die oben genannten Fragen vornehmen könnte, fehlen ihm wichtige Informationen. Auf Seiten des Arztes besteht ein Informationsdefizit; will er seine Therapieentscheidung begründen, gerät er in einen sachlichen Beweisnotstand. Eine Verordnung ohne ausreichende Informationsgrundlage hat jedoch mindestens eine – negative – Konsequenz: Sie verteuert die medikamentöse Therapie ohne Kenntnis des Nutzens bzw. anderer Risiken.

Mit anderen Worten: der Hersteller hat einen Informationsvorsprung, d. h. die als Vorteile herausgestellten Eigenschaften können nicht sofort durch die Praxis überprüft werden (zum wissenschaftlichen Gehalt der Werbeaussagen und zu Vermarktungsstrategien s. [19]). Diesen Zeitpunkt der Markteinführung beschrieb McKinlay 1981 [26] als die erste Phase im Lebenszyklus einer Innovation, die mit vielversprechenden, enthusiastischen Berichten beginnt (*„the stage of the „promising report"*). Man denke hier beispielsweise an die Einführung der selektiven Cyclooxigenase-2-Hemmer. Die erste Substanz dieser Gruppe – Meloxicam –, von der man sich weniger gastrointestinale Nebenwirkungen im Vergleich zu den bekannten NSAIDs versprach, gelangte auf Anhieb in die Gruppe der 2000 meist verordneten Arzneimittel [33].[3] Betrachtet man den Diskurs um die „Innovationen", so kann man sich des Eindruckes nicht erwehren, dass hier vor allem die von Hondrich beschriebene „Kunst des Weglassens" als dramaturgisches Element im Disput eingesetzt wird [16]. So werden die Vorteile *einzelner* „Innovationen" betont (z. B. besseres Nebenwirkungsprofil bei den neuen atypischen Neuroleptika, dadurch bessere Compliance), die dann in der öffentlichen Rezeption unterschwellig zu der Vorstellung führen, dass alle „neuen" Arzneimittel „bessere Arzneimittel" darstellen. Dies zeigt sich auch am Beispiel von Viagra®, Xenical® oder Relenza®. Hier hat die breite Öffentlichkeit – ganz unabhängig von der endgültigen Nutzen-Risiko-Bewertung – eine Vorstellung von den Möglichkeiten und der Leistungsfähigkeit „moderner Arzneimitteltherapie" erhalten. Vor diesem Hintergrund und den Konnotationen der Begriffe „Innovation / neue Arzneimittel / unbehandelbare Erkrankung" lassen sich die Folgen eines Budgets auch öffentlichkeitswirksam darstellen [18]; [38]. Andererseits wird diese überwiegend von den Medien getragene öffentliche Meinung wiederum als ein nicht unerheblicher Einflußfaktor auf die Verordnungsbereitschaft der Ärzte gewertet, dem diese sich nur schwer entziehen könnten (z. B. Medien-Kampagnen zur Herzinfarktgefahr u. a. durch hohes Cholesterin und die Nachfrage nach Lipidsenkern, hier vor allem nach Statinen).

Diese Beobachtungen legen einerseits nahe, im folgenden nicht von „Innovationen", sondern von „neuen Wirkstoffen" zu sprechen, da der Begriff der „Innovation" in unserem alltäglichen Sprachgebrauch positiv im Sinne von „besser, moderner, verträglicher, wirksamer etc." besetzt ist – eine Bewertung, die zum Zeit-

---

[3] Ein aktuelles Beispiel liefert hierzu die Schlagzeile in der Ärztezeitung (August 1999) zu Zanamivir (Relenza): "Neues Mittel gegen Grippe wird helfen, die Zahl der Todesfälle zu verringern".

punkt der Markteinführung für das Arzneimittel in der Regel noch gar nicht gegeben werden kann (zur Begrifflichkeit s. auch [20]). Zum anderen sei an dieser Stelle an die schon lange bestehende Forderung des Nachweises des therapeutischen Nutzens für die Arzneimittelzulassung oder – was heute wahrscheinlicher ist – für eine Erstattungsfähigkeit im Rahmen der GKV erinnert [30]. Im Kontext von *evidence based medicine* ist auf den *publication bias* – Verzerrungen in der Bewertung der Studienergebnisse durch Mehrfachpublikationen einer Studie bzw. Nichtpublikation ungünstiger Ergebnisse, um nur zwei Aspekte anzuführen – vielfach hingewiesen und mehr Transparenz der Studienergebnisse gefordert worden.[4]

Die Verordnung von neuen Arzneimitteln geht für die Ärzte noch mit einem zweiten – argumentativen – Dilemma einher.

9.1.2 Schutz vor Risiken durch Nichtverordnen oder Sorge um das Budget? – Das argumentative Dilemma

Was veranlasst Ärzte, einen neuen Wirkstoff zu verordnen, vorhandene Therapiestrategien durch neue zu ersetzen? Befasst man sich mit Qualität und Wirtschaftlichkeit der Gesundheitsversorgung, so stößt man schnell auf die Frage nach den Einflussfaktoren auf das Entscheidungsverhalten von Ärzten in Bezug auf die Wahl ihrer Therapien – und hier insbesondere auf die Arzneimittelauswahl. Zahlreiche Studien der Versorgungsforschung haben gezeigt, dass sich Art und Leistungen der medizinischen Versorgung nicht nur zwischen Industrienationen, sondern auch innerhalb eines Landes, z. B. zwischen Regionen, aber auch zwischen vergleichbaren Einrichtungen, deutlich voneinander unterscheiden (zum *practice variation research* s. zusammenfassend [7], [24], [31], zur Arzneimittelversorgung siehe hier stellvertretend die Darstellung von [15] und die vergleichenden Angaben für die Nordischen Länder [29]). In der aktuellen gesundheitspolitischen Debatte hat eine Zusammenstellung der Arzneimittelausgaben je Versicherten nach KV-Bezirken, die große Unterschiede in den Pro-Kopf-Ausgaben zwischen den KVen zeigte, konkurrierende, aber jeweils unbefriedigende Erklärungsmuster hervorgebracht [32]. Die beobachteten Unterschiede lassen sich nur z. T. durch Demographie und Morbidität der Bevölkerungen erklären. Von Bedeutung sind hier medizinische Schulen und Traditionen sowie kulturelle Faktoren, aber nicht zuletzt auch die Tatsache, dass es vor allem bei den Hausärzten immer auch um Entscheidungen unter Unsicherheitsbedingungen geht [6]. Der Faktor „persönlicher Stil der Arztes" darf nicht unterschätzt werden – hier geht seine therapeutische Erfahrung ein, seine Haltung zu Arzneimitteln, sein persönlicher Fortbildungsstil u.a.m. Wie sehr sich Hausärzte im Umgang mit gängigen Beschwerden unterscheiden, zeigen auch die Verordnungsanalysen und ihre Diskussion in den Pharmakotherapiezirkeln, wo diese Unterschiede für viele Teilnehmer erstmals transparent werden [9], [10], [11] und [12].

---

[4] In diesem Sinne äußerten sich z. B. Dr. Beckmann und Dr. Glaeske auf der GK Pharm am 27.11.1999 in Wuppertal.

Vor dem Hintergrund der Beobachtung, dass das Verordnungsverhalten der Ärzte durch zahlreiche Faktoren beeinflusst wird und einer eigenen „Rationalität" unterliegt, ist auch zu erwarten, dass sich Ärzte in ihrer Haltung zu neuen Arzneimitteln unterscheiden. So fanden beispielsweise Leufkens und Urquhart [21] bei einer Untersuchung das schon von Inman und Pearce (1993, zitiert nach [21]) beschriebene Phänomen bestätigt, dass ein Großteil der Verordnungen für neue Arzneimittel von einem kleinen Prozentsatz der Ärzte veranlasst wird. Die Autoren vermuten eine unterschiedliche Bereitschaft unter den Ärzten, sich von den Werbeaussagen in ihrem Verordnungsverhalten beeinflussen zu lassen. Immerhin – so Daten aus Kanada, die aus einem Survey von rund 10.000 General Practioners gewonnen wurden –, erklärten 23 % der Ärzte, dass sie neue Arzneimittel üblicherweise schon kurz nach der Zulassung verordnen; 31 % Ärzte setzen ein neues Arzneimittel ein, nachdem einige Kollegen es erprobt haben, weitere 38 %, wenn das Arzneimittel allgemein gebräuchlich ist und 8 %, wenn es zum Standard einer Therapie erklärt wird ([22], vgl. auch [36]).[5] Lexchin fand den hohen Prozentsatz, der bereit ist, ein neues Arzneimittel zu einem frühen Zeitpunkt seiner Einführung zu verordnen, bemerkenswert, zumal nur wenige dieser Substanzen einen therapeutischen Fortschritt erbrachten. Wann Ärzte letztlich bereit sind, ein neues Arzneimittel einzusetzen und ob diejenigen Ärzte, die sehr schnell eine neue Substanz in ihr Arzneirepertoire aufnehmen, bestimmte Charakteristika aufweisen, kann noch als Forschungsfrage behandelt werden.

9.2   Strategien im Umgang mit neuen Wirkstoffen

Die Frage, wie die Ressourcenallokation im Gesundheitswesen gesteuert werden kann, ist nicht ganz neu und wird nicht nur in Deutschland diskutiert. Zunächst kann in der Bundesrepublik Deutschland jedes zugelassene Arzneimittel von jedem Arzt verordnet werden. Einschränkungen des Gesetzgebers von dieser Option wurden aus Gründen der Arzneimittelsicherheit getroffen (z. B. BTM-Rezepte, Verordnungseinschränkung auf bestimmte Ärzte oder Arztgruppen wie z. B. bei Leponex®). Hiervon muss die Frage nach der Erstattungspflicht der GKV unterschieden werden. Versicherte haben Anspruch auf Versorgung mit Arzneimitteln (SGB V § 31) – das BMG kann jedoch durch Rechtsverordnung „Heil- und Hilfsmittel von geringem oder umstrittenem therapeutischen Nutzen oder geringem Abgabepreis bestimmen, deren Kosten die Krankenkasse nicht übernimmt" (SGB V § 34). Neue Arzneimittel waren hiervon bis zur Markteinführung von Viagra® nicht betroffen. Unter dem neu gebildeten Begriff der sogenannten „Lifestyle-Medikamente" – der vergleichbar der positiven Konnotation des Begriffes der Innovationen suggeriert, dass diese Arzneimittel nicht Leiden und Erkrankungen bekämpfen, sondern eher allgemeinen „Lebensgenuss fördern" – beschloss der Bundesausschuss Ärzte/Krankenkassen aus wirtschaftlichen Überlegungen, die Verordnung dieser Produkte durch die GKV nicht zu gestatten (inwieweit dies juristisch zu halten ist, muss noch abgewartet werden).

---

[5] Vergleichbare Untersuchungen für die BRD sind den Autorinnen leider nicht bekannt.

Neben diesen ordnungspolitischen Maßnahmen sind Steuerungsmöglichkeiten auf der Ebene der medizinischen und pharmazeutischen Profession im Sinne eines Qualitätsmanagements möglich. Hierzu könnten Leitlinien der Fachgesellschaften dienen, die eine unabhängige Bewertung der neuen Arzneimittel vornehmen und dadurch sicherstellen, dass diejenigen Patienten die neuen Arzneimittel erhalten, die die größte Chance haben, von der Anwendung zu profitieren (s. z. B. [39] in bezug auf Interferon oder [5] zu monoklonalen IgM-Antikörpern; Leitlinien der AWMF).[6] Die besondere Herausforderung für den verordnenden Arzt besteht ja gerade darin, diejenigen neuen Wirkstoffe aufzugreifen, von denen seine Patienten nachweislich profitieren, und die zu vermeiden, wo vergleichbare Ergebnisse mit bereits bestehenden Therapien erzielt werden können.

Leitlinien und Empfehlungen können jedoch nur wirksam werden, wenn der verordnende Arzt sich von der Thematik persönlich betroffen fühlt. Wie schwer es ist, Verordnungsroutinen zu verändern – und hierzu gehört auch die Einstellung und das Verhalten des Arztes gegenüber neuen Arzneimitteln – wurde in zahlreichen Studien zur Qualitätssicherung ärztlicher Verordnungsweise gezeigt (s. zusammenfassend [37]). Als ein wirksames Verfahren, nachhaltige positive Veränderung zu bewirken, gilt das *peer review* – das kollegiale evaluierende Gespräch – basierend auf einem schriftlichen Feedback über die Verordnungsweise. Hierzu dient die Rezeptanalyse, die eine objektivierende Selbstbeobachtung des Verordnungsgeschehens erlaubt (s. zusammenfassend [9] – [12]). Im Kern geht es hier um die Frage, wie eine qualitätsgesicherte und wirtschaftliche Therapie unter den gegebenen wirtschaftlichen Rahmenbedingungen eines Kassenarztes möglich ist und welche Hilfestellungen hierzu formuliert werden können. Vor dem Hintergrund des „Informationsnotstandes" und der dadurch bedingten Unsicherheit im Umgang mit neuen Arzneimitteln – hinsichtlich der Anwendbarkeit bei seinen Patienten, aber auch hinsichtlich eines ökonomischen Einsatzes der Ressourcen – bietet sich an, neue Arzneimittel im Vergleich zu bestehenden Therapien im Rahmen der Pharmakotherapiezirkel, wie dies seit Ende der 80er Jahre in der KV Hessen erfolgt, zu diskutieren und Empfehlungen im Umgang mit diesen Präparaten zu formulieren. Die Thematik sollte früh aufgegriffen werden, da bekanntermaßen eingefahrene Routinen nur schwer zu ändern sind und bei nicht wenigen

---

[6] Der National Health Service in England unterstützt durch die Drug and Therapeutic Committees (DTC), durch das National Prescribing Centre [28] und durch das jüngst eingerichtet National Institute for Clinical Excellence (NICE) die Ärzte in ihrer Verordnungsqualität. Das NICE sieht es als eine zentrale Aufgabe an, neue Arzneimittel – möglichst noch vor der Zulassung – hinsichtlich ihres Nutzens zu bewerten (zur Kritik der gegenwärtigen Bewertungsmethoden siehe [13]). Auch unter eingeschränktem Informationsstand müssen Ärzten Handlungshilfen gegeben werden. Die DTCs sprechen nach bestimmten festgelegten Verfahren zur Bewertung des therapeutischen Nutzens neuer Arzneimittel Empfehlungen zum Status der Aufnahme in die regionalen Arzneimittellisten aus bzw. geben die Empfehlung, noch weitere systematische Beobachtungen zu sammeln [4].

Ärzten die Vorstellung besteht, dass eine amtliche Zulassung mit therapeutischem Nutzen gleichzusetzen ist.[7]

9.3   Wie arbeiten Pharmakotherapiezirkel?

Pharmakotherapiezirkel (PTZ) bezeichnet hier eine Gruppe von Ärzten gleicher oder ähnlicher Fachrichtung, die sich für eine begrenzte Zeit regelmäßig freiwillig trifft, um unter der Moderation zweier Kollegen in einem balintähnlichen Setting auf der Grundlage von themen- oder indikationsgruppenbezogenen Verordnungsanalysen ihre jeweiligen Therapiekonzepte zu diskutieren und Strategien für eine rationale Arzneitherapie zu entwickeln.

Teilnehmer der hier vorgestellten Pharmakotherapiezirkel sind interessierte Hausärzte oder hausärztlich tätige Internisten sowie vor allem Ärzte, die von der Kassenärztlichen Vereinigung (KV) angesprochen wurden, da sie im Vergleich zu ihrer Facharztgruppe durch hohe Verordnungskosten auffielen und von Regressforderung bedroht waren. Die Moderatoren sind ebenfalls niedergelassene Hausärzte, die sich in Pharmakotherapie fortgebildet haben und sich schon seit vielen Jahren mit ihrer Verordnungsweise und Strategien der Optimierung befassen. Sie bilden einen eigenen Pharmakotherapiezirkel und erarbeiten darüber hinaus hausärztliche Leitlinien.

Das Konzept beruht auf der Erfahrung, dass eine wirksame Qualitätssicherung, die auf eine Veränderung des Verordnungsverhaltens zielt, an den Problemen und Besonderheiten des primärärztlichen Handelns ansetzen muss. Hierzu bedarf es jedoch eines Verfahrens, Alltagsroutinen – in diesem Fall des Verordnungshandelns – für den Arzt sichtbar zu machen. Ein geeignetes Instrument ist hierfür die *Verordnungsanalyse* aller oder einer Stichprobe der Rezepte eines Arztes, die in Form themenspezifischer Manuale für die Zirkelsitzungen aufbereitet wird. Diese themen- bzw. indikationsgruppenspezifische Verordnungsanalyse eröffnet jedem Teilnehmer Einblick in sein reales Verordnungsverhalten, zeigt Abweichungen von den eigenen Vorstellungen und Diskrepanzen zu den Empfehlungen rationaler Arzneitherapie. Auf dem Hintergrund dieser Dokumentation können Qualitätsprobleme erkannt und in den Peer-Review-Sitzungen gemeinsam bearbeitet werden.

---

[7] McKinlay formulierte diesen Gedanken noch weitergehend: „The legal maxim that a person is presumed innocent until proven guilty appears also to apply to most medical innovations. They are assumed to be effective until they are shown *ad nauseam* to be ineffective and on those occasions when something is shown to be ineffective, it is difficult to remove because of the pressure groups associated with, and even dependent upon, its survival." ([26]:400, Hervorh. im Original).

Die Aufbereitung der Verordnungsanalyse erfolgt im Konzept der Forschungsgruppe Primärmedizinische Versorgung[8] *gruppenbezogen*: Jeder teilnehmende Arzt sieht nicht nur sein eigenes Arzneimittelspektrum und die Behandlungsprävalenzen seiner Praxis, sondern auch, in anonymisierter Form, das Verordnungsverhalten sowohl der am Zirkel teilnehmenden KollegInnen als auch, angegeben als Mittelwert, das Verordnungsverhalten der Moderatorengruppe (Beispiel s. u.). Verschiedene Analysen zeigten, dass sich die Moderatoren in bezug auf die Arzneimittelgruppen, bei denen ein hohes Verordnungsvolumen unter Qualitätsgesichtspunkten problematisiert wurde, durch geringere Behandlungsprävalenzen, niedrigere Kosten und stringentere Arzneimittelauswahl von den Teilnehmern der Zirkel unterschieden [34], [21]. Dieser Gruppenbezug in den Abbildungen der Verordnungsanalyse gibt den Impuls zum Erfahrungsaustausch über die arztindividuellen therapeutischen Konzepte, über den Umgang mit Patienten- und Kollegenerwartungen und über medikamentöse wie nichtmedikamentöse Alternativen.

Ein unverzichtbarer Bestandteil der Pharmakotherapiezirkelarbeit ist die Durchführung der *Evaluation* nach Beendigung der 6 – 8 Zirkelsitzungen, d. h. nach ca. einem Jahr. Die Evaluation erfolgt sowohl in Bezug auf den Arbeitsprozess der Sitzungen als auch in Bezug auf die Ziele der Zirkelsitzungen durch Wiederholen der Verordnungsanalyse als Vorher-/Nachher-Vergleich. Durch diese erneute Verordnungsanalyse erhalten die Ärzte ein Feedback, ob und welche Art von Veränderungen in ihrem Verordnungsverhalten stattgefunden haben. Hierdurch schließt sich der Kreis der qualitätssichernden Schritte, da die der Evaluation dienende Verordnungsanalyse zugleich wieder als Ausgangspunkt für das Erkennen von Verordnungsproblemen dient [11].

9.4 Neue Wirkstoffe als Thema für Pharmakotherapiezirkel

Es hat sich in der PTZ-Arbeit bewährt, mit den Teilnehmern Arzneimittelgruppen zu diskutieren, bei denen die Verordnungshäufigkeit auf Qualitätsprobleme schließen lässt. Die Themenwahl orientiert sich an folgenden Gesichtspunkten (5 „C"):

- häufige Indikationsgruppen („common"); d. h. alle Ärzte sind in das Thema involviert wie z. B. Schmerzmittel, Magen-Darm-Mittel

- häufige bei Hausärzten vorgestellte Beschwerden (z. B. Schlaflosigkeit, Schmerzen) („complaints")

- teure Therapien („costly") wie Lipidsenker, SSRI, inhalative Glucocorticoide

---

[8] Das evaluierte Konzept des PTZ wurde von der Forschungsgruppe Primärmedizinische Versorgung unter der Leitung von PD Dr. med. L. v. Ferber Ende der 80er Jahre in enger Kooperation mit einer Gruppe von Pharmakotherapieberatern der KV Hessen entwickelt und konnte nach einem erfolgreichen Feldversuch ab 1995 unterstützt durch den VdAK und AEV seither in drei Zyklen rund 400 Ärzten angeboten werden.

- kontrovers diskutierte Therapien und Indikationsstellungen („controversy") wie z. B. die Verordnung von Protononenpumpenhemmern, Einsatz von Lipidsenkern und

- Therapien, bei denen Ärzte sich unterschiedlichen, auch einander widersprechenden Anforderungen ausgesetzt sehen, z. B. Hausmittel und Patientenaktivierung vs. schnelle Rückkehr in den Arbeitsprozess („constraints").

Das Thema „neue Wirkstoffe" erfüllt die oben genannten Kriterien. Neue Therapien sind teuer, es bestehen Unsicherheiten in ihrer Bewertung. Auch wenn von den Hausärzten Zurückhaltung im Initiieren von Therapien mit neuen Arzneimitteln geübt wird, sind sie oftmals gefordert, im Krankenhaus oder bei Fachärzten begonnene Therapie fortzusetzen. Sie geraten hier in ein Spannungsverhältnis zwischen ihren persönlichen Therapievorstellungen und -erfahrungen inklusive der Kosten und den Erwartungen der Kollegen und Patienten. Studien zeigen darüber hinaus, dass Arzneimittel mit neuen Wirkstoffen mitunter nicht indikationsgerecht eingesetzt werden ([3], [25]) oder aber die Verordnung von nichtklinischen Parametern (wie z. B. durch die Frage, wer die Therapie finanziert) beeinflusst wird [35].

9.5   Möglichkeiten der Datenaufbereitung als Input für die Diskussion neuer Arzneimittel

Im folgenden soll an Hand der Rezeptdaten des II. Quartals 1998 der zur Zeit bei der KV Hessen durchgeführte Pharmakotherapiezirkel dargestellt werden, wie das Thema „Arzneimittel mit neuen Wirkstoffen" für die thematischen Zirkelsitzungen aufbereitet werden kann.[9] In die Analyse gehen die Ersatzkassen-Rezepte von 13 Moderatoren und 100 Ärzten (Teilnehmer in acht Zirkeln) ein. Die Teilnehmer der Zirkel sind Hausärzte und hausärztlich tätige Internisten. Mitunter zu beobachtende Besonderheiten im Arzneimittelspektrum verweisen darauf, dass die Teilnehmer entweder therapeutische Schwerpunkte haben oder durch die Lage ihrer Praxis in ländlichen Gebieten oftmals auch Facharztverordnungen übernehmen müssen. Diesen Kontext zu kennen, ist für die Interpretation der Daten, die im Gespräch im Zirkel erfolgt, wichtig und spielt auch in der Diskussion über die Verordnung neuer Wirkstoffe eine Rolle.

Für die folgende Darstellung wird der Begriff „neuer Wirkstoff" pragmatisch operationalisiert als neu eingeführte Arzneimittel, wie sie der Arzneiverordnungs-Report jährlich ausweist. Es werden hierbei vor allem die Jahre 1993 bis 1997 betrachtet.

---

[9] Die Verordnung neuer Arzneimittel stellt kein eigenes Zirkelthema bei der KV Hessen dar. Neue Arzneimittel werden im jeweiligen Indikationsgebiet thematisiert (z. B. Protonenpumpenhemmer, SSRI, Statine). Zusammenfassende Darstellungen zur Verordnung neuer Arzneimittel eignen sich dazu, in Übersichten zum Verordnungsverhalten integriert zu werden. Ausgewertet werden hier die Rezepte der Ersatzkassen.

In einer ersten Darstellung kann den Teilnehmern die Verteilung der neuen Arzneimittel nach ATC-Hauptgruppen gezeigt werden (*s. Abbildung 9.2*). Im Zirkel kann weiterhin dargestellt werden, wie sich die Verordnung neuer Arzneimittel prozentual auf die Praxen verteilt – einerseits als Konzentrationsmaß (*s. Abbildung 9.3*) sowie andererseits im Vergleich der Teilnehmer untereinander und zu den Moderatoren (*Abbildung 9.5*).

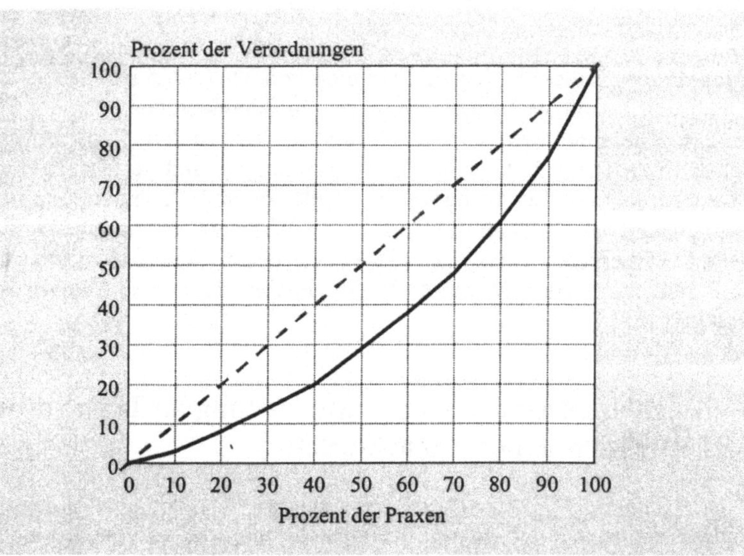

Quelle: Daten aus 8 Teilnehmerzirkeln 1999/2000 der KV Hessen; Rezeptdaten des II. Quartals 1998

Abbildung 9.3 Konzentration neuer Arzneimittel auf Praxen

Anzahl der Verordnungen neuer Arzneimittel (standardisiert je 100 Rezeptempfänger des Quartals II/98) (n=100 Praxen = PTZ-Teilnehmer; n=1.593 Verordnungen neuer Arzneimittel je 100 Rezeptempfänger in 100 Praxen)

Die *Abbildung 9.3* zeigt, dass auf 12 % der Zirkelärzte rd. 25 % der Gesamtzahl der verordneten neuen Arzneimittel entfallen, knapp 30 % der Ärzte verordneten 50 % der neuen Arzneimittel und 50 % der Ärzte verordneten 70 % der neuen Arzneimittel. Die Moderatoren verordneten im Durchschnitt mit 12,4 neuen Arzneimitteln je 100 Rezeptempfänger neue Wirkstoffe zurückhaltender als die Zirkelärzte (15,9 Verordnungen; vgl. hierzu auch *Abbildung 9.5*).

Die Rate neuer Wirkstoffe ist in den verschiedenen ATC-Hauptgruppen unterschiedlich; nicht alle Hauptgruppen sind für niedergelassene Ärzte gleichermaßen bedeutsam. Ein Mengengerüst soll den Teilnehmer deshalb zeigen, in welchen Bereichen sie bisher die Arzneimittel mit neuen Wirkstoffen aufgegriffen haben. Hierzu zeigt *Abbildung 9.4* eine Verteilung der *gesamten* Verordnungen auf die verschiedenen ATC-Hauptgruppen (linker Balken). Erwartungsgemäß nehmen die Präparate für kardiovaskuläre Erkrankungen den ersten Rang ein (Durchschnittsalter der Patienten: 46,1 Jahre). Daneben zeigt die Abbildung (rechter Balken), wie sich die Verordnungen von Arzneimitteln mit neuen Wirkstoffen der Jahre 1993-1997 auf die jeweiligen ATC-Hauptgruppen verteilen. Die Verordnungsrate der neuen Arzneimittel folgt nicht völlig dem Verordnungsmuster der Gesamtverordnungen: Wie aus *Abbildung 9.4* ersichtlich, werden von den Zirkelteilnehmern neue Arzneimittel für kardiovaskuläre Erkrankungen (ATC C), Antibiotika (ATC J) und Sinnesorgane (ATC S) in der Verordnung überproportional aufgegriffen. Rund 22 % aller Verordnungen entfallen auf ATC C. Mit 31 % der verordneten Arzneimittel mit neuen Wirkstoffen werden sie überproportional häufig verordnet. Insgesamt wurden 5,7 % aller Verordnungen für Antibiotika ausgestellt, dem gegenüber steht ein Anteil von 14,2 % bei Arzneimitteln mit Wirkstoffen, die zwischen 1993 und 1997 auf den Markt gekommen sind. Indikationsgebiete (hier operationalisiert als ATC-Hauptgruppen), die eine hohe Rate an Arzneimitteln mit neuen Wirkstoffen aufweisen, wie beispielsweise Wirkstoffe zur Immunsuppression oder neue Diagnostika (ATC L und V), spielen in der hausärztlichen Verordnung eine geringere Rolle.

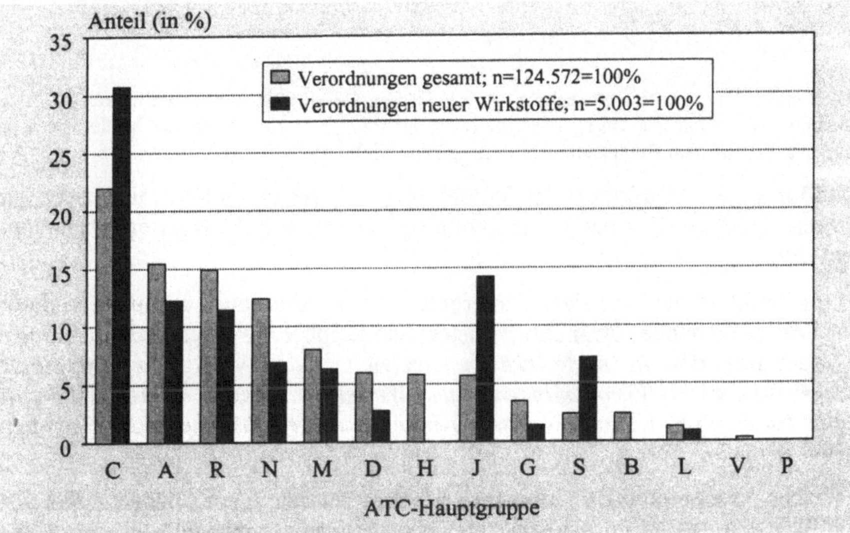

Quelle: Daten aus 8 Teilnehmerzirkeln 1999/2000 der KV Hessen; Rezeptdaten des II. Quartals 1998

Abbildung 9.4 Anteil neuer Arzneimittelverordnungen an den Gesamtverordnungen nach ATC-Hauptgruppen

Für die Diskussion im Zirkel ist es wichtig, Unterschiede oder auch Gemeinsamkeiten zwischen den Teilnehmern herauszuarbeiten. *Abbildung 9.5* zeigt deshalb am Beispiel eines Zirkels, in welchem Umfang in jeder Praxis neue Arzneimittel – hier alle seit 1993 neu eingeführten Mittel – verordnet werden. Die Buchstaben unter den Säulen bezeichnen hier den Code für jeden Teilnehmer. Die Darstellung soll den Erfahrungsaustausch der Teilnehmer untereinander anstoßen und sie für ihre Entscheidungsprozesse bei der Verordnung von Arzneimitteln mit neuen Wirkstoffen sensibilisieren.

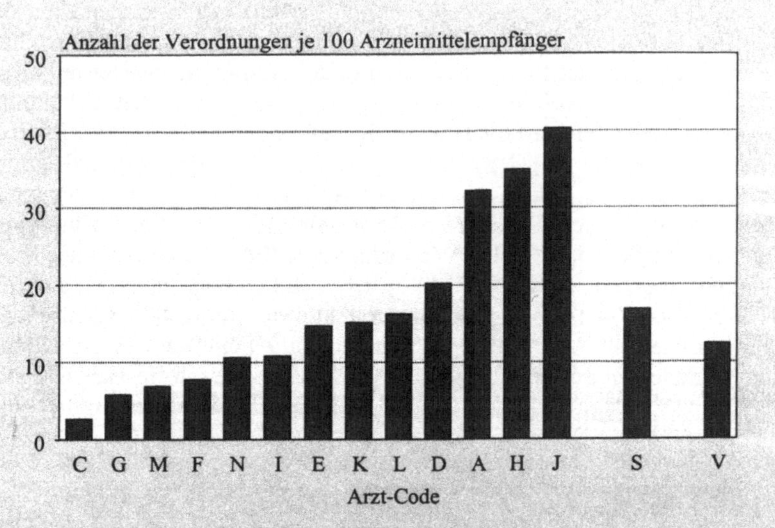

Daten eines Pharmakotherapiezirkels der KV Hessen 1999/2000; hier 13 teilnehmende Praxen; Rezepte des II. Quartals 1998; S = Mittelwert des PTZ; V = Mittelwert der Moderatoren; jede Praxis ist durch einen Buchstaben als Code gekennzeichnet

Abbildung 9.5 Häufigkeit der Verordnung von Arzneimitteln mit neuen Wirkstoffen (1993-1997) eines Pharmakotherapiezirkels der KV Hessen (Rezeptdaten von II/98).

Im Zirkel können auf dem Hintergrund dieser Abbildung und unter Heranziehung der persönlichen Arzneimittellisten eine Reihe von Fragen diskutiert werden: *Wie erklären sich die Ärzte ihre im Vergleich zu den Kollegen niedrigere bzw. höhere Anzahl an Verordnungen neuer Wirkstoffe? Initiieren sie die Therapie selbst? Handelt es sich um Nachverordnungen von Krankenhaus- oder Facharztverordnungen?*

Welche Arzneimittel im einzelnen verordnet wurden, kann für den Zirkel wie auch für jeden Arzt in Form einer Arzneimittelliste zusammengestellt werden, die das Spektrum der verordneten neuen Präparate nach Anzahl der behandelten Patienten mit Angabe der Anzahl der verordneten Packungen, Tagesdosen[10] und Kosten zeigt. *Tabelle 9.1* zeigt hierzu exemplarisch die Verordnungen zweier Ärzte mit vergleichbarer Klientel, aber deutlich unterschiedlichem Arzneimittelspektrum. Die Interpretation und Bewertung erfolgt im Zirkel durch die Ärzte.

---

[10] Die DDD-Kosten geben einen ersten Anhaltspunkt zu den Therapiekosten; Unterschiede in den DDD-Kosten bei gleichen Präparaten sind durch Unterschiede in den Packungsgrößen, Stärken oder Darreichungsformen bedingt.

Tabelle 9.1 Übersicht über die Verordnung von Arzneimitteln (Interna) mit neuen Wirkstoffen (1993-1997) durch zwei Ärzte eines PTZ der KV Hessen (Rezeptdaten von II/98)

Arzt A

ATC	Fertig-arznei-mittel	Anzahl der Pa-tienten	Anzahl Verord-nungen	Kosten (DM)	Anzahl DDD	Kosten je DDD [DM/ DDD]	DDD je Pati-ent
M	Biofenac	21	30	1139	715	1,59	34
M	Mobec	13	16	751	350	2,15	27
A	Amaryl	7	9	939	1380	0,68	197
C	Sortis	2	2	248	67	3,72	33
C	Diovan	1	1	203	98	2,06	98
C	Lorzaar	1	1	123	56	2,20	56
D	Ecural	1	1	11	-	-	-

Arzt M

ATC	Fertig-arznei-mittel	Anzahl der Pa-tienten	Anzahl Verord-nungen	Kosten (DM)	Anzahl DDD	Kosten je DDD [DM/ DDD]	DDD je Pati-ent
A	Agopton	2	3	692	140	4,94	70
C	Lorzaar	2	2	271	126	2,15	63
M	Mobec	1	2	197	100	1,74	100
C	Cerate	1	1	174	100	1,74	100
C	Posicor 50	1	1	174	100	1,74	100
G	Proscar	1	1	301	100	3,01	100
N	Ascotop 2,5 mg	1	1	66	30	2,20	30

Daten eines Pharmakotherapiezirkels der KV Hessen 1999/2000; Rezepte des II. Quartals 1998;
Arzt A: 186 Ersatzkassen-Rezept-Patienten, Frauenanteil 57 %, Durchschnittsalter 54,4 J.
Arzt M: 160 Ersatzkassen-Rezept-Patienten, Frauenanteil 59 %, Durchschnittsalter 54,0 J.

Inwieweit Ärzte neue Therapieprinzipien und galenische Verbesserungen (Bewertung A und B) bevorzugen oder in welchem Umfang sie Me-too-Präparate (Bewertung C) verordnen, kann an Hand der von Fricke und Klaus vorgenommenen Bewertung der Arzneimittel mit neuen Wirkstoffen/neuer Galenik für jeden Arzt, vergleichend für den Zirkel oder auch im Vergleich der Moderatoren und Teilnehmer dargestellt werden.

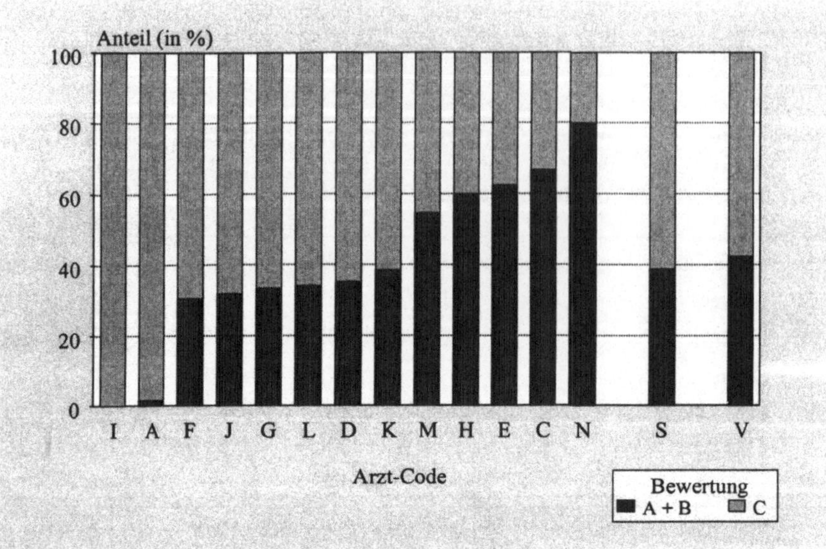

Daten eines Pharmakotherapiezirkels der KV Hessen 1999/2000; Rezepte des II. Quartals 1998; S = Mittelwert des PTZ; V = Mittelwert der Moderatoren; jede Praxis ist durch einen Buchstaben als Code gekennzeichnet; 100 % = alle Verordnungen neuer Arzneimittel (1993-1997) eines Arztes; Bewertung nach Fricke und Klaus 1998.

Abbildung 9.6 Verordnung neuer Arzneimittel nach pharmakologischer Bewertung

Die Ärzte erhalten durch die *Abbildung 9.6* Transparenz hinsichtlich einer ersten pharmakologischen Bewertung ihrer Verordnung neuer Arzneimittel. Hinsichtlich der als „Me-too" eingestuften Präparate kann die Frage erörtert werden, ob diese ebenso gut dokumentiert sind wie die entsprechenden Originalpräparate bzw. ob – bei gegebener Vergleichbarkeit der Wirkung und Sicherheit – die Therapie dadurch kostengünstiger wird (s. hierzu auch [17]).

9.6   Diskussion der Verordnung neuer Wirkstoffe im Kontext vorhandener Therapien – Beispiele für ausgewählte Indikationsgebiete

Die Thematik der neuen Wirkstoffe wird in den Pharmakotherapiezirkeln im Kontext der jeweiligen Indikationsgebiete (Magen-Darm-Mittel, Psychopharmaka, Antiasthmatika, Analgetika etc.) diskutiert. Dies erlaubt den notwendigen und unabdingbaren Vergleich zu vorhandenen Therapien. Die Darstellung der Verordnungsdaten für einzelne Indikationsgruppen wird somit im Zirkel für einen vertiefenden kollegialen Austausch zu den folgenden Fragen genutzt: *Welche Eigenschaften des neuen Arzneimittels, welche spezifische Erwartung führen zu einem Therapieversuch? Waren andere Therapien unbefriedigend? Wie gut sind die erwarteten Vorteile dokumentiert? Welche Erfahrungen haben die Kollegen im Einsatz dieser Präparate gewonnen? Was ist bei der Verordnung zu beachten? Was sollte regelmäßig untersucht und dokumentiert und was sollte der Patient gefragt werden?*

9.6.1   Magen-Darm-Mittel

1989 kam der erste Protononpumpenhemmer (PPI; Omeprazol) auf den Markt; seither wurden drei weitere Protonenpumpenhemmer eingeführt. Der Verordnungsanstieg der Protonenpumpenhemmer seit 1993 kann zu einem großen Prozentsatz auf die Eradikationstherapie und die Behandlung der chronischen Refluxoesophagitis zurückgeführt werden. In der Regel liegen hier jedoch zeitlich begrenzte Therapien vor; beim Ulkus wird von einer Behandlungsdauer von 4 bis 8 Wochen gesprochen. Eine Langzeittherapie kann bei der Behandlung der Refluxoesophagitis und des Zollinger-Ellison-Syndroms notwendig werden.

Die Kontrolle der Therapiedauer stellt deshalb ein wichtiges Qualitätsinstrument für die hausärztliche Verordnungsweise dar. Dies gilt insbesondere auch für neue Arzneimittel, bei denen noch keine ausreichenden Daten zur Verträglichkeit in der Langzeitanwendung vorliegen. In der Verordnungsanalyse wird beispielsweise jedem Arzt gezeigt, wie viele Patienten er mit diesen Präparaten behandelt und wie viele definierte Tagesdosen er in einem Quartal verordnet hat. Im Pharmakotherapiezirkel sollen die in der Verordnungsanalyse ausgewiesenen hohen Zahlen an Verordnungen und Tagesdosen für einen Patienten den Arzt dazu motivieren, die Indikationsstellung und Einnahmegewohnheiten für diesen Patienten nochmals zu überprüfen.

Die Diskussion im Zirkel fokussierte auf Erfahrungen mit der Eradikation und hier vor allem auf die Frage, wann eine Eradikation – und nach welchem Schema – vorgenommen werden sollte. Die von einer Gruppe der Moderatoren erstellten hausärztlichen Leitlinien nehmen hierzu eindeutig Stellung: positiver Helicobacter-pylori-Nachweis bei gleichzeitigem Vorliegen eines Ulcus duodeni. Das Gespräch mit den Teilnehmern der Zirkel zeigte jedoch, dass Protonenpumpenhemmer, aber auch H_2-Blocker nicht nur für die Behandlung des Ulcus ventriculi oder duodeni oder bei einer chronischen Refluxoesophagitis eingesetzt, sondern auch bei kurzfristigem Sodbrennen und unklaren gastritischen Beschwerden verordnet werden („Ich kenne den Patienten, der braucht das im Frühjahr und im Herbst"), auch kommentiert mit der Erfahrung: „Einmal Antra® – immer Antra®". Mit anderen Worten: Es fällt schwer, die Therapie des Patienten umzustellen bzw. ihn zu einer Mitwirkung an der Therapie durch Änderung der Lebensgewohnheiten zu motivieren („Hier im Hessischen isst man eben so, da kann ich meine Patienten wenig beeinflussen"). Die Indikationsstellungen für H_2-Blocker und Protonenpumpenhemmer sowie das hausärztliche Vorgehen bei Magenbeschwerden sind deshalb zentrale Themen dieser Zirkelsitzung. Auch Bashford et al. [3] zeigten in einer Analyse von Verordnungsdaten (General Practice Research Database), dass die Protonenpumpenhemmer oftmals nicht indikationsgerecht verordnet wurden: 46 % der Neuverordnungen erfolgten bei einfacher Dyspepsie und unspezifischen Bauchschmerzen. Die Daten einer Verordnungsanalyse können in diesem Bereich durch Aufzeichnungen der Ärzte (Strichlisten in der Praxis bei jeder Verordnung eines PPI mit Angabe des Verordnungsanlasses) ergänzt werden.

9.6.2 Kardiovaskuläres System

Besondere Aufmerksamkeit gilt hier mit Blick auf neue Wirkstoffe den ACE-Hemmern und Angiotensin-II-Rezeptor-Antagonisten (ATC: C09). Ein Vergleich zwischen Moderatoren und Zirkelteilnehmern zeigt hier Unterschiede in den Verordnungshäufigkeiten bei den Angiotensin-II-Antagonisten (C09CA / C09DA). Bei den Moderatoren entfielen 7,2 % aller Verordnungen von Hemmstoffen des Renin-Angiotensin-Systems (C09) auf diese neuen Substanzen, bei den Teilnehmern lag dieser Anteil bei 11,2 %. Gegenwärtig werden in der Literatur die Sartane noch als Mittel der Reserve für Patienten eingestuft, die ACE-Hemmer benötigen, diese aber nicht vertragen, z. B. wegen quälendem Reizhusten [1]. Die Darstellung der Verordnungshäufigkeit und der Vergleich mit den Moderatoren dienen als Ausgangsbasis zur Diskussion darüber, welche Patienten von der Therapie profitieren und nach welchen Kriterien ein Arzt sich für ein bestimmtes Arzneimittel entscheidet.

9.6.3 Antidepressiva und atypische Neuroleptika

Die selektiven Serotonin-Wiederaufnahmehemmer (SSRI) wie auch die atypischen Neuroleptika werden auch von Hausärzten verordnet, zum Teil als Folgeverordnung der Facharztverordnung, z. T. aber auch als von den Hausärzten initiierte Therapie z. B. bei Patienten, die aufgrund der Nebenwirkungen trizyklischer Antidepressiva keine zufriedenstellende Compliance zeigten. Die Bereitschaft, diese neuen Wirkstoffe für die hausärztliche Praxis aufzugreifen, ist erwartungsgemäß zwischen den Ärzten sehr unterschiedlich: Die Meinungen lauten von: „Ich bin da zurückhaltend, verweise an den Facharzt" – über „Ich verordne die SSRI gern" – bis hin zu – „Ich verordne sie weiter, weil ich mein gutes Verhältnis mit dem Facharzt nicht trüben möchte". Auf die mit einem Therapiewechsel verbundenen höheren Kosten ist in der Auseinandersetzung um das Budget mehrfach hingewiesen worden, dennoch stellt sich die Frage, ob die Verordnung der SSRI zu einem besseren therapeutischen Ergebnis führt. In der Beurteilung dieser Frage stoßen Ärzte auf unterschiedliche Bewertungen zum Nutzen-Risiko-Verhältnis dieser Wirkstoffgruppe. Die Daten der Verordnungsanalyse (II. Quartal 1998 für acht Pharmakotherapiezirkel) zeigen, dass 15 % der Tagesdosen und 30 % der Kosten für Antidepressiva auf die SSRI entfielen. Im Zirkel steht deshalb die Frage im Mittelpunkt, welche Patienten nachweislich von den SSRI profitieren, welche Argumente für oder gegen den Einsatz der SSRI im Vergleich zu den trizyklischen Antidepressiva sprechen und wie Nebenwirkungen dokumentiert werden. Da der therapeutische Nutzen der SSRI insbesondere bei älteren Patienten noch in Frage gestellt ist [23], bietet sich eine Analyse nach zwei Altersgruppen an, um diese Problematik im Zirkel zu besprechen. *Abbildung 9.7* zeigt, dass die Moderatoren zwar in einem höheren Umfang SSRI verordnen (21 % aller Antidepressiva-Verordnungen entfallen auf SSRI), doch mit der Verordnung der SSRI im Alter deutlich zurückhaltender sind als die Teilnehmer.

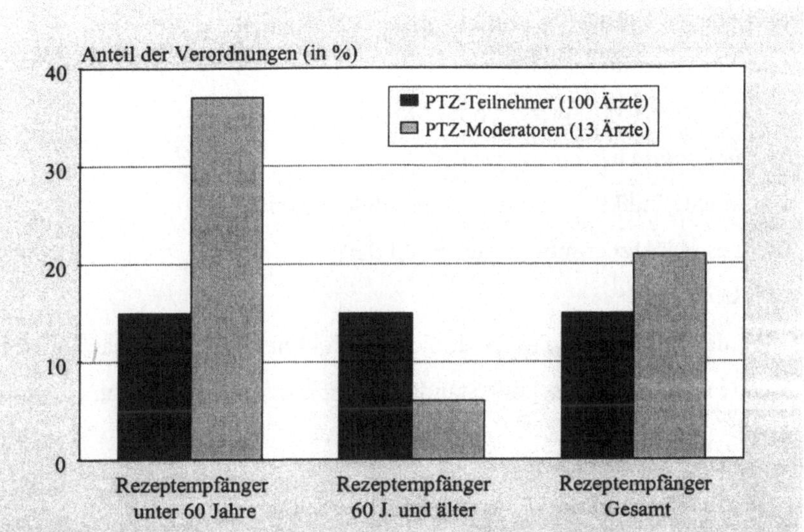

Daten: 8 Teilnehmerzirkel und 1 Moderatorenzirkel 1999/2000 der KV Hessen; Rezeptdaten des II. Quartals 1998

Abbildung 9.7 Anteil der SSRI an allen Antidepressiva-Verordnungen

So hat eine Zirkelgruppe als Fazit ihrer Diskussion über neue Antidepressiva im Protokoll ihrer Sitzung festgehalten, dass diese erst verordnet werden sollen, wenn mit den älteren Substanzen kein oder kein ausreichender Behandlungserfolg zu erzielen war.

9.7 Entscheidungshilfen durch den Pharmakotherapiezirkel in Bezug auf die Verordnung neuer Wirkstoffe

Eine Einschätzung neuer Substanzen im Vergleich mit bestehenden Therapien erhalten die Teilnehmer im Zirkel durch den Erfahrungsaustausch und die Diskussion der hausärztlichen Leitlinien zum jeweiligen Indikationsgebiet. Eine generelle Empfehlung lautet, die hausärztliche Versorgung nicht als Experimentierfeld für neue Substanzen zu nutzen. Darüber hinaus kann die Verordnungsrationalität bei den neuen Arzneimitteln durch Praxisempfehlungen, die sich auf Grundsätze zur Arzneimittelauswahl beziehen, unterstützt werden. Im Zirkel kann hierzu ein Brainstorming mit den Teilnehmern durchgeführt werden, beispielsweise zu der Frage: *Welche Aspekte sind vor einer Verordnung eines neu auf den Markt gekommenen Arzneimittels zu bedenken und abzuklären? Was ist während der Behandlung zu beachten?*

Folgende Punkte fassen die Diskussion über neue Wirkstoffe zusammen und bieten eine Entscheidungshilfe:

Überlegungen vor der Verordnung neuer Arzneimittel
(nach Medicine Resource Centre [27])

Was für ein Arzneimittel liegt vor?

- wirklich neues Wirkprinzip oder Me-too?

Welche Indikation wird beansprucht?

- Für welche Indikation ist das Arzneimittel zugelassen?
- Stellt es ein Arzneimittel erster Wahl dar?

Wie effektiv ist es?

- Wird der Anspruch auf Wirksamkeit durch klinische Studien nachgewiesen?
- Wurde das Arzneimittel mit Standardtherapie verglichen? Wenn ja, wie schnitt es ab?

Wie sicher ist das Arzneimittel?

- Gibt es Informationen zur Arzneimittelsicherheit?
- Wird das Arzneimittel bereits in anderen Ländern eingesetzt?
- Kennen Sie die Angaben des Beipackzettels?

Wem sollte das Arzneimittel nicht verordnet werden?

- Gibt es für besondere Patientengruppen Kontraindikation / besondere Warnhinweise?

Aus welcher Quelle haben Sie sich über das Arzneimittel informiert?

- Angabe nur vom Hersteller
- Angabe durch eine unabhängige Einrichtung

Wie verhalten sich die Kosten?

- Wie ist der Preis im Vergleich zu bekannten Therapien?
- Gibt es Hinweise auf eine größere Kosteneffektivität?

Welchen Stellenwert nimmt das neue Arzneimittel in der Therapie ein?

- Sollte es ein vorhandenes Arzneimittel ersetzen oder eine bestehende therapeutische „Lücke" füllen?
- Gibt es Patienten, für die das Arzneimittel besonders hilfreich ist?
- Bestehen mit den herkömmlichen Therapien Probleme?

9.8   Fazit

Die Verordnung neuer Arzneimittel stellt ein wichtiges und PTZ-relevantes Thema dar. Die Thematik wird zum einen in den einzelnen Zirkelsitzungen aufgegriffen, um die neuen Arzneimittel im Kontext der vorhandenen Therapiestrategien – so weit möglich – zu bewerten. Die Thematik kann darüber hinaus unabhängig von einzelnen Indikationsgebieten in Bezug auf generelle Fragen diskutiert werden. Zu nennen sind hier die Informationsgewinnung der Ärzte über neue Arzneimittel, ihre Haltung zu neuen Arzneimitteln, ihre Beteiligung an Studien und die Kommunikation mit Fachärzten und Kliniken bei Therapiewechsel. Darüber hinaus sollte auf allgemeine Kriterien für die Verordnung und Dokumentation eingegangen werden. In diesem Zusammenhang kann außerdem die Erarbeitung und Pflege einer persönlichen Arzneimittelliste – im Sinne des P-Drug-Konzeptes[11] – thematisiert und erprobt werden.

Dreh- und Angelpunkt der Diskussion sind Fragen des indikationsgerechten Einsatzes und der Auswahl der Patienten. Diese beiden Themen sind auch für Arzneimittel relevant, die sich schon seit einiger Zeit auf dem Markt befinden, aber hinsichtlich ihres Stellenwertes für die Therapie noch kontrovers beurteilt werden. Zwar stehen für die Zirkelarbeit gegenwärtig keine Diagnosen als Routinedaten zur Verfügung, doch ist durchaus denkbar, dass – vor allem die EDV-abrechnenden – Ärzte diese Informationen zu ihren Verordnungen für die Zirkelarbeit zur Verfügung stellen. Eine andere Möglichkeit besteht darin, über eine festgelegte Zeitspanne bei jeder Verordnung eines neu auf den Markt gebrachten Arzneimittels den Verordnungsanlass zu dokumentieren und für Auswertungszwecke dem Zirkel zur Verfügung zu stellen.

Die Verordnungsanalyse zeigt jedem Arzt, in welchem Umfang er Präparate mit neuen Wirkstoffen verordnet und wie seine Kollegen mit diesen Mitteln umgehen. Aufgrund der Bedeutung der neuen Arzneimittel für die Patienten zum einen im Hinblick auf die Therapiequalität und die Arzneimittelsicherheit, aber auch für die Versichertengemeinschaft hinsichtlich des Einsatzes von Ressourcen, wäre es hilfreich – wie dies schon McGavock [25] empfohlen hat und auch im Arzneiverordnungs-Report gehandhabt wird –, die neuen Arzneimittel in Verordnungsanalysen routinemäßig auszuweisen. Die Darstellung der Verordnungsdaten für neue Arzneimittel und ihre Reflexion im Vergleich zu vorhandenen Therapien in einer Peer-Review-Gruppe trägt dazu bei, das Informationsmonopol der Hersteller abzubauen und den Stellenwert der neuen Arzneimittel sachlich zu diskutieren und nicht allein im Schatten einer gesundheitspolitischen Diskussion zu betrachten.

---

[11] P-drug: personal drug list – eine vom Arzt persönlich zusammengestellte Liste mit Arzneimitteln der ersten Wahl für typische Beschwerden (s. [8]).

Anhang

ATC-Hauptgruppen (1. Ebene)

A	Verdauungstrakt und Stoffwechsel
B	Blut und blutbildende Organe
C	Kardiovaskuläres System
D	Dermatologika
G	Urogenitalsystem und Sexualhormone
H	Systemische Hormonpräparate exkl. Sexualhormone
J	Allgemeine Antiinfektiva, systemisch
L	Antineoplastische und immunsuppressive Mittel
M	Muskel- und Skelettsystem
N	Zentrales Nervensystem
P	Antiparasitäre Mittel
R	Respirationssystem
S	Sinnesorgane
V	Verschiedenes

Literatur

[1] Arzneimittelkursbuch AKB 99/2000 (1999): A.V. I. Arzneimittel-Verlags GmbH, Berlin.

[2] Avorn J. (1996): Practice-based Outcomes Research: Crucial, Feasible and Neglected. Pediatrics, 97 (1):113-114.

[3] Bashford J., Norwood J., Chapman St. (1998): Why are patients prescribed proton pump inhibitors? Retrospective analysis of link between morbidity and prescribing in the General Practice research database. BMJ, 317:452-456.

[4] Beard K., Forrester E., Lee A., Bruns H., Brodie M. (1998): Systems and Strategies for managing the drugs budget in Glasgow. BMJ 317: 1378 – 1381.

[5] Bell E., McCartney Chr. (1995): A model for rational introduction of new and expensive medicines. Postgrad Med J 71:86-89.

[6] Davies B., Yee R.L., Millar J. (1994): Accounting for medical variation: the case of prescribing activity in a New Zealand general practice sample. Soc Sci Med Vol.39:367-374.

[7] Davies P., Gribben B. (1995): Rational prescribing and interpractioner variation. International Journal of Technology Assessment in Health Care 11:3:428-442.

[8] de Vries T.P.G.M., Henning R.H., Hogerzeil H.V., Fresle D.A. (1995): Guide to Good Prescribing. A Practical Manual. World Health Organization. Geneva.

[9] Ferber L. von, Köster I. (1994): Qualitätsbewusste Arzneimitteltherapie ist wirtschaftlich. ISAB Verlag Nr. 28, Köln, Leipzig.

[10] Ferber L. von, Bausch J., Schubert I., Köster I., Ihle P. (1997): Pharmakotherapiezirkel für Hausärzte – Fortbildung in Pharmakotherapie. Z. ärztl. Fortbild. Qual.sich (ZaeFQ) 91:762-772.

[11] Ferber L. von, Köster I., Schubert I., Ihle P. (1999): Fortbildung in Pharmakotherapiezirkeln – ein evaluiertes Verfahren zur Optimierung der Arzneimitteltherapie. In: Badura B., Siegrist J. (Hrsg.): Evaluationen im Gesundheitswesen. Juventa-Verlag, Weinheim/München: 149–162.

[12] Ferber L. von, Köster I., Schubert I., Ihle P. (1999): How to set up and run prescribing quality study groups for general practioners including problems and outcomes. In Handbook of Drug Use Research Methodology edited by Hugh McGavock. The United Kingdom Drug Utilisation Reserach Group. Newcastle upon Tyne. 197–215.

[13] Freemantle N., Mason J. (1999): Not playing with a full DEC: why development and evaluation committee methods for appraising new drugs may be inadequate, BMJ 318:1480-1482.

[14] Fricke U., Klaus W. (1998): Bewertung neuer Arzneimittel. Zitiert nach: Schwabe U., Paffrath D. (Hrsg.): Arzneiverordnungs-Report 1998. Springer Verlag, Berlin/Heidelberg: 7.

[15] Friebel H. (1986): Arzneiverbrauch und Verordnungsprofile im internationalen und regionalen Vergleich. In: W. Dölle et al. (Hrsg.): Grundlagen der Arzneimitteltherapie BI-Wissenschaftsverlag, Mannheim/Wien: 502-517.

[16] Hondrich K. (1963): Die Ideologien von Interessensverbänden. Duncker&Humblot, Berlin.

[17] Institut für Arzneimittelinformation (1999) (Hrsg.): Arzneitelegramm. Im Blickpunkt: Dürfen Wirkstoffe gleicher Arzneimittelgruppen ausgetauscht werden? 11/99:113-115.

[18] Kassenärztliche Vereinigung Hessen (1999) (Hrsg.): Arzneikostenexplosion 1999. Analyse des Budgetsverlaufs der ersten 4 Monate 1999. Frankfurt.

[19] Kessel D., Rose J., Temple R. et al. (1994): Therapeutic-class wars – Drug promotion in a competitive marketplace. N Engl J Med, 331:1350-1353.

[20] Klauber J., Schröder H. (1997): Innovationskomponente im GKV-Arzneimittelmarkt. Eine Studie des Instituts für Medizinische Statistik auf dem Prüfstand. Wissenschaftliches Institut der AOK. Bonn.

[21] Leufkens H.G., Urquhart J. (1997): Dynamics of new drug introductions. In: Drug Consumption in the Netherlands, vol 2 edited by A Bakker, YA Hekster and HG Leufkens. Utrecht: 83-89.

[22] Lexchin J. (1993): Prescribing new drugs. Can Med. Assoc J 149:794-795.

[23] Livingston M.C., Livingston H.M. (1999): New antidepressants for old people? The evidence that newer drugs are much better than the old is thin. BMJ 316:1640-1641.

[24] Mannebach H. (1988): Varianz im ärztlichen Handeln: Schwäche oder Stärke der Medizin? In: Badura B., Barth S., Schellschmidt H. (Hrsg.): Qualitätsmessung und Qualitätsförderung im Gesundheitswesen. Verbundtag 1997. Bielefeld: 39-60.

[25] McGavock H., Webb C.H., Johnston G.D., Milligan E. (1993): Market penetration of new drugs in one United Kingdom region: implication for general practioners and administrators. BMJ, 307:1118-1120.

[26] McKinlay J. (1981): From „Promising Report" to „Standard Procedure": Seven Stages in the Career of a Medical Innovation. Milbank Memorial Fund Quartely/ Health and Society, Vol. 59, No.3:374-411.

[27] Medicine Resource Centre (1992) (Hrsg.): MeRec Bulletin. Dezember 1992.

[28] National Prescribing Centre (1998): GP Prescribing Support – a resource document and guide for the New NHS. Produced by the National Prescribing Centre in conjunction with the NHS Executive. Sept. 1998.

[29] Nordic Council on Medicines (1990): Nordic Statistics on Medicines 1987-1989 NLN Publication No. 30. Uppsala.

[30] ötv (1974): Apotheker und Arzneimittel. Stellungnahme der Fachgruppe Apotheker in der ötv. Berlin. Zitiert nach: Pharmazeutische Zeitung 1974, 119. Jg.: 2051 – 2056.

[31] Payer L. (1988): Medicine and Culture. Varieties of treatment in the United States, England, West-Germany and France. Henry Holt and Company. New York (auf deutsch erschienen 1993 bei Campus unter dem Titel: Andere Länder, andere Leiden. Ärzte und Patienten in England, Frankreich, den USA und hierzulande.)

[32] Schawo D., Schleert N. (1999): Benchmarking sorgt für mehr Transparenz. Gesundheit und Gesellschaft. Ausgabe 8, 2. Jg:14-15.

[33] Schmidt G. (1998): Antirheumatika und Antiphlogistika. In: Schwabe U., XXX (Hrsg.): Arzneiverordnungs-Report '97. Verfügungsbeklagte Ausgabe. Gustav Fischer Verlag, Stuttgart/Jena/Lübeck/Ulm. 147-163.

[34] Schubert I., Ihle P., Köster I., Ferber L. von (1999): Markers to analyse the prescribing of non-steroidal anti-inflammatory drugs in ambulatory care. A guide to pursuing rational and safe prescribing. Eur J Clin Pharmacol, 53:479-486.

[35] Sclar D., Robison L., Skaer T., Galin R. (1998): What factors influence the prescribing of antidepressant pharmacotherapy? An assessment of national office-based encounters. International Journal of Psychiatry in Medicine, Vol.28 (4):407-419.

[36] Shin J., Haynes B., Johnston M. (1993): Effect of problem-based, self-directed undergraduate education on life-long learning. Can Med Assoc J 148 (6): 969-976.

[37] Soumerai S.B., Mclaughlin T.J., Avorn J. (1989): Improving drug prescribing in primary care: a critical analysis of the experimental literature. Milbank Q 67:268-317.

[38] Verband Forschender Arzneimittelhersteller e.V. (1999): Statistics 99. Die Arzneimittelindustrie in Deutschland. Bonn.

[39] Walley T., Barton S. (1995): A purchaser perspective of managing new drugs: interferon beta as a case study. BMJ 311:769-799.

Kapitel 10
Ökonomische Bewertung von Arzneimittelinnovationen

MANFRED ERBSLAND, VOLKER ULRICH UND EBERHARD WILLE

10.1 Einführung

Das Gesundheitsstrukturgesetz (GSG) führte 1993 die Budgetierung auf dem Arzneimittelmarkt in Form des Arznei- und Heilmittelbudgets ein. Das Gesetz sieht in diesem Kontext verschiedene Möglichkeiten zur Dynamisierung des Budgets vor [7], wobei die Innovationskomponente einen Anpassungsfaktor bildet. Der Innovationskomponente kommt dabei grundsätzlich die Aufgabe zu, den finanziellen Spielraum zu schaffen, um den medizinisch anerkannten technischen Fortschritt für den Patienten verfügbar zu machen [12]. Da die Innovationskomponente als Anpassungsfaktor des Arzneimittelbudgets dient, spiegelt sie nicht die Kosten von Innovationen wider, sondern die Mehrausgaben, die auf Arzneimittelinnovationen zurückgehen.

Zur Erklärung der Innovationsaktivität forschender Unternehmen existieren eine Vielzahl von Modellen und Schätzungen (für einen Überblick vgl. [5]). Auch für Arzneimittelinnovationen liegen verschiedene Ansätze zur Messung der Innovationskomponente vor, die sich in ihrem methodischen Vorgehen und dem zu Grunde liegenden Zeithorizont unterscheiden [8].

Der folgenden Berechnung der Innovationskomponente liegt ein ökonomischer Ansatz zugrunde, der drei zentrale Charakteristika beinhaltet:[1]

1. Mikroökonomischer Ansatz: Der Markt entscheidet, was als Innovation anzusehen ist.

2. Dynamischer Ansatz: Das Längsschnittprofil von Innovationen wird erfasst.

3. Positiver Ansatz: Die Berechnung kommt im Vergleich zu den vorherrschenden gesundheitsökonomischen Ansätzen ohne normative Bewertungen aus.

Der konkreten Berechnung der Innovationskomponente liegen die realen Umsätze aller ab dem Jahr 1988 neu auf den Markt gekommenen Wirkstoffe (*New Chemical Entities, NCEs*) zu Grunde, die sich gemäß dem Marktphasenkonzept noch in der Innovationsphase befinden.

---

[1] Zur Bedeutung pharmazeutischer Innovationen für die Marktdynamik vgl. [1], [2], [4] und [15].

10.2 Die Innovationskomponente in einem mikroökonomischen Ansatz

10.2.1 Wohlfahrtseffekte von Innovationen

An eine Innovation im Gesundheitswesen knüpft sich die Erwartung, dass sie die Effektivität und/oder die Effizienz medizinischer Behandlungen erhöht. Die Effektivität der Gesundheitsversorgung steigt, wenn entweder die Lebenserwartung oder die Lebensqualität zunimmt. Die programmatische Devise „Add years to life and life to years" bringt dies anschaulich zum Ausdruck. Es gibt zahlreiche Gründe für die Annahme, dass im Rahmen medizinischer Innovationen künftig der Lebensqualität eine wachsende Bedeutung zukommt. Da die Lebensqualität, wie *Tabelle 10.1* illustriert, vielschichtige Dimensionen der menschlichen Wohlfahrt umfaßt, erlaubt sie allerdings keine so einfache und vor allem keine eindimensionale Messung wie die Lebenserwartung.

Hinsichtlich der Kriterien für Outcome-steigernde Innovationen besteht zwischen den Marktteilnehmern weitgehend Übereinstimmung. Grundsätzlich befähigen Outcome-steigernde Arzneimittelinnovationen dazu, neue und relevante Therapieziele zu verwirklichen, die mit den bisher verfügbaren Präparaten nicht, nur unvollkommen oder durch Inkaufnahme hoher Risiken und unerwünschter Nebenwirkungen erreicht werden konnten. Konkret handelt es sich um solche Innovationen bei:

1. neuen Wirkstoffen bei zuvor nicht medikamentös behandelbaren Krankheiten, wie z. B. dem Hepatitis-A-Impfstoff,

2. neuen Wirkprinzipien bei bisher nicht hinreichend therapierbaren Krankheiten, wie z. B. Sumatriptan bei Migräne;

3. neuen Darreichungsformen, die bekannte Wirkstoffe besser und/oder mit geringeren Nebenwirkungen einsetzen, wie z. B. Lacke bei Nagelmykosen,

4. neuen Technologien, die das Risiko von Wirkstoffen senken, wie z. B. gentechnisch hergestellte Blutgerinnungsfaktoren,

5. bekannten Arzneimitteln zur Behandlung neuer Indikationen, wie z. B. ACE-Hemmer bei Herzinsuffizienz sowie

6. Kombinationstherapien mit mehreren bekannten Arzneimitteln zur erfolgreichen Behandlung von Krankheiten, wie z. B. zur Bekämpfung des Helicobacter pylori bei Ulkuserkrankungen.

Tabelle 10.1 Dimensionen der Lebensqualität

Dimension	Beispiele
Allgemeines Wohlbefinden	Allgemeiner Gesundheitszustand, Wahrnehmungsvermögen, allgemeines Zufriedenheitsniveau
Physische Funktionsfähigkeit	Mobilität, Selbstpflege, Fähigkeit zur Ausübung alltäglicher Aktivitäten, Schmerz, physische Symptome
Psychische Funktionsfähigkeit	Depressionen, Zorn, Hilflosigkeit, Zukunftserwartung
Kognitive Funktionsfähigkeit	Erinnerungsvermögen, Aufnahmefähigkeit, Urteilsvermögen
Soziale Funktionsfähigkeit	Teilnahme an sozialen Aktivitäten, sexuelle Funktionsfähigkeit, Familienbeziehungen, Freizeitaktivitäten

Quelle: Zusammengestellt nach [13], S. 109.

Trotz dieser weitgehend akzeptierten Kriterien verbleibt bei der Beurteilung des therapeutischen Nutzens bzw. Fortschritts konkreter patentgeschützter Arzneimittel noch ein beachtliches Spektrum an divergierenden Meinungen. So handelt es sich nach einer Studie der Krankenkassen bei den Neuzulassungen, die zwischen 1985 und 1989 auf den Markt kamen, nur bei ca. 1 % um wirklich innovative Arzneimittel, d. h. um Präparate mit relevanten therapeutischen Fortschritten. Fast die Hälfte der Neueinführungen bestand aus Analogpräparaten, die keine oder nur marginale Unterschiede zu bereits vorhandenen Präparaten aufwiesen. Andererseits machen Vertreter der pharmazeutischen Industrie in diesem Kontext geltend, dass Parallelentwicklungen nicht selten, wie z. B. bei Penicillinen, H_2-Blockern, ACE-Hemmern und Calciumantagonisten, dazu beitragen, unerwünschte Nebenwirkungen zu verringern und/oder die Tagesdosis spürbar zu reduzieren [18].

Die divergierenden Bewertungen lassen sich häufig auch auf Unterschiede hinsichtlich der zeitlichen Bewertung von Innovationen zurückführen. Rekurriert man ausschließlich auf den Zeitpunkt der Einführung, wird beispielsweise eine Substanz, die nur kurze Zeit nach dem ersten Vertreter einer neuen Substanzklasse auf dem Markt erscheint, als Analogpräparat klassifiziert, da die Klasse bereits besetzt ist. Dennoch können beide Präparate gegenüber den bisherigen Therapieformen durchaus eine Innovation darstellen. Insgesamt gesehen erscheinen die Innovationskriterien bisher nicht hinreichend präzise zu sein, um eine konsensfähige Liste innovativer Marktentwicklungen aufstellen zu können ([11], S. 4). Die Entscheidung, ob eine Innovation vorliegt, lässt sich nach diesem gesundheitsökonomischen Ansatz letztlich nur anhand der therapeutischen Verwendung treffen. Die Bestimmung des Nutzens geht aber dann mit Wertungen einher, die beinahe zwangsläufig Ansatzpunkte zur Kritik bieten. Im folgenden legen wir der empirischen Abschätzung der Innovationskomponente einen mikroökonomischen Ansatz zu Grunde, der weitgehend ohne normative Wertungen auskommt.

10.2.2 Innovation und Marktphasen

Der mikroökonomische Ansatz geht vom Markt und seinem Entwicklungsprozess aus. Jeder Markt macht in seiner Entwicklung typische Phasen durch, die nach E. Heuss [10] in

1. eine Experimentierungsphase (technische Erfindung und Entwicklung zur Marktreife),

2. eine Expansionsphase (Etablierung im Markt, Erschließung der wichtigsten Absatzmärkte),

3. eine Ausreifungsphase (Verlangsamung der Ausdehnung, Produktdifferenzierungen, Preissenkungen) und

4. eine Stagnations- bzw. Rückbildungsphase

unterteilt werden können. Diese Zusammenhänge illustriert *Abbildung 10.1.* Der typisierte S-förmige Verlauf des Umsatzes über die Zeit hinweg kann zur Abgrenzung der einzelnen Phasen herangezogen werden. Während die Experimentierungs- und Expansionsphase positive und zunehmende Wachstumsraten kennzeichnen, liegen nach Erreichen des Wendepunktes in der Ausreifungsphase positive, aber abnehmende Wachstumsraten vor. Demgegenüber finden sich in der Stagnations- bzw. Rückbildungsphase negative Wachstumsraten, d. h. der Umsatz sinkt hier absolut.

Ein Vorteil dieses Ansatzes besteht in der Festlegung des Zeithorizontes der Innovation durch messbare Kriterien. Die Innovationsphase kann anhand steigender Wachstumsraten identifiziert werden. Sie endet dann, wenn die Wachstumsraten rückläufig sind. Die Innovationsphase umfasst in dieser Abgrenzung die Experimentierungs- und Expansionsphase, während die Ausreifungsphase unberücksichtigt bleibt.

Alternativ kann man zur Abgrenzung der Innovationsphase auf das Vorliegen positiver Wachstumsraten abstellen. Hier endet die Innovationsphase, wenn die Wachstumsrate negativ wird, d. h. der Umsatz zurückgeht. Dieser obere Punkt besitzt durchaus Relevanz, da die Belastung des Budgets nicht endet, wenn die Wachstumsrate zurückgeht, sondern sich lediglich der jährliche Druck auf das Budget abschwächt.

Für die konkrete Berechnung in Teil 3 spielt es interessanterweise nur eine untergeordnete Rolle, welche Abgrenzung der Innovationskomponente zugrunde liegt. Ein Grund hierfür dürfte darin liegen, dass der geschilderte S-förmige Verlauf des Umsatzes auf dem Arzneimittelmarkt nicht so ausgeprägt ausfällt. Typischerweise steigt die Umsatzkurve zunächst steil an, um danach weitgehend horizontal weiterzuverlaufen ([12], S. 600). In diesem Fall reduziert sich die Betrachtung auf zwei Phasen, wobei die Unstetigkeitsstelle als Abgrenzungskriterium dient. Dem empirischen Teil liegen zunehmende Wachstumsraten als primäres Abgrenzungskriterium zugrunde.

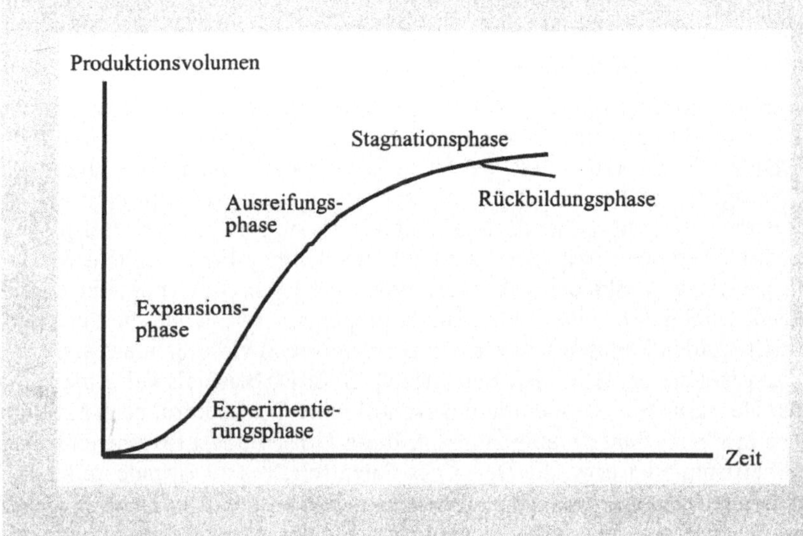

Quelle: Eigene Darstellung nach [10], S. 15.

Abbildung 10.1 Entwicklungsphasen eines Marktes

In diesem Konzept sind Innovation und Imitation keine Gegensätze, sondern notwendige Bestandteile des Entwicklungsprozesses. Auch die Verdrängung vorhandener Produkte (oder veralteter Therapieprinzipien) durch neue Produkte gehört zum normalen Marktprozess. Es entscheidet somit der Markt, was im Rahmen dieses Ansatzes als Innovation gilt. Dazu zählen alle neuen Wirkstoffe, die sich in den entsprechenden Entwicklungsphasen befinden. Auch die Frage, ob ein neuer Wirkstoff als Molekülvariation oder Me-too-Präparat charakterisiert werden könnte, spielt bei dieser Abgrenzung keine Rolle. Entscheidend ist, ob sich für das Produkt ein Absatzmarkt findet. Eine pharmakologische Bewertung kann parallel dazu als hilfreicher komplementärer Ansatz erfolgen.

10.2.3 Vorgehensweise

Die bisherige Marktphasenbetrachtung stellt zunächst auf die Umsatzveränderung eines neuen Wirkstoffs ab. Der Umsatz ergibt sich dabei als Produkt einer Preis-, einer Mengen- und einer Strukturkomponente. Da die Preisentwicklung einen eigenständigen Anpassungsfaktor für das Budget darstellt, sollte sich die Innovationskomponente auf die reale Entwicklung konzentrieren, d. h. auf die Veränderung von Menge und Struktur.

Unser Innovationskonzept knüpft zwar überwiegend an neue Medikamente bzw. Produkte an, aber nicht ausschließlich. Auch die erwähnten neuen Indikationsgebiete generieren ein Produkt als innovativ. Ein neu auf den Markt kommendes Generikum zählt jedoch nicht als Innovation. Es kann durchaus hohe Wachstumsraten aufweisen, rechnet aber nicht zum relevanten Markt. Im Hinblick auf die erwähnten Anpassungskriterien des Budgets fallen Generika – soweit sie preisgünstige Alternativen bieten – wohl überwiegend unter die Komponente „bestehende Wirtschaftlichkeitsreserven".

Die Innovationsdefinition gemäß dem mikroökonomischen Ansatz stellt darauf ab, ob der Markt ein neues Arzneimittel annimmt, d. h. ob das Arzneimittel sich am Markt durchsetzt, und berücksichtigt dabei auch die Innovationsgeschwindigkeit. Selbst ein echter Fortschritt benötigt Zeit, um sich am Markt durchsetzen und entsprechende Marktanteile an sich zu ziehen. Beispielsweise wurde das Therapieprinzip der ACE-Hemmer bereits 1983 auf den Markt gebracht. Die Ärzte veränderten ihr Verordnungsverhalten aber nur sehr zögerlich, denn auch 1983 gab es eine Reihe von Altpräparaten, mit denen die Patienten gut eingestellt werden konnten und die nur geringe Nebenwirkungen aufwiesen. Später kamen weitere Indikationen hinzu ([12], S. 601), beispielsweise die Behandlung der Herzinsuffizienz oder die linksventrikuläre Dysfunktion nach Myokardinfarkt. Es erscheint daher wenig sinnvoll, diese Umstellungsprozesse exogen zeitlich zu befristen oder etwa die Dauer des Patentschutzes zu Grunde zu legen. Der Markt liefert hier eine adäquatere Bewertung. Solange das Produkt steigende Wachstumsraten aufweist, stellt es eine Innovation dar, selbst wenn das zugrunde liegende Wirkprinzip bereits über einen längeren Zeitraum bekannt ist.

Die Konzentration auf das reale Umsatzwachstum impliziert, dass neben der eigentlichen Mengenentwicklung auch Strukturverschiebungen innovativ sein können. In vielen Fällen besitzt diese Vorgehensweise durchaus ihre Berechtigung, da auch strukturelle Verschiebungen ein Mehr an Therapie implizieren können. Als Beispiel seien die neuen Darreichungsformen mit verbessertem Wirkprinzip genannt, der Wechsel zu neuen Therapieprinzipien oder die Indikationserweiterungen.

Da die zugrunde liegende Mengeneinheit die Packung darstellt, erfasst die Berechnung keine Veränderung der Packungsgrößen. Die Definition der Packung als Mengeneinheit erlaubt zwar eine detaillierte Analyse der Strukturkomponente auf dem Arzneimittelmarkt, weicht aber von der traditionellen ökonomischen Definition der Menge ab. Üblicherweise notiert man die Menge durch das Gewicht, die Stückzahl oder durch definierte Tagesdosen. Insofern erschwert die Mengeneinheit Packung relevante Vergleiche ([16], S. 361ff.).

Die Verschiebung zu einer größeren Packungseinheit stellt zunächst einen reinen Mengeneffekt dar, der mit dem Wachstum eines Präparates einhergeht und isoliert betrachtet nicht innovativ ist. Bei einer Bezugnahme auf die Packungseinheit besteht die Gefahr, dass der gewählte Ansatz Veränderungen der Packungsgrößen fehlklassifiziert. Dem könnte allerdings entgegengehalten werden, dass der Effekt die in Packungen gemessene Mengenentwicklung verstärkt und dadurch auch einen Zuwachs an Therapie charakterisiert. Da sich die Analyse auf die reale Entwicklung konzentriert, bleiben zumindest Preiseffekte größerer Packungen ausgeschlossen.

Mit Blick auf die Innovationskomponente schlagen Klauber und Schröder ([11], S. 14) vor, auch sogenannte Strukturinnovationen zu berücksichtigen. Darunter werden Strukturverschiebungen subsumiert, die Me-too-Wettbewerb und generischen Wettbewerb innerhalb einzelner Segmente der Arzneimittelgruppen verursachen. Als Beispiel nennen die Autoren die Strukturverschiebungen bei den Protonenpumpen-Inhibitoren innerhalb der Gruppe der Ulkuspräparate. Hier kamen 1995 zu dem bisherigen Wirkstoff Omeprazol die neuen Wirkstoffe Lansoprazol und Pantoprazol hinzu. Durch die veränderte Präparatestruktur konnte die innovative Therapie der Protonenpumpen-Inhibitoren kostengünstiger erbracht werden und der Umsatz in dieser Gruppe sank um 15,6 Mio. DM.

Zwischen den Verhandlungspartnern der Arzneimittelbudgets bleibt allerdings umstritten, in welchem Ausmaß diese Strukturinnovationen zu erfassen sind und ob auch der generische Wettbewerb einzubeziehen ist.[2]

Der mikroökonomische Ansatz leistet hier eine relativ eindeutige Bewertung. Der intertemporale Ansatz berücksichtigt sowohl den Wettbewerb in der Markteinführungsphase als auch Wettbewerbs- und Verdrängungseffekte in späteren Phasen des Produktlebenszyklus. Wenn der Me-too- bzw. der generische Wettbewerb zu abnehmenden Wachstumsraten führen, fällt das betreffende Präparat aus der Berechnung heraus.

Als Zwischenfazit lässt sich festhalten, dass der mikroökonomische Ansatz im Prinzip geeignet erscheint, eine alternative Vorgehensweise für die Berechnung der Innovationskomponente zu liefern. Neben allgemeinen Problemen der Abgrenzung des relevanten Marktes erschweren allerdings auch bei diesem Ansatz methodische Probleme die Berechnung einer aussagefähigen Innovationskomponente. Dazu gehört vor allem die Bestimmung der Innovationsphase der einzelnen Wirkstoffe. Auch die Möglichkeit des Vorliegens von anderen Ursachen des Umsatzwachstums, die nicht notwendigerweise auf Innovationen zurückgehen, kann nicht per se ausgeschlossen werden. Angesichts dieser, derzeit teilweise unlösbaren, Schwierigkeiten kann es im folgenden nur darum gehen, *eine* Vorgehensweise vorzustellen, welche auf ökonomischen Kriterien basiert und die Innovationskomponente möglichst gut erfasst.

10.3 Empirie: Herleitung der Innovationskomponente

Die Umsatzentwicklung in der Berichtsperiode $t = t_0 + 1$ gegenüber der Basisperiode t_0 lässt sich auf die Entwicklung folgender Komponenten zurückführen, wobei

---

[2] Generika stellen insofern keine Innovationen dar, als sie letztlich nur zur Effizienz (Wirtschaftlichkeit) beitragen, nicht aber zur Effektivität im Sinne einer höheren Zielerreichung ([17], S.15ff.). Der generische Wettbewerb, der typischerweise erst in einer späteren Marktphase einsetzt, erzeugt in diesem Kontext nur indirekte Effekte, indem er die Wachstumsrate der innovativen Präparate tangiert. Für den Marktphasenansatz spielt es dabei keine Rolle, aus welchen Gründen sich das Umsatzwachstum innovativer Präparate abschwächt.

alle Medikamente der Basisperiode t_0 definitionsgemäß als nicht innovativ einge-stuft werden:[3]

- Umsatz mit Medikamenten der Basisperiode ($U_t^{A_{t_0}}$),

- Umsatz mit neu auf den Markt kommenden Generika ($U_t^{G_n}$) und

- Umsatz mit neu auf den Markt kommenden Medikamenten (außer Generika), die gemäß unserem Ansatz als innovativ angesehen werden ($U_t^{I_n}$).

(1) $U_t = U_t^{A_{t_0}} + U_t^{G_n} + U_t^{I_n}$ mit $t = t_0 + 1$

Setzt man den Umsatz U_t der Periode t ins Verhältnis zur Basisperiode t_0, erhält man folgenden Index für das Wachstum der Arzneimittelausgaben:

$$(2)\quad I_t^U = \frac{U_t^{A_{t_0}}}{U_{t_0}} + \frac{U_t^{G_n}}{U_{t_0}} + \frac{U_t^{I_n}}{U_{t_0}},\ t = t_0 + 1$$

Die Zusammenfassung des Umsatzes mit Altmedikamenten ($U_t^{A_{t_0}}$) mit dem Umsatz der neuen Generika ($U_t^{G_n}$) ergibt die Größe U_t^A in Gleichung (3):

$$(3)\quad I_t^U = \frac{U_t^A}{U_{t_0}} + \frac{U_t^{I_n}}{U_{t_0}}$$

In der folgenden Periode ($t+1$) setzt sich der Umsatz mit innovativen Arznei-mitteln (U_{t+1}^I) aus den Medikamenten zusammen,

- die in $t+1$ neu in den Markt eintreten ($U_{t+1}^{I_n}$) und keine Generika sind, sowie

- den innovativen Medikamenten aus der Vorperiode (t), die auch in der Be-richtsperiode ($t+1$) als innovativ betrachtet werden ($U_{t+1}^{I_a}$).[4]

(4) $U_{t+1}^I = U_{t+1}^{I_a} + U_{t+1}^{I_n}$

---

[3] Die Analyse der zeitlichen Entwicklung erfordert die Festlegung einer Basisperiode. Die Annahme ist erforderlich, um gemäß dem Marktphasenansatz die innovativen Präparate in den Folgeperioden abgrenzen zu können. Der konkreten Berechnung der Innovationskomponente liegt als Basisjahr das Jahr 1988 zu Grunde.

[4] Diese Wirkstoffe bezeichnen wir als „alte" Innovationen.

Der Umsatz der innovativen Arzneimittel der Vorperiode, die in der Berichtsperiode (t+1) nicht mehr als innovativ gelten ($U_{t+1}^{A_i}$), sowie der Umsatz der Generika der Vorperiode ($U_{t+1}^{A_g}$) werden dem Umsatz auf dem Altmarkt zugerechnet:

$$(5) \quad U_{t+1}^{A_a} = U_{t+1}^{A_i} + U_{t+1}^{A_g} + U_{t+1}^{A_{t_0}}$$

Hieraus ergibt sich als Index für das Wachstum der Arzneimittelausgaben von t auf $t + 1$:

$$(6) \quad I_{t+1} = \frac{U_{t+1}^{A_a}}{U_t} + \frac{U_{t+1}^{G_n}}{U_t} + \frac{U_{t+1}^{I}}{U_t}$$

Die ermittelten Beziehungen in den Gleichungen (4) bis (6) können über die Zeit hinweg fortgeschrieben werden. Nach i Perioden setzt sich der Arzneimittelumsatz der Berichtsperiode t+i (U_{t+i}) aus folgenden Komponenten zusammen:

(i)   Umsatz mit Medikamenten der Basisperiode t_0 ($U_{t+i}^{A_{t_0}}$),

(ii) Umsatz der seit t_0 bis t+i auf den Markt gekommenen Generika ($U_{t+i}^{G} = U_{t+i}^{A_g} + U_{t+i}^{G_n}$),

(iii) Umsatz der seit t_0 bis t+(i-1) auf den Markt gekommenen innovativen Arzneimittel exklusiv jener, die in t+i noch als innovativ gelten ($U_{t+i}^{A_i}$),

(iv) Umsatz der seit t_0 bis t+(i-1) auf den Markt gekommenen innovativen Arzneimittel, die auch in t+i noch als innovativ angesehen werden ($U_{t+i}^{I_a}$),

(v)   Umsatz der in t+i neu auf den Markt kommenden Wirkstoffe ($U_{t+i}^{I_n}$).

Die beiden letzten Komponenten (iv) und (v) der obigen Aufzählung geben den Umsatz mit innovativen Medikamenten in t+i wieder.

$$(7) \quad U_{t+i}^{I} = U_{t+i}^{I_a} + U_{t+i}^{I_n}$$

Die drei ersten Umsatzkomponenten, welche die nichtinnovativen Wirkstoffe umfassen, werden in folgender Größe zusammengefasst:

$$(8) \quad U_{t+i}^{A,G} = U_{t+i}^{A_{t_0}} + U_{t+i}^{A_i} + U_{t+i}^{G}$$

Den Index für das Umsatzwachstum in der Periode t+i erhält man, indem man durch den Umsatz der Vorperiode dividiert:

$$(9) \quad I_{t+i}^{U} = \frac{U_{t+i}}{U_{t+(i-1)}} = \frac{U_{t+i}^{A,G}}{U_{t+(i-1)}} + \frac{U_{t+i}^{I}}{U_{t+(i-1)}}$$

Die Innovationskomponente (IK_{t+i}^{U}) ist definiert als der Teil des Umsatzwachstums in der Periode $t+i$, der auf innovative Wirkstoffe zurückgeht. Gleichung (10) zeigt, dass sich die Innovationskomponente aus zwei Termen zusammensetzt. Der erste Term wird gebildet von den innovativen Wirkstoffen der Vorperioden, die auch in der Berichtsperiode weiterhin innovativ sind. Dies impliziert, dass ihr Umsatzwachstum im Analysezeitraum ansteigt. Diese sogenannten „alten" Innovationen bestehen aus den bis zur Vorperiode auf den Markt gekommenen Innovationen ($U_{t+(i-1)}^{I_a}$) und den Innovationen der Vorperiode ($U_{t+(i-1)}^{I_n}$)[5].

Die Wachstumsrate der „alten" Innovationen wird mit dem entsprechenden Umsatzanteil der Vorperiode gewichtet. Der zweite Term gibt dagegen den Umsatzanteil der in der Berichtsperiode neu auf den Markt kommenden Wirkstoffe an. Das Längsschnittprofil der Analyse zeigt sich bei den „alten" Innovationen. Die Umsatzentwicklung zwischen Basis- und Berichtsperiode dient dazu, die Marktphase der Wirkstoffe zu bestimmen (zur Herleitung vgl. den Anhang):

$$(10) \quad IK_{t+i}^{U} = w_{t+i}^{I_a} \frac{U_{t+(i-1)}^{I_a} + U_{t+(i-1)}^{I_n}}{U_{t+(i-1)}} + \frac{U_{t+i}^{I_n}}{U_{t+(i-1)}}$$

mit $w_{t+i}^{I_a}$ als der Wachstumsrate des Umsatzes mit alten innovativen Arzneimitteln.

Nun gilt für obige Wachstumsrate:

$$(11) \quad w_{t+i}^{I_a} = \frac{U_{t+i}^{I_a} - \left(U_{t+(i-1)}^{I_a} + U_{t+(i-1)}^{t_n}\right)}{U_{t+(i-1)}^{t_a} + U_{t+(i-1)}^{I_n}} = \frac{\Delta U_{t+i}^{I_a}}{U_{t+(i-1)}^{I_a} + U_{t+(i-1)}^{I_n}}$$

Ein Einsetzen von Beziehung (11) in (10) führt zu:

$$(12) \quad IK_{t+i}^{U} = \frac{\Delta U_{t+i}^{I_a}}{U_{t+(i-1)}} + \frac{U_{t+i}^{I_n}}{U_{t+(i-1)}} = \frac{\Delta U_{t+i}^{I}}{U_{t+(i-1)}}$$

Die Innovationskomponente im Jahr $t+i$ ergibt sich somit als Veränderung des Umsatzes der in $t+i$ innovativen Medikamente (alte plus neue Innovationen), dividiert durch den Umsatz der Vorperiode ($t+i$-1).[6]

---

[5] Um keine zusätzliche Symbolik einführen zu müssen, bezeichnet $U_{t+(i-1)}^{I_a}$ hier den Umsatz mit in der Vorperiode alten innovativen Medikamenten, die auch in der Periode $t+i$ noch als innovativ gelten.

[6] Die in $t+i$ neuen Innovationen besitzen in der Vorperiode einen Umsatz von Null.

Die Innovationskomponente beschränkt sich in unserem Ansatz auf die reale Entwicklung, d. h. auf die Veränderung von Menge und Struktur. Preisänderungen, die einen eigenständigen Anpassungsfaktor darstellen, sind dabei herauszurechnen. Der Umsatz kann in das Produkt aus einer Mengen- (inklusive Struktur) und einer Preiskomponente zerlegt werden. Die zugrunde liegende Mengeneinheit bildet die Packung, während der Preis durch den Durchschnittspreis pro Packung angegeben wird. Die Umsatzveränderung aufgrund einer Preisvariation lässt sich anhand von Gleichung (13) darstellen:

$$(13) \quad PKO_{t+i}^{I_a} = PE_{t+i}^{I_a} P_{t+i}^{I_a} - PE_{t+i}^{I_a} P_{t+(i-1)}^{I_a} = PE_{t+i}^{I_a} \Delta P_{t+i}^{I_a}$$

mit $PE_{t+i}^{I_a}$ der Zahl der Packungseinheiten und

$P_{t+i}^{I_a}$ bzw. $P_{t+(i-1)}^{I_a}$ dem Durchschnittspreis je Packungseinheit

in Periode $t+i$ bzw. $t+i$-1

Zur Preisbereinigung der Innovationskomponente ziehen wir von der Umsatzveränderung der Innovationen in Gleichung (12) die Preiskomponente in Gleichung (13) ab und erhalten die preisbereinigte Innovationskomponente in Gleichung (14):

$$(14) \quad IK_{t+i} = \frac{\Delta U_{t+i}^{I} - PKO_{t+i}^{I_a}}{U_{t+(i-1)}} = \frac{\Delta U_{t+i}^{I_a} - PKO_{t+i}^{I_a} + U_{t+i}^{I_n}}{U_{t+(i-1)}}$$

Die preisbereinigte Innovationskomponente des Jahres $t+i$ setzt sich danach zusammen aus dem laufenden Umsatz mit neuen Innovationen, der Umsatzveränderung der „alten" Innovationen abzüglich der Umsatzveränderung der „alten" Innovationen aufgrund der Preisentwicklung, dividiert durch den Gesamtumsatz mit Arzneimitteln der Vorperiode.

10.4 Berechnung der Innovationskomponente

10.4.1 Ermittlung der Innovationsphase

Die Berechnung der Innovationskomponente für das Berichtsjahr $t+i$ erfordert zunächst, bei den innovativen Wirkstoffen der Vorperiode den Umsatz im Zeitablauf zu ermitteln und hieraus die resultierende Innovationsphase. In die Berechnung gehen dadurch alle innovativen Medikamente der Vorperioden ein, deren Innovationsphase in der Berichtsperiode noch nicht abgeschlossen ist. Hinzu kommen die neuen Wirkstoffe der laufenden Periode.

Der Ermittlung der Innovationskomponente für die Jahre 1995 und 1996 liegen die Umsätze aller ab dem Jahr 1988 neu auf den Markt gekommenen *New Chemical Entities* (NCEs) zugrunde, die alle verschreibungspflichtig sind. Da Innovationen nicht auf den GKV-Markt beschränkt bleiben, ermitteln wir die Innovationsphase aus den Umsätzen auf dem Gesamtmarkt. Die Berechnung der Innovationskomponente erfolgt anschließend über das Umsatzwachstum des GKV-Arzneimittelmarktes.

Die Datenbasis stammt vom Bundesinstitut für Arzneimittel und Medizinprodukte und vom Institut für Medizinische Statistik (IMS); sie enthält die Umsätze der 232 seit 1988 neu auf den Markt gekommenen NCEs. Die Daten stellte uns freundlicherweise der Verband Forschender Arzneimittelhersteller (VFA) zur Verfügung. Bei einem Wirkstoff ist zwar das Jahr 1986 als Einführungsdatum angegeben, jedoch werden erst ab dem Jahr 1991 Umsätze ausgewiesen. Für die Berechnung der Innovationskomponente kommt dem Wirkstoff allerdings keine Relevanz zu, da er ab dem Jahr 1994 keine Umsätze mehr erwirtschaftet. Bei einem zweiten Wirkstoff fehlt das Einführungsdatum. Diese NCE erzielt ab dem Jahr 1994 Umsätze, welche die Innovationskriterien erfüllen.

Bei der empirischen Abgrenzung der Innovationsphase der einzelnen Wirkstoffe gilt es, in Ergänzung zu den Modellüberlegungen (siehe oben unter 10.2.2) noch folgenden Aspekte zu berücksichtigen:

1. Das Gesundheitsstrukturgesetz (GSG), das 1993 in Kraft trat, stellt für die zeitliche Entwicklung einen Strukturbruch dar. Wie *Tabelle 10.2* ausweist, gingen die Ausgaben der GKV für Arzneimittel von 1992 auf 1993 sprunghaft um über 5 Mrd. DM zurück; der Arzneimittelumsatz an öffentlichen Apotheken sank analog um ca. 4 Mrd. DM. Infolge dieses Strukturbruchs lag das Niveau der GKV-Arzneimittelausgaben im Jahre 1996 noch um 1,2 % unter dem des Jahres 1992. Die Ausgaben pro Mitglied nahmen zwischen 1992 und 1996 sogar um 4,8 % ab.

   Durch das GSG fielen die Veränderungsraten des Jahres 1993 somit überwiegend negativ aus. Der geringe Umsatz in 1993 impliziert zudem eine entsprechend hohe Wachstumsrate im darauf folgenden Jahr 1994. Berücksichtigt man diesen Sondereinfluss des GSG nicht, reduziert sich die Innovationskomponente fast auf eine vernachlässigbare Größe, da fast alle Wirkstoffe durch das GSG abnehmende bzw. sogar sinkende Wachstumsraten verzeichnen und damit aus der Berechnung herausfallen. Zur Berücksichtigung des Sonдеreffektes ziehen wir als zweites Kriterium den Umsatzanteil des einzelnen Wirkstoffs an seiner jeweiligen ATC-Gruppe heran.[7] Ein Präparat wird insofern auch dann als innovativ eingestuft, wenn sein Umsatzanteil zugenommen hat.

2. Zahlreiche Arzneimittel werden innerhalb eines Jahres eingeführt, so dass der Umsatz des ersten Jahres sich nur auf einige Monate erstreckt. Hinzu kommt, dass die niedrige Ausgangsbasis nach Einführung des Präparats vergleichsweise hohe Wachstumsraten im Folgejahr herbeiführt. Zur Korrektur dieses Basiseffekts erscheint es sinnvoll, dass ein neu eingeführter Wirkstoff in den

---

[7] ATC bezeichnet das hier anatomisch-chemische Klassifikationssystem des IMS.

ersten beiden Jahren nach seiner Einführung mit seinem Umsatzwachstum in die Berechnung der Innovationskomponente eingeht.[8]

Tabelle 10.2 Die Ausgaben der GKV (West) für Arzneimittel 1992 – 1996

Jahr	in Mrd. DM	je Mitglied
1992	27,084	690
1993	21,813	553
1994	22,889	579
1995	25,046	619
1996	26,747	657

Quelle: Zusammenstellt nach [3], S. 321 ff.

Die folgenden zwei Beispiele dienen zur Erläuterung der Vorgehensweise. Das erste Beispiel bezieht sich auf zwei NCEs (NCE_1 und NCE_2), die der gleichen ATC-Gruppe angehören und beide im November 1989 auf den Markt kamen. Die ersten Wachstumsraten lassen sich für das Jahr 1990 ausweisen. Zu Beginn der Beobachtungsphase verzeichnen die beiden Wirkstoffe sehr hohe Wachstumsraten, die sich 1991 sogar auf über 100 % belaufen (*Abbildung 10.2*). Infolge des GSG kommt es 1993 zu negativen Veränderungsraten. Die Entwicklung ab 1994 weist sinkende Umsatzzuwächse bei dem Wirkstoff NCE_1 auf, während der Wirkstoff NCE_2 weiterhin positive und von 1995 auf 1996 auch zunehmende Wachstumsraten besitzt. In Verbindung mit der Entwicklung des Umsatzanteils der entsprechenden Gruppe wird der Wirkstoff NCE_2 als innovativ eingestuft. Dagegen geht der Wirkstoff NCE_1 nicht mehr in die Berechnung der Innovationskomponente für die Jahre 1995 und 1996 ein.

---

[8] Von diesem Kriterium gibt es drei Ausnahmen, die NCEs betreffen, die 1995 neu auf den Markt kamen und deren Umsatz im Jahr 1996 sehr stark zurückging.

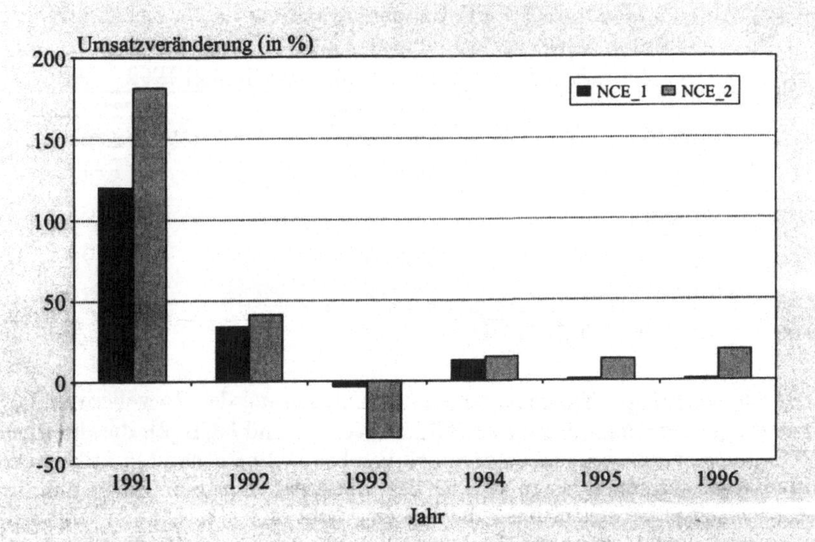

Quelle: Eigene Darstellung

Abbildung 10.2 Entwicklung der Umsätze von NCE_1 und NCE_2

Das zweite Beispiel zeigt die Entwicklung dreier NCEs, die gemeinsam im Jahr 1990 auf den Markt kamen (*Abbildung 10.3*). Keine Berücksichtigung für die Berechnung findet NCE_5, da sein Umsatz seit 1993 kontinuierlich sinkt. Mit Ausnahme des Sonderjahres 1993 lässt sich dies auch für den Wirkstoff NCE_4 feststellen, der ebenfalls nicht in die Berechnung eingeht. Dagegen wird der Wirkstoff NCE_3 in den Jahren 1995 und 1996 als innovativ eingestuft. Hier lässt die Analyse der Wachstumsraten zwar keinen zunehmenden Trend erkennen, dafür liefert aber die Entwicklung des Umsatzanteils eine eindeutige Bewertung (*Abbildung 10.4*).

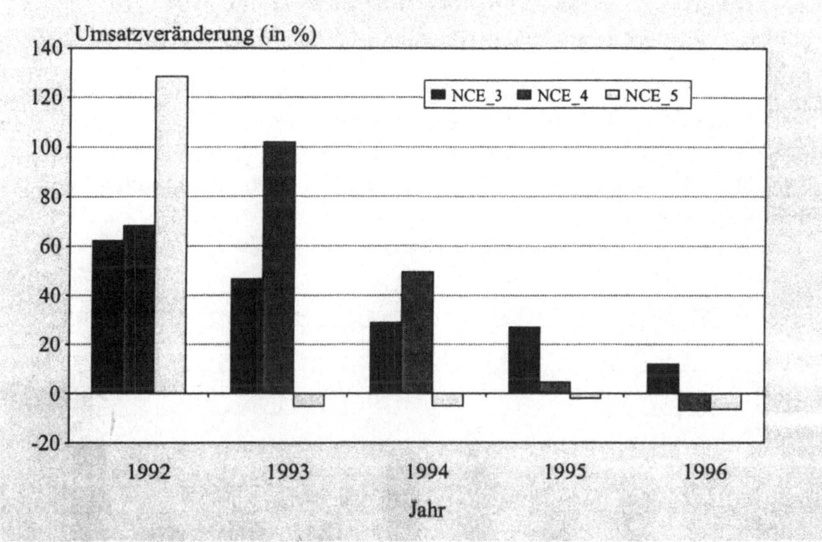

Quelle: Eigene Darstellung

Abbildung 10.3 Entwicklung der Umsätze von NCE_3, NCE_4 und NCE_5

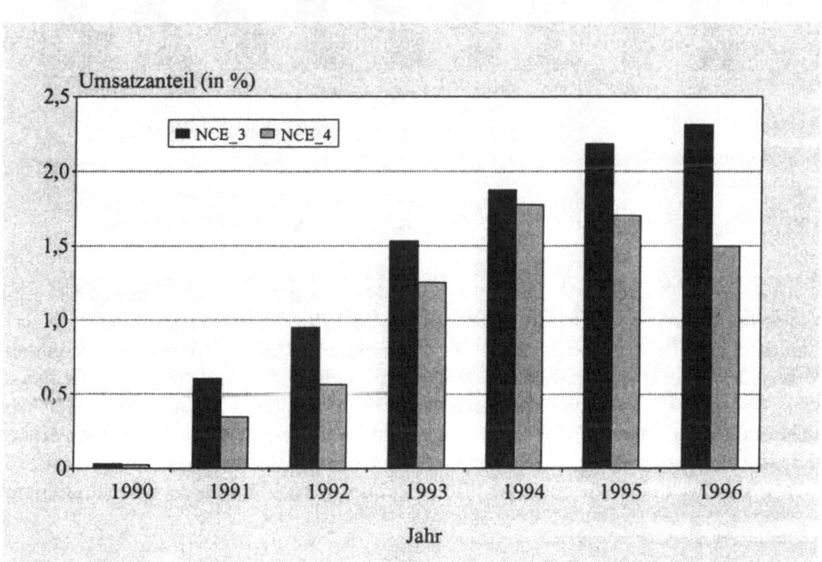

Quelle: Eigene Darstellung

Abbildung 10.4 Umsatzanteile von NCE_3 und NCE_4 am Umsatz der ATC-Gruppe

10.4.2 Innovationskomponente in den Jahren 1995 und 1996

Abbildung 10.5 enthält die Anzahl der zwischen 1988 und 1996 pro Jahr neu auf den Markt gekommenen NCEs.[9] 40 Wirkstoffe erscheinen erst 1996 auf dem Markt, während die Zahl der neu eingeführten Wirkstoffe für das Basisjahr am geringsten ausfällt (15).[10] Von den Arzneimitteln mit neuen Wirkstoffen, die seit 1988 zugelassen wurden, befanden sich 1995 123 (64,1 %) und 1996 147 (63,4 %) in der Innovationsphase und gehen somit in die Berechnung der Innovationskomponente ein.

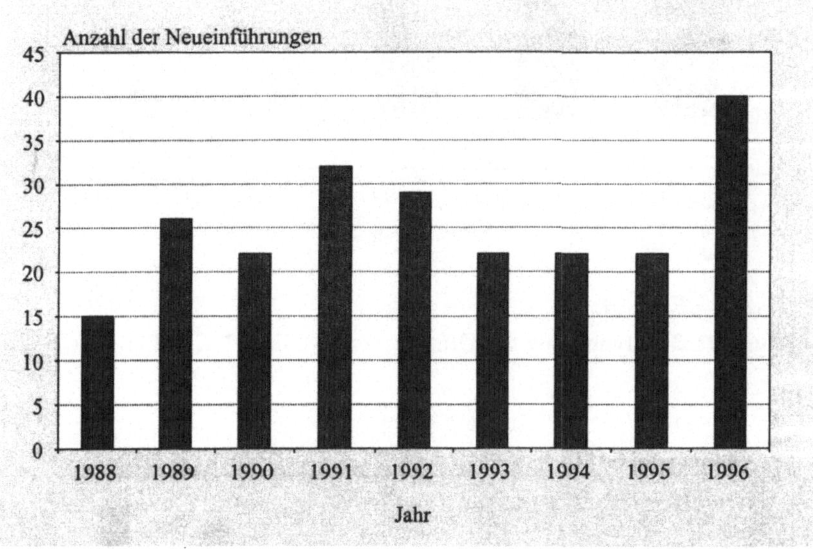

Quelle: Eigene Darstellung

Abbildung 10.5 Anzahl der Neueinführungen nach dem Einführungsjahr

Abbildung 10.6 veranschaulicht, wie viel Prozent der Neueinführungen der einzelnen Jahre auch noch in den Jahren 1995 und 1996 als innovativ gelten. Für das Jahr 1988 sind beispielsweise noch 40 % der Neueinführungen innovativ. Von den 26 neuen Wirkstoffen des Jahres 1989 gelten noch 34,6 % im Jahr 1995 als innovativ. Im darauffolgenden Jahr sinkt dieser Wert auf 19,2 %. Auf der Zeitachse springt vor allem das Jahr 1992 ins Auge, da hier nur ein relativ geringer Anteil an Wirkstoffen ausgewiesen wird, der in den beiden Berichtsjahren 1995 und 1996 noch als innovativ anzusehen ist. Eine Erklärung hierfür könnte darin bestehen,

---

[9] Die Abbildung zeigt die Verteilung der 230 neuen Wirkstoffe, für die ein Einführungsdatum ab 1988 vorliegt.

[10] Von den 40 hier angegebenen Wirkstoffen kamen zwei schon 1989 für ein anderes Indikationsgebiet auf den Markt. Für die Berechnung der Innovationskomponente spielt dies aber keine Rolle, da die Wirkstoffe für beide Indikationsbereiche als innovativ gelten.

dass 1992 der Me-too-Wettbewerb und auch der nachstoßende Wettbewerb relativ intensiv ausfielen. Inwieweit das GSG die Zahl der Neueinführungen negativ beeinflusst hat, lässt sich empirisch nicht belegen. Änderungen bei der Arzneimittelzulassung ergaben sich erst 1994, als das Bundesinstitut für Arzneimittel und Medizinprodukte an die Stelle des Instituts für Arzneimittel des früheren Bundesgesundheitsamtes trat ([9], S. 20).

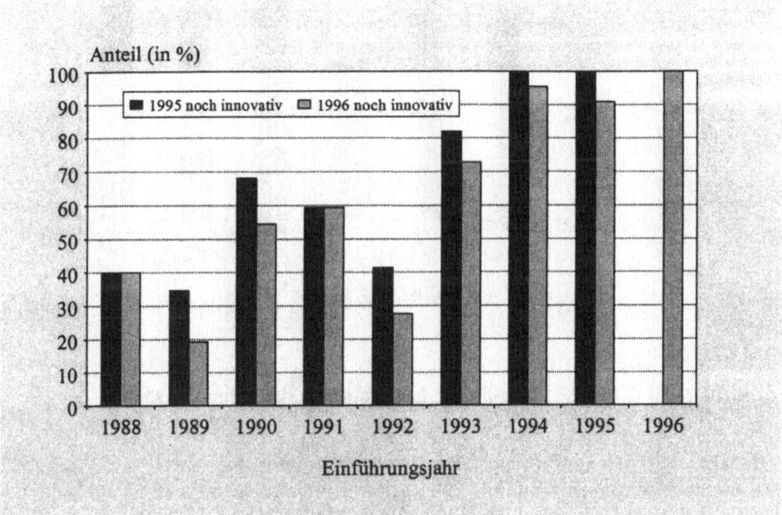

Quelle: Eigene Darstellung

Abbildung 10.6 Innovative NCEs nach dem Einführungsjahr (in %)

Zusätzliche Einblicke liefert eine Analyse der Altersverteilung der Innovationen. *Abbildung 10.7* enthält die Altersverteilung für das Jahr 1995, *Abbildung 10.8* für 1996. 4,9 % der innovativen Wirkstoffe des Jahres 1995 stammen aus dem Jahr 1988. Der entsprechende Wert für 1996 beläuft sich auf 4,1 %.

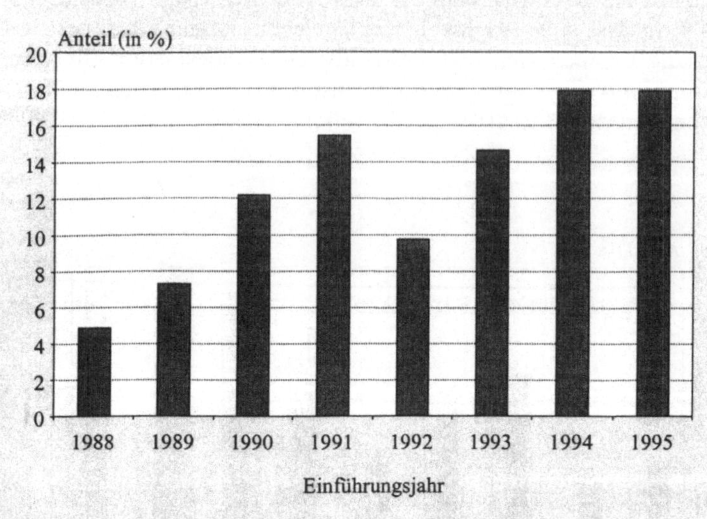

Quelle: Eigene Darstellung

Abbildung 10.7 Altersverteilung der Innovationen des Jahres 1995

Je aktueller das Einführungsjahr, desto höher fällt der Anteil der Wirkstoffe aus, die noch innovativ sind. Für 1995 gilt beispielsweise, dass 18 % der innovativen Wirkstoffe in diesem Jahr neu auf den Markt kamen. Von den innovativen Präparaten des Jahres 1996 stammen 27 % aus Neueinführungen.

Die Innovationskomponente errechnet sich aus dem realen Umsatzwachstum der innovativen Wirkstoffe für das Jahr 1995 respektive 1996. Um die Bedeutung der Preiskomponente bestimmen zu können, ermitteln wir die Innovationskomponente für die beiden Jahre auch ohne Preisbereinigung. In die Berechnung geht die Umsatzveränderung der 123 (1995) bzw. 147 (1996) innovativen Wirkstoffe auf dem GKV-Arzneimittelmarkt ein sowie als Nennergröße der Gesamtumsatz mit GKV-Arzneimitteln in den Jahren 1994 und 1995 (*Tabelle 10.3*). Die Werte für den GKV-Markt stammen aus der Strukturkomponentenanalyse des IMS.

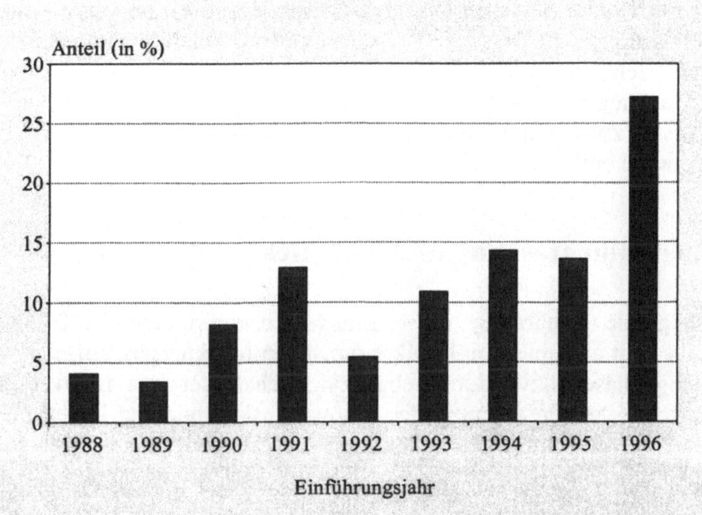

Quelle: Eigene Darstellung

Abbildung 10.8 Altersverteilung der Innovationen des Jahres 1996

Tabelle 10.3 GKV-Umsätze mit innovativen Arzneimitteln

(1)	Umsatzveränderung innovative Arzneimittel 1995 (in 1000 DM)	464.541
(2)	Umsatzveränderung innovative Arzneimittel 1995 preisbereinigt (in 1000 DM)	460.101
(3)	Gesamtumsatz GKV-Arzneimittelmarkt 1994 (in 1000 DM)	16.669.593
Innovationskomponente 1995 *ohne* Preisbereinigung (1)/(3) in v. H.		2,79
Innovationskomponente 1995 *mit* Preisbereinigung (2)/(3) in v. H.		2,76
(4)	Umsatzveränderung innovative Arzneimittel 1996 (in 1000 DM)	568.060
(5)	Umsatzveränderung innovative Arzneimittel 1996 preisbereinigt (in 1000 DM)	553.950
(6)	Gesamtumsatz GKV-Arzneimittelmarkt 1995 (in 1000 DM)	17.770.552
Innovationskomponente 1996 *ohne* Preisbereinigung (4)/(6) in v. H.		3,20
Innovationskomponente 1996 *mit* Preisbereinigung (5)/(6) in v. H.		3,11

Quelle: IMS Strukturkomponentenanalyse des GKV-Arzneimittelmarktes [6] und [14] sowie eigene Berechnungen

Die Berechnung erfolgt auf Basis der Beziehungen (12) und (14), wobei Gleichung (14) auf die reale Entwicklung abstellt. Die reale Innovationskomponente,

d. h. die um Preisänderungen bereinigte Umsatzsteigerung der genannten Wirkstoffe, betrug 1995 2,8 % und 1996 3,1 %. Ein Vergleich der Werte mit und ohne Preisbereinigung zeigt, dass der Preiskomponente bei innovativen Präparate auf der aggregierten GKV-Ebene nur eine untergeordnete Bedeutung zukommt. Der GKV-Markt stieg in diesen beiden Jahren um 6,7 % bzw. 6,4 %, so dass nach diesem Ansatz zwischen 40 % und 50 % der Marktentwicklung auf die Innovationskomponente entfällt.

10.5 Zusammenfassung und Ausblick

Die vorliegende Schätzung einer Innovationskomponente auf dem Arzneimittelmarkt baut auf einem mikroökonomischen Marktansatz auf, der sich an den Entwicklungsphasen bzw. dem Lebenszykluscharakter von Innovationen orientiert. Der konkreten Berechnung der Innovationskomponente liegen in Form von Zeitreihendaten die Umsatzveränderungen der ab dem Jahre 1988 neu auf den Markt gekommenen NCEs zugrunde. Für die Einstufung einer NCE als (noch) innovativ dienen die zunehmende Wachstumsrate des Umsatzes als dominantes und der steigende Umsatzanteil des einzelnen Wirkstoffs an seiner jeweiligen ATC-Gruppe als subsidiäres Kriterium. Diese beiden Kriterien begegnen der Gefahr von Doppelzählungen insofern, als im Wettbewerb von älteren und neueren NCEs das weniger innovative Produkt kaum über einen längeren Zeitraum eine zunehmende Wachstumsrate seines Umsatzes oder einen steigenden Umsatzanteil innerhalb seiner ATC-Gruppe aufweisen dürfte. Gegen eine Überschätzung der Innovationskomponente spricht in diesem Zusammenhang auch, dass nach dem gewählten Ansatz eine NCE schon bei einem Umsatzwachstum bei abnehmenden Steigerungsraten im Prinzip aus der Berechnung herausfällt. Schließlich impliziert die verwendete Datenbasis ebenfalls eine eher enge Fassung des Innovationskonzeptes, denn sie enthält z. B. keine neuen Indikationen bekannter Wirkstoffe und keine neuen Darreichungsformen.

In operationaler Hinsicht besteht ein entscheidender Vorzug dieses Ansatzes darin, ohne normative pharmakologische Bewertungen auszukommen. Er vermeidet damit teilweise endlose kontroverse Expertendiskussionen, ob und inwieweit im speziellen Fall der zusätzliche therapeutische Nutzen einer NCE eine Einstufung als „echte" Innovation rechtfertigt. Da die Einstufung als Innovation nach unserem Ansatz die Marktentwicklung einer NCE vornimmt bzw. entscheidet, setzt er letztlich am faktischen Verordnungsverhalten der niedergelassenen Ärzte an. Dieses Verordnungsverhalten mag noch Ineffizienzen enthalten, aber es erfolgt in therapeutischer Hinsicht wohl kaum derart sachkundig, dass nicht bzw. nicht mehr innovative NCEs ständig zunehmende Wachstumsraten oder steigende Anteile ihres Umsatzes verzeichnen. Da sich bestehende Wirtschaftlichkeitsreserven nicht nur auf das innovative Marktsegment, sondern auf den gesamten Arzneimittelmarkt erstrecken, bilden sie weder für die Einstufung eines Präparates als innovativ noch bei der Festlegung der Innovationskomponente im Rahmen dieses Marktansatzes eine gewichtige Störgröße.

Da der vorliegende Ansatz am faktischen Verordnungsverhalten der niedergelassenen Ärzte anknüpft, erlaubt die Berechnung keine Bereinigung der innovativen Arzneimittelausgaben um bestehende Wirtschaftlichkeitsreserven. Letztere existieren allerdings auch im nicht-innovativen Marktsegment, sodass ihre spezielle Berücksichtigung im Rahmen der Innovationskomponente auf einen Bias zuungunsten von NCEs hinausliefe. Unter empirisch-operationalen wie normativen Aspekten bietet es sich daher an, im Sinne des § 84 Abs. 1 SGB V die Innovationskomponente und die bestehenden Wirtschaftlichkeitsreserven, die den gesamten Arzneimittelmarkt betreffen, getrennt zu veranschlagen. Eine partielle Überbewertung der Innovationskomponente könnte in unserem Ansatz allerdings daraus resultieren, dass die Unternehmen bei innovativen Produkten besondere Werbeanstrengungen unternehmen, d. h. dass diese Differenz in den Werbeaktivitäten tendenziell zu einer Erhöhung der Innovationskomponente führt. Wie bereits angedeutet gibt es *die Innovationskomponente* auf dem Arzneimittelmarkt nicht und auch keinen Ansatz, der gegenüber alternativen Konzepten nur Vorzüge aufweist. Der vorliegende mikroökonomische Ansatz bildet eine Alternative und möglicherweise eine sinnvolle Ergänzung zu stärker pharmakologisch-therapeutisch orientierten Konzepten, die auf Expertenurteilen aufbauen. Methodische Probleme bereitet unser Ansatz vor allem bei der empirischen Bestimmung der Innovationsphase einzelner Wirkstoffe. Hier kommt es insbesondere durch die zahlreichen gesetzlichen Eingriffe zu Strukturbrüchen, die den intertemporalen Vergleich erschweren. Die der Berechnung zugrunde liegende Periode zwischen 1988 und 1996 ergibt sich aus dem verfügbaren Datenmaterial. Längere Zeitreihen könnten die Aussagefähigkeit der Berechnungen deutlich erhöhen. Allerdings dürfte in diesem Fall die Zahl der Strukturbrüche zunehmen.

Die Berücksichtigung einer Innovationskomponente bei der Fortschreibung der Arzneimittelbudgets garantiert allerdings noch nicht, dass die zusätzlichen Mittel dann auch in jene Innovationen fließen, die für die Gewährung dieser Komponente verantwortlich zeichnen. Ähnlich wie die globale Veranschlagung von demographischen Veränderungen oder bestehenden Wirtschaftlichkeitsreserven beeinflusst die Innovationskomponente zunächst nur den Umfang des Arzneimittelbudgets, entfaltet aber keine Steuerungswirkung hinsichtlich seiner Struktur. In dieser Hinsicht besitzen arztgruppen- oder gar indikationsspezifische Richtgrößen eindeutig Vorzüge, denn sie könnten eher sicherstellen, dass die zusätzlichen Mittel auch für die gewünschten Verwendungen bzw. Indikationsbereiche zur Verfügung stehen. In einzelnen Indikationsbereichen könnten sich pharmakologisch-therapeutische Konzepte und mikroökonomische Marktansätze einer Abschätzung der (möglicherweise sogar indikationsspezifischen) Innovationskomponente auch noch eher befruchten.

Anhang

Im folgenden wird (10) hergeleitet.

Aus (9) folgt:

$$\frac{U_{t+i}}{U_{t+(i-1)}} = \frac{U_{t+i}^{I_a}}{U_{t+(i-1)}} + \frac{U_{t+i}^{I_n}}{U_{t+(i-1)}} + \frac{U_{t+i}^{A,G}}{U_{t+(i-1)}} = \left(1 + w_{t+i}^{U}\right)$$

$$\left(1 + w_{t+i}^{U}\right) U_{t+(i-1)} =$$
$$\left(1 + w_{t+i}^{I_a}\right) \left(U_{t+(i-1)}^{I_a} + U_{t+(i-1)}^{I_n}\right) + U_{t+i}^{I_n} + \left(1 + w_{t+i}^{A,G_n}\right) U_{t+(i-1)}^{A,G} + U_{t+i}^{G_n}$$

Ausmultiplizieren und subtrahieren von $U_{t+(i-1)}$ führt zu:

$$w_{t+i}^{U} U_{t+(i-1)} = w_{t+i}^{I_a}\left(U_{t+(i-1)}^{I_a} + U_{t+(i-1)}^{I_n}\right) + U_{t+i}^{I_n} + w_{t+i}^{A,G_n} U_{t+(i-1)}^{A,G} +$$
$$U_{t+i}^{G_n} + \underbrace{U_{t+(i-1)}^{I_a} + U_{t+(i-1)}^{I_n} + U_{t+(i-1)}^{A,G} - U_{t+(i-1)}}_{U_{t+(i-1)}}$$

Dividieren durch $U_{t+(i-1)}$ ergibt:

$$w_{t+i}^{U} = w_{t+i}^{I_a} \frac{U_{t+(i-1)}^{I_a} + U_{t+(i-1)}^{I_n}}{U_{t+(i-1)}} + \frac{U_{t+i}^{I_n}}{U_{t+(i-1)}} + \frac{w_{t+i}^{A,G_n} U_{t+(i-1)}^{A,G} + U_{t+i}^{G_n}}{U_{t+(i-1)}}$$

Die Innovationskomponente wird somit durch folgenden Ausdruck wiedergegeben:

$$IK_{t+i}^{U} = w_{t+i}^{I_a} \frac{U_{t+(i-1)}^{I_a} + U_{t+(i-1)}^{I_n}}{U_{t+(i-1)}} + \frac{U_{t+i}^{I_n}}{U_{t+(i-1)}}$$

Der erste Summand bezeichnet die Wachstumsrate des Umsatzes mit Arzneimitteln, die schon in der Vorperiode als innovativ galten, multipliziert mit ihrem Umsatzanteil in der Vorperiode. Der zweite Summand gibt das Verhältnis der neuen innovativen Arzneimittel zum Gesamtumsatz der Vorperiode wieder. Zu beachten ist, dass der erste Ausdruck im Zähler den Umsatz mit alten innovativen Arzneimitteln in der Vorperiode ($t+i-1$) anzeigt, die auch in der Periode $t+i$ noch als innovativ gelten.

Literatur

[1] Berndt E. R., Cockburn I. M., Griliches Z. (1996): Pharmaceutical Innovations and Market Dynamics: Tracking Effects on Price Indexes for Antidepressant Drugs. Brookings Papers on Economic Activity, Washington.

[2] Boroch W., Cassel D. (1993): Die forschende europäische Arzneimittelindustrie im internationalen Güter- und Standortwettbewerb. In: Hamburger Jahrbuch für Wirtschafts- und Gesellschaftspolitik, 38, S. 111-124.

[3] Bundesministerium für Gesundheit (1997): Daten des Gesundheitswesens, Ausgabe 1997, Schriftenreihe des Bundesministeriums für Gesundheit, Bd. 91. Baden-Baden.

[4] Burstall M. L. (1990): 1992 and the Regulation of the Pharmaceutical Industry. London.

[5] Cohen W. M., Levin R. C. (1989): Empirical Studies of Innovation and Market Structure. in: Schmalensee R. und Willig R. (Eds.): Handbook of Industrial Organization. Vol.2, Amsterdam, S. 1060-1107.

[6] Delling B., Meiner E. (1995): IMS-Studie: Innovationskomponente im GKV-Arzneimittelmarkt. In: Deutsches Ärzteblatt, 92, A 423-426.

[7] Erbsland M., Wille E. (1994): Zu den Effekten von Gesundheitsreform- und Gesundheitsstrukturgesetz auf den Arzneimittelmarkt. In: Die Pharmazeutische Industrie, 56(9), S. 847-853, 56(11), S. 941-948.

[8] Erbsland M. Ulrich V., Wille E. (1998): Zur Berechnung einer Innovationskomponente auf dem Arzneimittelmarkt. Gutachten im Auftrag des Verbandes der Forschenden Arzneimittelhersteller. Bonn usw.

[9] Fedke A. (1998): Das Bundesinstitut für Arzneimittel und Medizinprodukte. in: Public Health Forum, 19, S. 20.

[10] Heuss E. (1965): Allgemeine Markttheorie. Tübingen und Zürich.

[11] Klauber J., Schröder H. (1997): Innovationskomponente im GKV-Arzneimittelmarkt. Diskussionspapier des Wissenschaftlichen Instituts der AOK, Bonn, 18 Seiten.

[12] Laukant A. (1995): Wie misst man Innovation? In: Die Pharmazeutische Industrie, 57(8), S. 598-603.

[13] Luce B. R., Elixhauser A. (1990): Standards for Socioeconomic Evaluation of Health Care Products and Services. Berlin usw.

[14] Meiner E., Delling B. (1997): Die Innovationskomponente 1990-1996. Eine Studie von IMS zur Entwicklung von Innovation im deutschen Arzneimittelmarkt. Institut für medizinische Statistik. Frankfurt/Main.

[15] Reekie W. D. (1996): Medicine Prices and Innovations: An International Survey. London.

[16] Ulrich V., Wille E. (1989): Zur Ausgabenentwicklung der gesetzlichen Krankenversicherung: Preis- und Mengeneffekte von Behandlungsarten. In: Finanzarchiv, N.F. 47(3), S. 361-403.

[17] Wille E. (1985): Rationalität, Effizienz und Effektivität aus der Sicht des Ökonomen. In: Vogel H. R. (Hrsg.): Effizienz und Effektivität medizinischer Diagnostik. G. Fischer, Stuttgart, S. 15-37.

[18] Wille E. (1997): Zur aktuellen Bedeutung von Arzneimittelinnovationen. In: Albring, M., Wille E. (Hrsg.) (1997): a.a.O., S. 10-15. Albring M. und Wille E. (Hrsg.) (1997): Innovationen in der Arzneimitteltherapie. Definition, medizinische Umsetzung und Finanzierung. P. Lang, Frankfurt/Main usw.

Kapitel 11
Finanzierbarkeit von Innovationen im GKV-Markt

WOLFGANG KAESBACH UND NORBERT SCHLEERT

11.1 Arzneimittelinnovationen in der GKV

Die pharmazeutische Industrie erzielt in der Bundesrepublik Deutschland zu Lasten der gesetzlichen Krankenkassen einen zunehmenden Anteil ihres Umsatz mit Arzneimitteln, die neue Wirkstoffe enthalten. So weist der GKV-Arzneimittelindex 1986 einen Umsatz von 36 Mio. DM aus, der mit neuen Wirkstoffen erzielt wird. Aber 1998 beträgt der Umsatz, der mit den seit 1986 neu eingeführten Wirkstoffen erzielt wird, schon 9,7 Mrd. DM [11]. Der Umsatzanteil der neuen Wirkstoffe an den Gesamtausgaben steigt damit in 12 Jahren von 0,2 % auf 27,2 % an. Seit 1990 ist ein Umsatzwachstum von jährlich rd. 1 Mrd. DM festzustellen. Nur 1993, als mit dem Gesundheitsstrukturgesetz die Budgetierung der Arzneimittelausgaben eingeführt wurde, stieg der Umsatz geringer. Dabei wird dieser Umsatz mit einer überschaubaren, aber im Trend steigenden Zahl von Wirkstoffen erzielt (*Abbildung 11.1*). In der Zeit von 1986 bis 1998 sind nur 343 neue Wirkstoffe zugelassen worden. Auch dies ist über einen Zeitraum von zwölf Jahren eine eher geringe Anzahl.

Es ist allerdings davon auszugehen, dass sich zukünftig infolge neuer Forschungsansätze in den Bereichen der Gen- und Biotechnologie die Zahl der jährlich neu zugelassenen Wirkstoffe erheblich steigern wird. Darüber hinaus erhöht der Einsatz neuer Technologien die Effizienz der Arzneimittelforschung. So wird z. B. der Hoechst-Vorstandsvorsitzende Dormann mit der Aussage zitiert „Die Genom-Forschung in Verbindung mit automatisierter Synthese und Analyse sowie leistungsfähige Informatik hat die Suche nach neuen Arzneimitteln revolutioniert" [3].

Welcher Fortschritt durch die neuen Technologien erzielt wird, macht auch das folgende Beispiel deutlich. „Früher galt die Faustregel, ein Wissenschaftler, eine Woche, ein Molekül." Heute versetzen die neuen Technologien einen Wissenschaftler mit einem Computer und einem Roboter in die Lage, in einer Woche bis zu 10.000 Moleküle zu entwickeln und zu analysieren." [12]

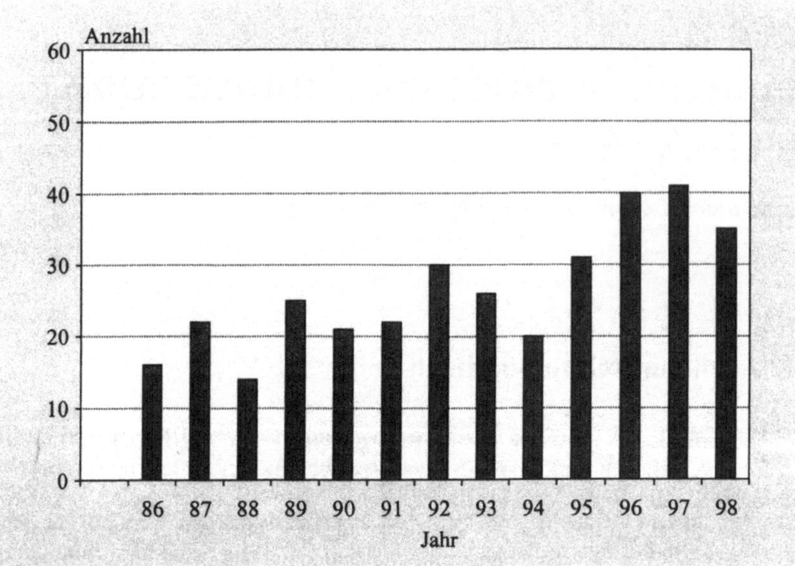

Quelle: Arzneiverordnungs-Report '87 – 1999

Abbildung 11.1 Neue Wirkstoffe

Die neuen Forschungsansätze gekoppelt mit der effizienteren Arzneimittelforschung werden zukünftig dazu führen, dass die Zahl der jährlich neu
zugelassenen Wirkstoffe erheblich steigen wird. Es ist deshalb davon auszugehen,
dass unter unveränderten ordnungspolitischen Rahmenbedingungen dieses erweiterte Angebot an neu zugelassenen Wirkstoffen erhebliche Ausgabensteigerungen
nach sich ziehen wird.

Die Ausgaben für Arznei- und Heilmittel in der GKV sind seit 1993 budgetiert
(Gesundheitsstrukturgesetz 1993). Vorübergehend konnten die regionalen Budgets
durch Richtgrößenvereinbarungen abgelöst werden (2. GKV-Neuordnungsgesetz
1997). Für die vertraglich zu vereinbarenden Budgets ab dem Jahr 2000 gilt un-
eingeschränkt der Grundsatz der Beitragssatzstabilität (GKV-Gesundheitsreform
2000). Zwar lässt der Gesetzgeber bei der Anpassung der Budgets u. a. auch die
Berücksichtigung von Innovationen zu, stellt diese jedoch in unmittelbaren Kontext zu „bestehenden Wirtschaftlichkeitsreserven".

Werden keine Einsparungen erzielt, besteht die Gefahr, dass Gesundheits-
leistungen ausgegrenzt oder rationiert werden. Deshalb sind im Arzneimittelbereich Reformansätze notwendig, die dem dynamischen Wachstumsprozess
gerecht werden und dabei sicherstellen, dass die Finanzierung neuer Arzneimittel
durch die GKV möglich ist.

11.2 Innovation aus Sicht der Industrie

Im Rahmen der Wirtschaftstheorie werden Innovationen als Änderungen des An-gebotes interpretiert, die einen Strukturwandel auslösen. Unterschieden wird zwi-schen Produktinnovation, Prozessinnovation und Standortinnovation. Leitbild ist Schumpeters Idee vom „Prozess der schöpferischen Zerstörung", nachdem jedes neue Produkt alte Produkte verdrängt und jedes neue Produktionsverfahren bis-lang eingesetzte Produktionsverfahren obsolet macht.

Diese Grundidee findet sich auch in der Diskussion um die „Arzneimittelinno-vation". Einschränkend betont allerdings der ehemalige Geschäftsführer des Ver-bandes der forschenden Arzneimittelhersteller (VFA), Münnich, dass der Ersatz des Alten durch das Neue nur eine Möglichkeit des Entwicklungsprozesses ist. Daneben kann der Entwicklungsprozess auch dazu führen, dass das Neue zu dem Alten hinzutritt und beides nebeneinander weiter existiert (*add-on technology*).

Münnich vertritt sogar die Auffassung, „(...) dass gerade im Gesundheitsbereich und speziell in der alltäglichen Praxis der Medizin die Add-ons überwiegen. Dies mag in der Natur der Sache liegen. Ich habe auch seit langem den Verdacht, dass es auch daran liegt, dass in diesem Bereich die Selektionsprozesse nicht so gut funktionieren wie in vielen anderen Bereichen. Mit anderen Worten: Das Neue verdrängt das Alte nicht in dem Maße und mit der Geschwindigkeit, wie man das aufgrund anderweitiger Erfahrungen erwarten möchte." [7]

Heute wird diese differenzierte Sicht zum Selektionsprozess im Arzneimittelbe-reich vom Verband nicht mehr vertreten. Vielmehr wird inzwischen unter der plakativen Überschrift „Arzneimittelinnovationen: Das Bessere ist des Guten Feind" der Eindruck vermittelt, dass neue, verbesserte Arzneimittel alte ersetzen. Dass dies aber nicht gemeint ist, zeigt die Verbandsdefinition zu Innovationen. Danach sind Innovationen alle Arzneimittel, die

- eine neue, bislang therapeutisch nicht genutzte Substanz einer Wirkstoffklasse enthalten,

- einen weiterentwickelten Wirkstoff enthalten, der gegenüber der Mutter-substanz eine spezifische Wirkung, geringere Nebenwirkungen und/oder ver-besserte pharmakologische Eigenschaften aufweist,

- einen bereits therapeutisch genutzten Wirkstoff für ein neues Anwendungs-gebiet einsetzen,

- einen bereits therapeutisch genutzten Wirkstoff in einem höheren Reinheits-grad enthalten,

- einen Wirkstoff in einer mit den bislang verfügbaren Darreichungsformen nicht vergleichbaren Applikationsform einsetzen oder

- Stoffe in einer neuen, therapeutisch zweckmäßigen Kombination enthalten. [14]

Nach dieser Interpretation wird auch jede Neuanwendung eines Arzneimittels, jede Neueinführung und jede Darreichungsform ungeachtet einer pharmakologischen, medizinischen oder sozialgesetzlichen Bewertung als Innovation hervorgehoben [5].

Entsprechend definieren auch Erbsland, Ulrich und Wille in ihrem Gutachten Innovationen unabhängig von medizinischen oder pharmakologischen Kriterien ([2], siehe auch Kapitel 10). Hier wird eine aus der Wirtschaftstheorie stammende Herangehensweise gewählt. Danach werden alle auf dem Markt neu zugelassenen Arzneimittel so lange als Innovation bezeichnet, wie sie sich im Markt ausbreiten. Die Ausbreitung wird über ein positives Umsatzwachstum gemessen. Ob mit den Arzneimitteln ein therapeutischer Fortschritt erzielt wird oder nicht, spielt bei dieser Definition überhaupt keine Rolle.

11.3 Innovation im Rahmen der gesetzlichen Krankenkassen

Im Gegensatz zur pharmazeutischen Industrie und Gutachtern sind gesetzliche Krankenkassen und die Kassenärztlichen Vereinigungen bei ihren Interpretationen nicht frei, sondern an das Sozialgesetzbuch gebunden. Der Begriff Innovation wird 1993 mit dem Gesundheitsstrukturgesetz im Rahmen des § 84 SGB V eingeführt. Wirtschaftlichkeitsreserven und Innovationen sind danach im Rahmen der Vertragsverhandlungen zu den Arznei-, Verband- und Heilmittelbudgets zu berücksichtigen. Da eine Begriffsklärung im Gesetz nicht stattfindet, ist auf die Begründung zurückzugreifen. Hier heißt es zu den Innovationen, „zugleich sind die Auswirkungen neuartiger Arzneimittel auf die Ausgaben der Krankenkassenversicherung zu berücksichtigen". Damit stellt sich die Frage, welche Arzneimittel unter „neuartig" zu fassen sind. Hier gibt der § 35 Abs. 1 SGB V einen Hinweis im Zusammenhang mit der Festbetragsregelung. Danach sind patentgeschützte Wirkstoffe, deren Wirkungsweise neuartig ist und die eine therapeutische Verbesserung – auch wegen geringerer Nebenwirkungen – darstellen, von der Festbetragsregelung ausgenommen. Als neuartig gilt ein Wirkstoff, solange derjenige Wirkstoff, der als erster dieser Gruppe in Verkehr gebracht worden ist, unter Patentschutz steht. Innovationen sind danach im Sinne des SGB V Arzneimittel mit neuartiger Wirkungsweise und einer therapeutischen Verbesserung auch wegen geringerer Nebenwirkungen.

Innovationen sind somit nach dem SGB von Imitationen (Me-too-Präparate) abzugrenzen. Hierzu kann auf die pharmakologische Standardliteratur zurückgegriffen werden, nach der Imitationen Molekülvariationen ohne oder mit nur geringen Unterschieden zu pharmakologisch-therapeutisch vergleichbaren, insbesondere chemisch verwandten Stoffen sind [5].

Eine Bewertung der neuen Wirkstoffe nehmen z. B. Fricke und Klaus seit nunmehr über 10 Jahren vor [4]. Sie ordnen dabei die neuen Wirkstoffe in vier Kategorien:

A neuartige Wirkstoffe/Wirkstoffprinzipien

B bereits bekannte, aber qualitativ verbesserte Wirkprinzipien

C Analogpräparate mit marginalen Unterschieden zu bereits eingeführten Wirkstoffen und

D neue Wirkstoffe ohne ausreichend gesicherten Therapienutzen.

Legt man diese pharmakologische Bewertung neuer Arzneimittelwirkstoffe für den Zeitraum 1986 bis 1998 zugrunde, so zeigt sich, dass nur ein geringer Anteil der Wirkstoffe als neuartig oder als qualitative Verbesserung bewertet wird.

Wie sehr allerdings neuartige (innovative) Wirkstoffe die Arzneimittelausgaben der GKV in die Höhe treiben, belegen eindrucksvoll zwei Beispiele. Das 1993 eingeführte Migränemittel Sumatriptan der Fa. Glaxo verteuerte die Tagesthera-piekosten schlagartig um das Zehnfache. Die für Mitte 2000 erwartete Einführung des Wirkstoffes Etanercept der Fa. Wyeth zur Behandlung der rheumatoiden Arth-ritis wird die Tagestherapiekosten im Vergleich zur etablierten Basismedikation mit z. B. Methotrexat um das Hundertfache übersteigen. Sofern alle Patienten, bei denen die Basismedikation versagt, mit Etanercept behandelt werden, würde allein auf diesen Wirkstoff ein Budgetanteil von knapp zwei Prozent entfallen. Und mit welcher finanziellen Dimension muss gerechnet werden, wenn die Erfolgsquote eines neuen Mittels nur bei etwa 20 Prozent liegt, aber aufgrund fehlender prädik-tiver Diagnostik nicht vorhergesagt werden kann, welche Patienten zu den 20 Prozent gehören?

Zwar steigt der Umsatz der A- und B-Wirkstoffe von 10,5 Mio. DM im Jahre 1986 auf 4,4 Mrd. DM im Jahr 1998 an. Der Anstieg ist aber im Vergleich zum Umsatz, den die Wirkstoffe der Klassifikation C und D erzielen, relativ gering (*Abbildung 11.2*). Die Ausgaben für die C- und D-Wirkstoffe sind im Vergleichs-zeitraum 1986 bis 1998 auf 5,3 Mrd. DM gestiegen. Damit relativiert sich deutlich der Effekt, den die neuartigen Arzneimittel auf die Ausgabenentwicklung im Arz-neimittelsektor haben. Vielmehr wird die Ausgabenentwicklung im Bereich der neuen Wirkstoffe durch Produkte verursacht, die weder pharmakologisch-therapeutisch noch sozialgesetzlich als Innovation zu bezeichnen sind. Damit stellt sich die Frage, welcher ordnungspolitische Lösungsansatz zur Finanzierung von neuen Arzneimitteln insbesondere unter den Aspekten sektoraler Arzneimittel-budgets und zunehmenden Angebots denkbar ist.

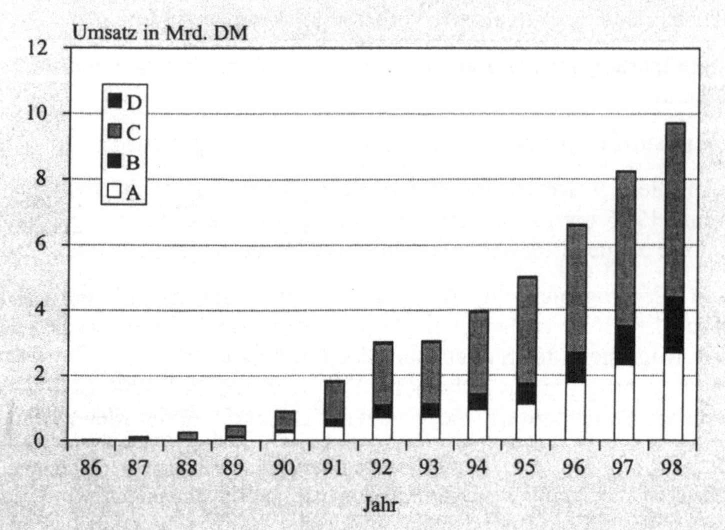

Quelle: Arzneiverordnungs-Report '87 – 1999

Abbildung 11.2 Umsätze mit neuen Wirkstoffen nach Qualitätskriterien 1986 bis 1998

11.4 Weiterentwicklung bestehender Steuerungsansätze

Vertreter marktwirtschaftlicher Lösungen lehnen staatliche Eingriffe mit dem Hinweis ab, dass diese den Prozess der Innovationsausbreitung verzögern und die Ausgaben nicht wirksam steuern.

Dementsprechend formuliert auch die Boston Consulting Group [13] folgende Leitsätze:

- A continued commitment to maintaining a strong system of intellectual property protection
- An emphasis on reducing barriers to competition, for both patented and offpatent (generic) products
- A move toward market pricing across the product life cycle, allowing the market
- to reward innovation early while awarding low costs later
- Consideration of ways to encourage active decision-making by both physicians and patients that is scientifically and economically informed

Unter funktionierenden Marktbedingungen erlangen Nachfolgepräparate nur Marktanteile über den Preiswettbewerb. Dass dieser Marktmechanismus bei den neuen Arzneimittelwirkstoffen nicht greift, wird deutlich, wenn man die durchschnittlichen Verordnungskosten im Segment der neuen Wirkstoffe mit den durchschnittlichen Verordnungskosten im Generika-Markt vergleicht. 1997 betrugen die Durchschnittskosten im Generika-Markt je Verordnung 30,91 DM und im Marktsegment der neuen Wirkstoffe 100,25 DM je Verordnung. Die Kosten liegen also bei neuen Wirkstoffen deutlich über den Generika-Kosten. Wären Durchschnittskosten des Generika-Marktes angefallen, wären die Ausgaben um 3,4 Mrd. DM bzw. um 41 % zurückgegangen [10]. Dies zeigt, dass ganz offensichtlich marktwirtschaftliche Mechanismen im Marktsegment der neuen Arzneimittel nicht greifen, so dass ordnungspolitische Alternativen notwendig sind.

Als kurzfristige Lösung hätte es sich angeboten, die mit der 7. SGB-Novelle gemachte Ausnahmeregelung für patentgeschützte Arzneimittel, die die ab 1996 in den Markt gekommenen Arzneimittel von der Festbetragsregelung ausnimmt, wieder zurückzunehmen. Danach wären nur neue Arzneimittel, die therapeutisch verbesserte Wirkstoffe enthalten, von der Festbetragsregelung ausgenommen und der freien Preisbildung überlassen.

Dem Vorschlag der Krankenkassen auf Rücknahme der 7. SGB V-Novelle ist der Gesetzgeber im Rahmen der GKV-Gesundheitsreform 2000 nicht gefolgt. Da es offensichtlich das politische Ziel ist, patentgeschützte Wirkstoffe anders zu behandeln als generische, könnte die Festbetragshöhe für patentgeschützte einfach höher festgelegt werden als bei den patentfreien Arzneimittelgruppen. Zur Zeit gilt die Vorgabe des GKV-Solidaritätsstärkungsgesetzes 1999, dass die Festbeträge auf das untere Preisdrittel auszurichten sind. Für patentgeschützte Arzneimittel könnte z. B. ein Festbetrag bis zur Hälfte des Preisniveaus als Zielkorridor festgelegt werden. Mit diesem Ansatz würde ein dreigestuftes Festbetragsmodell entstehen:

- Patentgeschützte neue Arzneimittel sind frei von Festbeträgen.
- Patentgeschützte, aber nicht neue Arzneimittel sind mit Festbeträgen zu belegen, die bis zur Hälfte des Preisniveaus in ihrer Gruppe gehen.
- Im Bereich der patentfreien Wirkstoffe ist entsprechend der geltenden Gesetzeslage der Festbetrag weiterhin im unteren Drittel anzusiedeln.

Als flankierende Maßnahme ist die mit der 5. SGB V-Novelle 1995 aufgehobene Verpflichtung der Apotheker, importierte Arzneimittel abzugeben, durch die GKV-Gesundheitsreform 2000 wieder eingeführt worden. Insbesondere die neuen Produkte sind nicht nur europaweit durch die European Medicines Evaluation Agency (EMEA) zugelassen, sie werden in aller Regel auch europaweit angeboten. Im Sinne der politisch gewollten Harmonisierung der Märkte ist dafür Sorge zu tragen, dass diese Arzneimittel dann auch in allen Ländern der EU verkehrsfähig sind, unabhängig ob als Originalprodukt oder als Import. Noch bestehende Marktschranken müssen abgebaut werden. Bei den neuen Produkten finden sich in den einzelnen Mitgliedsstaaten der Europäischen Union – u. a. bedingt durch nationale Preisregulierungsansätze – erhebliche Preisunterschiede. Der Import von Arzneimitteln aus preisgünstigeren Ländern führt zu einem – wenn auch eingeschränkten – Wettbewerb im bundesdeutschen Markt.

11.5 Finanzierung mit Hilfe von Kosten-Nutzen-Analysen

Bedingt durch die Knappheit finanzieller Ressourcen im Gesundheitswesen entsteht ein immer größer werdender Zwang, einen echten Gegenwert für das Geld zu bekommen, das ausgegeben werden soll.

Ein weitergehender Steuerungsansatz zur Finanzierung von neuen Arzneimittelwirkstoffen in der GKV liegt in der Einführung von Kosten-Nutzen-Studien. Das Instrument der Kosten-Nutzen-Studie wird mit unterschiedlicher Ausrichtung in einer Reihe von Staaten zur Bewertung von neuen Arzneimitteln eingesetzt oder es laufen entsprechende Überlegungen [8], [15].

Auch in Deutschland wird seit längerem und mit sehr unterschiedlicher Ausrichtung die Einführung von Kosten-Nutzen-Analysen zur Bewertung von Arzneimitteln diskutiert. So wird z. B. gefordert, dass neue Arzneimittel nur dann in den Leistungskatalog der gesetzlichen Krankenkassen aufgenommen werden dürfen, wenn als Ergebnis einer Kosten-Nutzen-Analyse ihr therapeutischer Nutzen belegt ist [6]. Es wäre also naheliegend, die Zulassungsbehörden damit zu beauftragen, über die unter Sicherheitsaspekten zu treffende Zulassungsentscheidung hinaus auch eine Bewertung des therapeutischen Stellenwertes innovativer Arzneimittel vorzunehmen. Gerade bei der zunehmenden Europäisierung des Arzneimittelmarktes sollten Beurteilungen auf Grundlage der besten verfügbaren medizinischen „evidence" eigentlich unteilbar sein [1]. Auf EU-Ebene ist beabsichtigt, mit dieser Zielsetzung ein „Europäisches Informationsnetzwerk für Arzneimittel (MINE)" bei der europäischen Zulassungsbehörde EMEA einzurichten. Auf diese Weise würden nationalstaatliche Ansätze wie z. B. in England das National Institute for Clinical Excellence (NICE) entbehrlich. In Deutschland wird mit der GKV-Gesundheitsreform 2000 diese Aufgabe dem Institut für die Arzneimittelverordnung in der gesetzlichen Krankenversicherung im Rahmen der Erstellung einer Vorschlagsliste verordnungsfähiger Arzneimittel übertragen. Erwartungsgemäß werden alle Bestrebungen zur Verbesserung der therapeutischen Transparenz von der pharmazeutischen Industrie als so genannte vierte Zulassungshürde diffamiert. Eine Zweitzulassung für den Bereich der gesetzlichen Krankenversicherung wird unter Hinweis auf das ineffiziente Zulassungsverfahren und das daraus resultierende Vermarktungsrisiko für innovative Produkte abgelehnt [7].

Statt aber die Problemlösung zur Finanzierung innovativer Arzneimittel immer nur beim Gesetzgeber oder der gesetzlichen Krankenversicherung zu suchen, könnte auch die pharmazeutische Industrie ihren Beitrag leisten. Abgesehen davon, die Marktpreise bei neuen Produkten mit Augenmaß festzulegen, bietet sich eine Allianz mit den Krankenkassen an, auf eine Änderung der Arzneimittelpreisverordnung und eine Liberalisierung der Vertriebswege hinzuwirken.

Mit der GKV-Gesundheitsreform 2000 ist die Wirtschaftlichkeitsprüfung in der vertragsärztlichen Versorgung teilweise neu strukturiert worden. Im Rahmen der Stichprobenprüfung sind u. a. auch die Eignung der Leistung zur Erreichung des therapeutischen Ziels und die Angemessenheit der durch die Leistung verursachten Kosten zu prüfen. Es reicht aber nicht, auf der sozialgesetzlichen Ebene die

Selbstverwaltung von Ärzten und Krankenkassen zur Qualitätssicherung zu verpflichten, ohne ihr zugleich die geeigneten Instrumente an die Hand zu geben. Die Prüfkriterien sind sachgerecht nur unter Hinzuziehung gesundheitsökonomischer Evaluationen anwendbar. Konsequenterweise müsste der Gesetzgeber selbst die arzneimittelrechtlichen Voraussetzungen schaffen und Kosten-Nutzen-Analysen zum integralen Bestandteil der Zulassung machen. Damit würde ein Entscheidungsverfahren zur Bewertung von neuen Arzneimitteln eingeführt, das sicherstellt, dass nur Arzneimittel mit therapeutischem Nutzen und innovative Arzneimittel mit einer therapeutischen Verbesserung von den gesetzlichen Krankenkassen finanziert werden. Im Ergebnis ermöglicht die Kosten-Nutzen-Analyse eine Dreiteilung der neuen Präparate in

1. Arzneimittel mit nachgewiesener Qualität, Unbedenklichkeit und Wirksamkeit, die verkehrsfähig, aber nicht zu Lasten der GKV verordnungsfähig sind,

2. Arzneimittel, die darüber hinaus einen therapeutischen Nutzen haben, und

3. Arzneimittel, die als Innovation gekennzeichnet sind, weil ihre Wirkungsweise neuartig ist und die eine therapeutische Verbesserung bedeuten.

Die Präparate der Klassen 2 und 3 sind dann erstattungsfähig im Rahmen der GKV. Mit einer solchen Klassifizierung neuer Arzneimittel, die die Finanzierung durch die gesetzliche Krankenversicherung vom therapeutischen Nutzen abhängig macht, wird zudem eine gesamtwirtschaftlich orientierte Informationsgrundlage gebildet, die für die Ausgestaltung des Preis- bzw. Erstattungssystems im Bereich der gesetzlichen Krankenkassen als Grundlage herangezogen werden kann. Für Innovationen wäre durchaus auch ein finanzielles Incentive denkbar. So werden z. B. in Japan höhere Marktpreise für innovative Produkte genehmigt (*s. Kapitel 1*) und in der Schweiz ein Innovationsaufschlag gewährt. Unter Berücksichtigung gesundheitsökonomischer Evaluationen ließen sich auch differenzierte Honorierungsmodelle gestalten, in dem z. B. eine aus der Anwendung neuer Arzneimittel resultierende Einsparung in anderen Leistungsbereichen zu einer entsprechend höheren Vergütung führt. Eine sektorübergreifende Berücksichtigung des Nutzens neuer Arzneimittel sowie eine problemlosere Finanzierung von Innovationen ist nur in eingeschränktem Maße im Rahmen von Modellvorhaben und integrierten Versorgungsformen möglich [9]. Der gesetzlichen Krankenversicherung ein Globalbudget als umfassendes Finanzsteuerungsinstrument für das Leistungsgeschehen insgesamt an die Hand zu geben, fehlt der Politik zur Zeit noch die Kraft.

Literatur

[1] BKK-Bundesverband (1998): Arzneimittel Vertragspolitik. August '98.

[2] Erbsland N., Ulrich V., Wille E. (1998): Zur Berechnung einer Innovationskampagne auf dem Arzneimittelmarkt. Gutachten im Auftrag des Verbandes der Forschenden Arzneimittelhersteller. Bonn.

[3] Frenkel R. (1999): Sanfter Rambo. In: Die Zeit Nr. 29.

[4] Fricke U., Klaus W. (1987 – 1999): Neue Arzneimittel, zitiert nach: Schwabe U., Paffrath D. (Hrsg.): Arzneiverordnungs-Report 1987 – 1999, Fischer bzw. Springer, Stuttgart bzw. Heidelberg.

[5] Kaesbach W. (1999): Arzneimittelinnovationen und Positivliste. In: Pharm. Ind. 61, Nr. 7.

[6] Kaesbach W. (1997): Die Finanzierung von Innovationen unter dem Budgetdeckel. In: Albring M., Wille E. (Hrsg.): Innovationen in der Arzneimitteltherapie, P. Lang, Frankfurt.

[7] Münnich F. (1997): Arzneimittelinnovationen aus dem Blickwinkel der pharmazeutischen Industrie. In: Albring M., Wille E. (Hrsg.): Innovationen in der Arzneimitteltherapie, P. Lang, Frankfurt.

[8] Österreichisches Bundesministerium für Arbeit und Soziales (1998): Arzneimittel, Steuerung der Märkte in neun europäischen Ländern, Wien.

[9] Schleert D., Kaesbach W. (1998) Gesundheitsökonomische Evaluationen – Grundlagen und Standortbestimmung aus Sicht der Betriebskrankenkassen. In: Schöffski O., Glaser P. und Schulenberg J.M. Graf v.d. (Hrsg.): Gesundheitsökonomische Evaluationen, Springer, Heidelberg.

[10] Schröder H., Schleert N. (1999): Klasse statt Masse. In: Gesundheit und Gesellschaft Nr. 1/1999.

[11] Schröder H., Selke G. W. (1999): Gut nachgeahmt ist halb gewonnen. In: Gesundheit und Gesellschaft Nr. 11/1999.

[12] The Boston Consulting Group (1998): Innovationskraft.

[13] The Boston Consulting Group (1999): Ensuring Cost-Effective Access to Innovation Pharmaceuticals.

[14] Yzer C.: Arzneimittelinnovationen: Das Bessere ist des Guten Feind. In: Niedersächsisches Ärzteblatt Nr. 7/1999.

[15] Ziekenfondsraad (1999): Rapport, Dutch guidelines for pharmacoeconomic research.

Kapitel 12

Innovation: Kosten und Gewinnspannen

WOLFGANG HARTMANN-BESCHE

12.1 Welches? Wie viel? Wie teuer?

„Euglucon®, das umsatzstärkste Arzneimittel auf dem deutschen Pharmamarkt, kostet, je nach Packungsgröße, zwischen DM 97.083.- und DM 127.000.- je Kilogramm. Der Preis für Barrengold betrug im Juni 1976 DM 10.125.- pro Kilogramm". Mit diesem Vergleich machten drei Autoren vor einem knappen Vierteljahrhundert auf ihr Buch aufmerksam [5], das sich intensiv mit dem deutschen Arzneimittelmarkt befasste.

Über siebzig Mark kostete in den siebziger Jahren eine 120er Packung des von Hoechst und Boehringer-Mannheim zunächst im Co-Marketing vertriebenen oralen Antidiabetikums vom Sulfonylharnstoff-Typ. Die Geschichte dieser „Zuckermittel" zeigt alle Facetten des Kampfes der Unternehmen um Marktanteile, die nach der Entwicklung einer neuen Wirkstoffklasse auftreten können.

12.2 War Glibenclamid – der Wirkstoff von Euglucon® – eine Innovation?

Der erste Wirkstoff aus der Gruppe der Sulfonylharnstoffe, Tolbutamid, ist heute weitgehend von Glibenclamid verdrängt worden, weil letzteres wirkstärker ist [1]. Heute gelten die Sulfonylharnstoffe als Mittel der Wahl bei Typ-II-Diabetikern, wenn Änderungen der Ernährung und Lebensgewohnheiten (Bewegungsarmut, Gewichtsreduktion und Diät) nicht ausreichen. Das Wirkprinzip – medikamentöse Erhöhung der Insulinfreisetzung aus der Bauchspeicheldrüse – hat es also schon gegeben, als Glibenclamid erfunden wurde.

Der Blockbuster-Wirkstoff lief 1983 aus dem Patent. In Deutschland und in der Welt wurde das Mittel mit der Dosierung 5 mg und 2,5 mg (Semi–Euglucon®) angeboten. Kurz vor Patentauslauf ereignete sich 1982 in Deutschland das Wunder der Einführung einer weiteren Innovation: Euglucon® N kam auf den Markt und ersetzte unter Umstellung des gesamten Patientenkollektivs die alte Formulierung. Es handelte sich hier um eine Tablette mit einer Mikronisierung (Feinverteilung) des Wirkstoffes, die aufgrund der schnelleren Freisetzung und Resorption eine niedrigere Dosis (3,5 mg bzw. 1,75 mg) möglich machte. Das Patent (Pat. Nr.

2348334) für die Mikronisierungs-Technologie stammte vom 26.9.1973, war also knapp 10 Jahre alt.

Es darf vermutet werden, dass der verspätete Einsatz dieses Patentes rein taktischen Überlegungen zur Erhaltung der opulenten Marktanteile geschuldet war. Zwei Aspekte spielten hier eine Rolle: Einerseits wurde durch die Umstellung der Patienten vor Patentablauf versucht, die nachdrängenden Generika etwas länger vom Markt zu halten, und andererseits bildete die Tatsache, dass in anderen europäischen Ländern weiterhin die alte Formulierung mit 5 mg (nicht mikronisiert) angeboten wurde, eine im Sinne des Konzernes nützliche Barriere gegen Parallelimporte.

Im Kontext des sofort einsetzenden Generikawettbewerbs entstand 1983/84 in der pharmazeutischen Fachpresse eine völlig überzogene Diskussion über die Bioäquivalenz der Nachahmer. In-Vivo-Untersuchungen [2] hatten ergeben, dass nur ein Teil der Anbieter bioäquivalente Formulierungen auf den Markt gebracht hatten, d. h. solche Arzneimittel, die in der Menge und im Zeitprofil die gleichen Parameter der Freisetzung und Wirksamkeit ergaben wie das Hoechst-Produkt. Die relative Überzogenheit entschleierte sich dem aufmerksamen Leser bei der Betrachtung der Freisetzungsprofile von Euglucon® 5 und Euglucon® N, die mitnichten bioäquivalent waren – was aber die Umstellung des gesamten Patientenkollektivs vor dem oben dargestellten Patentauslauf des Wirkstoffpatents nicht behindert hatte.

Der Markt hat sich um die vor allem von den Apothekern ausgehende Bioäquivalenzdröselei wenig gekümmert, wie im übrigen auch zu erwarten war [6]. Der Generika-Anteil bei den zu Lasten der GKV verordneten Glibenclamid-haltigen Fertigarzneimitteln nahm über die Jahre kontinuierlich zu und beträgt inzwischen (1998) 67,4 % der Verordnungen [11].

Auch die Preise für Glibenclamid in der Form des Euglucon® N haben sich geändert. Dies hat sicherlich etwas mit dem Preiswettbewerb zu tun, ist aber auch zumindest partiell einem Kartellverfahren geschuldet, das in den achtziger Jahren wegen des Verdachts missbräuchlicher Preisfestsetzung gegen den Hersteller eingeleitet worden war. In teilweise kräftigen Sprüngen von bis zu 14,50 DM senkten sich die Preise für die Packung mit 120 Euglucon® N Tabletten und liegen jetzt bei 24,57 DM (*Tabelle 12.1*).

Tabelle 12.1 Die Preisentwicklung bei Euglucon 5 und Euglucon N (120 Stück)

Euglucon 5	01.07.1983	75, 31 DM
Euglucon N	01.05.1982	66,90 DM
	01.01.1984	53,90 DM
	01.05.1984	39,40 DM
	01.09.1989	27,65 DM
	01.01.1993	27,90 DM
	01.07.1994	28,46 DM
	01.05.1997	27,05 DM
	01.04.1998	24,57 DM

Einen bedeutenden Beitrag für den Druck auf die Preisstellung des Pharmaunternehmens dürften die Festbeträge ausgeübt haben, die für Euglucon® N seit dem 1. September 1989 bestehen. Glibenclamid gehörte zu den ersten zehn Wirkstoffen, für die das neue Steuerungsinstrument der Gesundheitsreform von 1988 (§ 35 Abs. 1, Nr 1, SGB V) mit durchschlagendem Erfolg Anwendung fand.

Die Festbetragsregelung sah bis zum 31.12.1995 auch vor, dass patentgeschützte Arzneimittel einer pharmakologisch-therapeutisch vergleichbaren Wirkstoffgruppe für die Bildung von Festbeträgen zusammengefasst werden dürfen. Nach der Herausnahme der Arzneimittel mit patentgeschützten Wirkstoffen aus der Festbetragsregelung der Stufe II (§ 35 Abs. 1 Nr. 2, SGB V) durch das 7. SGB-V-Änderungsgesetz vom 28.10.1996 nutzten die pharmazeutischen Unternehmen die Chance, weiterhin Molekülvariationen in den Markt zu bringen, deren Preisstellung ungehindert durch die Festbeträge erfolgen konnte.

Eine solche Variante ist das Hoechst–Mittel Amaryl® mit dem weiteren Sulfonylharnstoff Glimepirid, das in der Dosierung zu 3 mg für 125.- DM / 120 Tabletten verkauft wird. Im Vergleich zu dem bekannten Glibenclamid ergeben sich Tagesbehandlungskosten, die ca. sieben Mal höher sind (0,19 - 0,20 DM zu 1,30 - 1,68 DM) für eine Variante ohne besonderen Stellenwert [1]. An diesem Punkt schließt sich der Kreis: Hoechst hat nach einem Vierteljahrhundert des innovativen Kampfes seine beachtenswerte Stellung im Markt der oralen Antidiabetika gefestigt.

Die kleine Geschichte zeigt schon auf den ersten Blick, wie schillernd der Begriff Innovation sich im tatsächlichen Marktgeschehen darstellt. Wenn sich der Laie unter einem innovativen Medikament vielleicht die neue Hilfe gegen Krebs, AIDS oder sonst eine nicht oder nicht gut behandelbare Krankheit vorstellt, liegt er mit seinem Verständnis vom Zweck des innovativen Medikaments deutlich neben der Vorstellung der pharmazeutischen Industrie, für die das Neue, Innovative ein Mittel zum Zweck der besseren Marktdurchdringung ist.

Wie entzaubert man das, was als Innovation so vielschichtig daher kommt und immer den Anspruch hat, eine bessere, wirksamere, nebenwirkungsärmere oder verträglichere Alternative zum Althergebrachten zu sein, für das natürlich dann auch ein höherer Preis gerechtfertigt ist? Wie sollen insbesondere die Krankenkassen mit Innovationen umgehen?

12.3 Transparenz ist die Voraussetzung für Entscheidungen

Mit dem GKV-Arzneimittelindex ist zu Beginn der achtziger Jahre durch die gemeinsame Selbstverwaltung der Spitzenverbände von Krankenkassen, Apothekern und Ärzten ein Instrument geschaffen worden, mit dem sich der zu Lasten der gesetzlichen Krankenkassen verordnete Teil des Arzneimittelmarktes genau untersuchen lässt. Der zunächst (1980 bis 1884) durch öffentliche Mittel geförderte und dann von den genannten Spitzenverbänden getragene Index schaffte die Grundlagen der Transparenz auf dem Arzneimittelmarkt [10], die zumindest auf diesem Teil des Versorgungssystems zu dem führte, was der spätere Bundesminister für

Gesundheit Horst Seehofer „gleichlange Speere" im Bereich der analytischen Möglichkeiten nannte.

Der Index wurde durch eine zunächst manuell gezogene und erfasste Stichprobe (1/1000) der zu Lasten der GKV verordneten Arzneiverordnungsblätter erstellt, inzwischen erfolgt die Stichprobenziehung automatisiert und wesentlich dichter (1/250). Der Kern der analytischen Methode des Indexes liegt in einer Komponentenzerlegung der Entwicklung der Arzneimittelausgaben, mit der sich Aussagen über die Entwicklungen von Menge, Preis und Struktur des Verordnungsgeschehens machen lassen. Seit der Schaffung dieses GKV-Arzneimittelindexes sind scheinbar komplizierte Termini in das Standardrepertoire der Diskussion von Fachleuten und Politikern eingegangen:

Unter *Mengenkomponente* wird der Effekt verstanden, der durch mehr oder weniger Verordnungen die GKV-Arzneiversorgung teurer oder billiger macht. So sagt z. B. eine Mengenkomponente von minus 11,3 % für das Jahr 1997 aus, dass die Zahl der erfassten Verordnungen um 11,3 % zurückgegangen ist.

Unter *Preiskomponente* wird der Effekt verstanden, den die Entwicklung der Preise auf die Arzneimittelausgaben hat.

Unter *Strukturkomponente* versteht man denjenigen Effekt, den veränderte Verordnungsentscheidungen auf die Entwicklung der Arzneimittelausgaben haben. Die positive Strukturkomponente von 11,3 % für das Jahr 1997 sagt aus, dass sich die Versorgung mit Arzneimitteln um 11,3 % verteuert hat und damit den Mengeneffekt, der in diesem Jahr die Therapie um den genau gleichen Betrag (11,3 %, s. o.) kostengünstiger werden ließ, genau neutralisiert hat.

Diese Strukturkomponente lässt sich in Teilkomponenten aufgliedern: Der Wechsel zu anderen Arzneimitteln in den Verordnungen (d. h. anderen Warenzeichen) wird als *Intermedikamenteneffekt* bezeichnet, der Verordnungswechsel innerhalb eines Warenzeichens ist der *Intramedikamenteneffekt*. Letzteren kann man weiter unterteilen in den Effekt, der andere Darreichungsformen und Wirkstärken desselben Warenzeichens betrifft, und den Effekt, der durch veränderte Verschreibung in Bezug auf die Packungsgrößen desselben Warenzeichens entsteht.

Die feine empirische Unterscheidung in verschiedene, die Ausgabenentwicklung in der Arzneiversorgung der GKV beeinflussende Effekte führt bei der Betrachtung der knapp 20 Jahre, die der GKV-Arzneimittelindex inzwischen analytisch begleitet, zu mehreren interessanten Aussagen.

12.4 Die Mengenkomponente vor und nach der Budgetierung

Der GKV-Arzneimittelindex startet 1981 mit 771 Mio. Verordnungen in der alten Bundesrepublik Deutschland. In den folgenden zwei Jahren sinken die Verordnungen auf 739 Mio. (1982) und 661 Mio. (1983). Die wesentliche Ursache für diesen Rückgang dürfte in der sog. „Bagatellarzneimittel"-Regelung in § 182f RVO zu suchen sein, die 1982 politisch beschlossen und zum 1.4.1983 in Kraft gesetzt wurde. Die Regelung grenzte Arzneimittel gegen geringfügige Gesundheitsstörungen aus dem Leistungsspektrum der GKV aus [7].

Danach stiegen die Verordnungen zunächst wieder. Auf der Basis 1983 verteuerte die wachsende Menge verordneter Arzneimittel in zehn Jahren bis 1992 die Versorgung um ca. 20 %. Betrachtet wird hier die Entwicklung in den alten Bundesländern, die bei knapp 795 Mio. (1992) anlangte (*vgl. Abbildung 12.1*).

Mit dem Beitritt der neuen Bundesländer war der deutsche Gesamtmarkt zu betrachten. Bei dieser Einbeziehung (ab 1990) entdeckt man zunächst eine Mengenexplosion in den Jahren 1991 mit 1.015 Mio. Verordnungen bzw. 1992 mit 1,063 Mio. Verordnungen. Ab 1993 gilt die Budgetierung der Arzneimittelausgaben nach § 84 SGB V; es kommt in diesem Jahr zu einem massiven Verordnungseinbruch auf 944 Mio. Verordnungen. Die Wirkung der Budgets setzt sich mit der Ausnahme eines kleinen Zwischenhochs 1995 (973 Mio.) bis in das Jahr 1998 (807 Mio.) fort. Für 1999, dessen Daten zum Zeitpunkt der Drucklegung noch nicht endgültig vorliegen, wird eine fast konstante Menge von ca. 780 Mio. Verordnungen geschätzt.

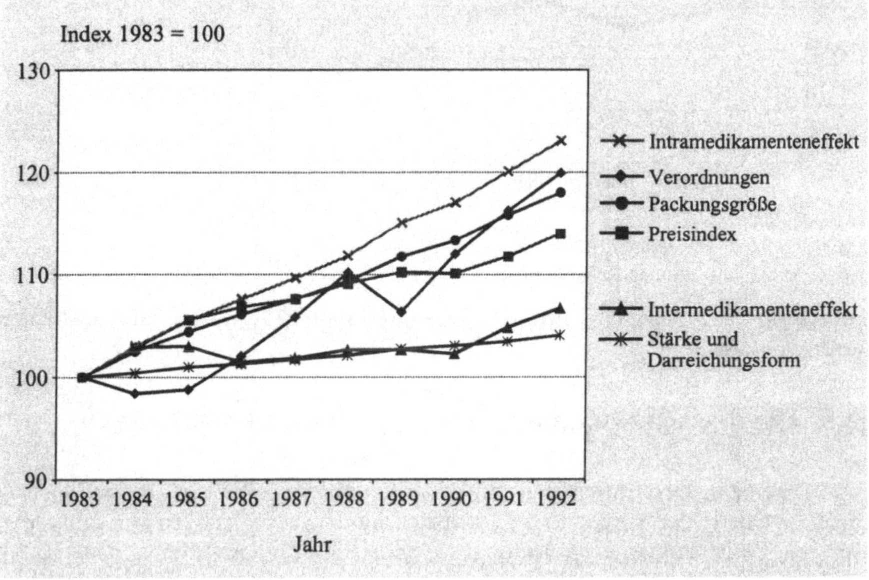

Quelle: GKV-Arzneimittelindex

Abbildung 12.1 Mengen-, Preis- und Strukturentwicklung 1983 – 1992, alte Bundesländer

Die einschneidenden Effekte der Budgetierung (*vgl. Abbildung 12.2*) werden bei der Basierung auf das Jahr 1992 besonders deutlich: Der Verordnungsrückgang sparte auf dieser Basis den Krankenkassen fast ein Viertel der Mengen des Jahres 1992. Das Bezugsjahr wurde auch deshalb gewählt, weil die Erweiterung der statistischen Datenbasis des GKV-Indexes auf die neuen Bundesländer erst zu diesem Zeitpunkt hinreichend genaue Daten produzierte.

In der pharmakologischen Analyse dieser Mengenentwicklung wird auf eine Modernisierung des Verordnungsverhaltens der deutschen Ärzteschaft hingewiesen, das durch den Einsatz neuer hochwirksamer Arzneimittel und durch das Weglassen umstrittener Arzneimittel moderner und effektiver geworden ist [11].

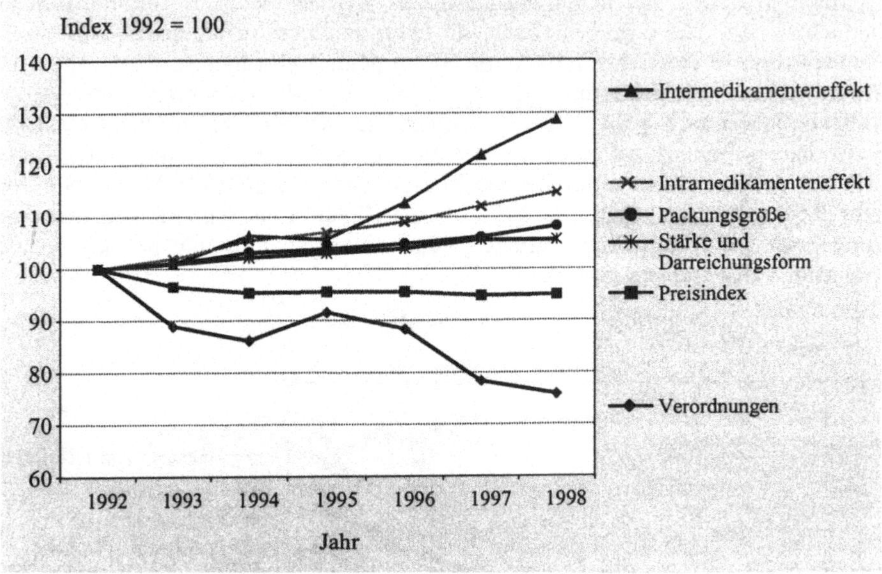

Quelle: Arzneiverordnungs-Report 1999

Abbildung 12.2 Mengen-, Preis- und Strukturentwicklung ab 1992, mit neuen Bundesländern

12.5 Die Preisentwicklung vor und nach den Festbeträgen

Die Preise bzw. ihre Entwicklung waren bis zum Jahr 1988 eine immer wiederkehrende Quelle der Sorge um die Finanzierung der Arzneimittelversorgung. Von 1983 bis 1992 verteuerte die Preisentwicklung die GKV-Arzneimittelversorgung um 14 % (*vgl. Abbildung 12.1*). Mit der Einführung der Festbeträge durch das Gesundheitsreformgesetz 1988 (§ 35 SGB V) scheint diese Sorge der Vergangenheit anzugehören, die Preiskomponente ist in den vergangenen sieben Jahren neutral bis negativ (*vgl. Abbildung 12.2*); auf das Jahr 1992 bezogen hat der Preisrückgang den Krankenkassen ca. 5 % Einsparung gebracht.

12.6 Strukturveränderungen durch Generika und Neuausbietungen

Die Strukturkomponente, und hier insbesondere der Intermedikamenteneffekt, steht demgegenüber im Zentrum der Diskussion. Aktuell sieht es so aus, dass sich die Arzneiversorgung bzw. ihre Entwicklung deshalb als so teuer erweist, weil immer wieder neue oder als neu empfundene Arzneimittel die Aufmerksamkeit der verordnenden Ärzte auf sich ziehen und preiswertere Arzneimittel verdrängen. So ganz neu ist dieser Effekt aber nicht.

In den ersten zehn Jahren des GKV-Indexes fällt der Intermedikamenteneffekt nicht besonders verteuernd auf. Dies hat den einfachen Grund, dass diese Jahre im Markt gekennzeichnet sind durch ein wachsendes Bewusstsein der verordnenden Ärzte in Bezug auf die Einsparpotentiale durch Generika. Im Jahr 1981 liegt der verordnete Anteil der Zweitanmelder bei Wirkstoffen mit Generika-Wettbewerb bei 26,7 %, er steigt zunächst sehr stetig auf 64,6 % im Jahr 1993, dieser Anstieg flacht in den kommenden Jahren etwas ab, im Jahr 1998 werden 68,9 % der Verordnungen erreicht. Ein knappes Drittel der generikafähigen Wirkstoffe wird mit den Warenzeichen des Erstanbieters verordnet und verbleibt noch als Einsparpotential, ca. 2,5 Mrd. DM werden hierfür geschätzt [11].

In Bezug auf den Gesamtmarkt wird dieser Effekt noch deutlicher: Bis 1993 steigt der Anteil der Zweitanmelder an den Verordnungen von ca. 10 % (1981) auf knapp 38 %, in den folgenden Jahren wird die 40 %-Marke einmal überschritten (1997: 40,2 %), der Anteil fällt dann 1998 auf 39,3 % zurück.

Für die Strukturkomponente, die ja den Umsatzeffekt (verteuernd oder verbilligend) des veränderten Verordnungsverhaltens der Ärzte misst, bedeutet dies, dass zunächst bis zum Jahr 1993 die vermehrten Verordnungen der preiswerteren Generika die auch stattfindenden teureren Verordnungen der neu ausgebotenen Mittel mit bisher nicht bekannten Wirkstoffen überdecken. Der Intermedikamenteneffekt ist weitgehend neutral oder teilweise sogar negativ (1986: -1,5 %, 1990: -0,4 %). Dies ändert sich ab dem Jahr 1994; auch wenn 1995 mit dem Patentauslauf des Blockbusters Captopril (Februar) noch einmal ein kräftiger „Sparschluck" möglich wurde, wirkt seitdem der Intermedikamenteneffekt deutlich kostensteigernd (*Abbildung 12.2*).

Die strukturelle Verteuerung der GKV-Arzneimittelversorgung hat es also immer schon gegeben. Sie ist in den Jahren bis 1993 nur nicht deutlich geworden, weil die segensreichen Spareffekte der Generika – unterstützt durch die Festbeträge – nicht nur preislich, sondern – getragen durch das Kostenbewusstsein der Ärzte – auch in der Strukturkomponente, speziell im Intermedikamenteneffekt wirksam wurden.

Auch die beobachtete Verschiebung zu größeren Packungen kann bei Chronikern wirtschaftlich sein. Der positive Packungsgrößen-Effekt weist möglicherweise auch auf ein kontraproduktives Steuerungssignal der seit 1993 wirksamen Packungsgrößen-bezogenen Zuzahlung hin, d. h. es werden vermehrt große Packungen verordnet, weil sie für den Patienten relativ preiswerter sind. Die Daten legen zudem den Verdacht nahe, dass eine größere Zahl von Rezepten mit dem Erstattungswert Null nicht der Abrechnung zugeführt worden sind, weil der Preis aller verordneten Arzneimittel auf dem jeweiligen Rezeptblatt unter dem Wert der für die Packungsgrößen N1/N2/N3 bestimmten gesetzlichen Zuzahlungen lag.

12.7 Der innovative Anspruch, seine Kosten und seine Refinanzierung

Nicht alles, was mit dem Anspruch der Innovation daherkommt, ist wirklich neu oder ein gesicherter Fortschritt, wie viele kritische Besprechungen in den letzten Jahren deutlich machen konnten.

U. Fricke und W. Klaus teilen in regelmäßigen Veröffentlichungen [4] mit, was nach ihrer Einschätzung im jeweils vergangenen Jahr bei der Entwicklung des Marktes qualitativ geschehen ist. Hierbei teilen sie die neu eingeführten Arzneimittel in vier Gruppen ein:

A. Neuartiger Wirkstoff/Wirkprinzip

B. Verbesserung pharmakologischer Qualitäten bereits bekannter Wirkprinzipien

C. Analogpräparat mit marginalen Unterschieden zu eingeführten Wirkstoffen

D. Nicht ausreichend gesichertes Therapieprinzip

Eine Bewertung neuer Wirkstoffe der Jahre 1986 bis 1994 kommt zu dem Ergebnis [12], dass in diesen neun Jahren 61,7 % den Klassen C/D nach Fricke und Klaus zuzuordnen sind. Der ökonomische Erfolg der neuen Wirkstoffe hat häufig wenig zu tun mit der solchermaßen klassifizierten innovativen Wertigkeit. Auch ein Analogpräparat der Klasse C kann sich zum Marktführer in seinem therapeutischen Feld entwickeln, wie das Beispiel Simvastatin zeigt, das ein Jahr nach dem Innovator der Klasse HMG-CoA-Reduktasehemmer (Lovastatin) eingeführt worden ist.

Eine Erklärung darf in den Aufwendungen für das Marketing der pharmazeutischen Industrie zu suchen sein. In einem Bericht an den US-Senat [15] gibt der Verband der amerikanischen pharmazeutischen Industrie für die 80er Jahre an, dass von den 160.000 Arbeitnehmern 28 % im Marketing, 23 % in Forschung und Entwicklung (F+E) und 36 % in der Produktion beschäftigt waren. Für die Jahre 1992 bis 1994 wird bei einer Untersuchung von drei großen amerikanischen Unternehmen (Merck, Pfizer, Eli Lilly) der jeweilige Anteil für das Marketing mit 21 % – 40 % angegeben, während der jeweilige Anteil für F+E zwischen 11 % und 15 % lag. Die Marketing-Aufwendungen wurden in dieser Zeit auf 8.000 $ pro amerikanischem Arzt geschätzt [15].

Der AOK-Bundesverband veröffentlichte in den Jahren 1984 bis 1986 drei Dokumentationen zum Verhalten der Industrie im Pharma-Marketing, in denen vergleichbare Zahlen für den deutschen Markt recherchiert worden waren. Er schätzte den seinerzeitigen Aufwand in Deutschland auf ca. 5 Mrd. DM.

„Pharmaforschung ist teuer, ein Menschenleben ist unbezahlbar" – mit diesem Slogan antwortete Mitte der 80er Jahre der Bundesverband der pharmazeutischen Industrie in einer Imagekampagne auf die verstärkte öffentliche Diskussion über die Pharmapreise und über die Praktiken im Marketing. Er suggerierte damit, dass im Grunde kein Preis zu teuer sein kann gegenüber der Rettung eines Menschenlebens, die mit wirksamen neuen Medikamenten möglich sei.

Der US-Kongress (Office of Technological Assessment, OTA) schätzt für das Jahr 1990 Investitionen von mehr als 269 Mio. Dollar, die in die Entwicklung eines erfolgreichen neuen Arzneimittels gesteckt werden müssen; auf 1995 umgerechnet seien das bereits 302 Mio. Dollar [15]. Fasst man die differenzierten Zahlen zusammen, so verteilen sich diese Kosten mit 64 % auf Grundlagenforschung und Tierstudien, sodann 8 % auf klinische Studien der Phase 1, des weiteren 14 % klinische Studien der Phase 2 und weitere Tierversuche sowie 14 % klinische Studien der Phase 3.

Die finanzstarken Träger der Arzneimittelforschung sind inzwischen multinationale Konzerne. Insbesondere die letzten zehn Jahre des vergangenen Millenniums haben den Zusammenschluss großer nationaler Firmen zu weltweit vermarktenden Konzernen gesehen, die alten Firmen wie z. B. Ciba, Geigy, Sandoz, Glaxo, Wellcome, Smithkline, Beecham, Hoechst, Rhone-Poulenc, Rorer, Nattermann gehören der Vergangenheit an, die aktuellen Player schaffen sich Aufmerksamkeit mit innovativen Namen – Novartis oder Aventis stehen schon für das Ankommen in einer Welt des kunstvoll Neuen.

Der Marktplatz ist die Welt. In dieser Welt gibt es im wesentlichen drei hauptsächliche Teilmärkte, in denen sich eine Innovation bewähren muss, um die Investitionen der Forschung zu refinanzieren [8].

Tabelle 12.2 Prozentualer Anteil am Weltumsatz

Europa	ca. 31 %
USA	ca. 29 %
Japan	ca. 19 %
Rest	ca. 21 %

In Europa gibt es lediglich drei Märkte mit einer gewissen Bedeutung, schon Großbritannien hat nur etwa die Hälfte des Dritten in diesem Bunde (Italien).

Tabelle 12.3 Prozentualer Anteil am europäischen Umsatz

Deutschland	ca. 26 % (ca. 8 % der Welt)
Frankreich	ca. 24 % (ca. 7 % der Welt)
Italien	ca. 20 % (ca. 6 % der Welt)

Betrachtet man diese Daten und schließt man daraus auf den Anteil, den der deutsche Teilmarkt zur Refinanzierung eines weltweit vermarkteten Ergebnisses internationaler Forschung und Entwicklung zu leisten hat, so relativieren sich die erschreckend hohen Forschungsaufwendungen (z. B. 302 Mio. Dollar / 1995, s.o.), die ja schließlich der Refinanzierung bedürfen. Setzt man hierzu in Beziehung, dass in Deutschland wie auch in Europa eine durchschnittliche Zeit der patentgeschützten Vermarktung eines Arzneimittels mit einem neuen Wirkstoff von ca. acht Jahren als nicht zu hoch angesetzt erscheint, so wird die Bürde der Verantwortung für die Zukunft der Forschungsfinanzierung tragbar.

Die oben für das Jahr 1995 angegebenen (OTA) ca. 302 Mio. Dollar entsprechen rund 600 Mio. DM; der Anteil von 8 %, den Deutschland bei der Vermarktung durchschnittlich zur Refinanzierung beizutragen hätte, entspräche (auf dieser Basis 1995) etwa 48 Mio. DM, bei einer Verteilung auf ca. acht Jahre der patentgeschützten Vermarktung sind das 6 Mio. DM pro Jahr und Innovation.

12.8 Nicht die Innovation ist das Problem, sondern ihr Preis

Ribavirin ist eine neue antivirale Substanz, die von der Firma Essex Pharma unter dem Warenzeichen Rebetol® ausgeboten wird. Das Mittel ist in Kombination mit Interferon alfa-2b (Warenzeichen Intron® A, Anbieter Essex Pharma) zur Behandlung der Hepatitis C zugelassen. Das Hepatitis-C-Virus wurde erst 1988 identifiziert. Es verursacht Leberentzündungen mit der möglichen Folge Gelbsucht, Leberzirrhose und Leberkrebs.

Der Vorsitzende der Arzneimittelkommission der deutschen Ärzteschaft, Professor Müller-Oerlinghausen, spricht in Bezug auf die Kombinationstherapie von einem Durchbruch im Vergleich zur bisherigen alleinigen Interferontherapie mit einer Heilungsrate von 10 % bis 15 %. Die Kombination beseitigt nach Prof. R. Gugler, Klinikum Karlsruhe, in 40 % bis 45 % der Fälle das Virus [14].

Gleichzeitig kritisiert Professor Müller-Oerlinghausen zusammen mit dem Vorsitzenden der Patientenorganisation Deutsches Hepatitis C Forum (Mönchengladbach), Ingo d'Alquen, die Preisstellung der Firma Essex. Eine Monatsdosis Rebetol® (5 bis 6 Kapseln zu 200 mg täglich, 30 bis 36 Gramm/Monat) koste knapp über 1.600.- DM, mit dem Interferon zusammen koste die Behandlung knapp 2.500.- DM im Monat; die Firma nutze die Notlage der Betroffenen in schamloser Weise aus, ein ganzes Kilogramm der Substanz sei im Ausland für nur 400 bis 500 DM zu haben. Professor Gugler rechnet aus, dass mit ca. 7,5 Mrd. DM fast 20 Prozent des GKV-Arzneimittelbudgets in Höhe von 44 Mrd. DM verbraucht würden, sollte nur die Hälfte der ca. 600.000 Patienten behandelt werden, die aktuell das Hepatitis-C-Virus tragen [3].

Die Zahlen weisen auf das Dilemma hin, vor das sich die Behandler und die GKV gestellt sehen. Es ist unmoralisch, die deutlich gestiegenen Chancen der Heilung einem Teil der Patienten aus Kostengründen zu verweigern. Es ist gleichermaßen unmoralisch, einen so großen Teil (ein Fünftel) der Gelder der Solidargemeinschaft auf die Behandlung einer kleinen Gruppe von Patienten zu konzentrieren und damit für wichtige andere Behandlungen zu entziehen. Eine weitere Dimension des Dilemmas entsteht angesichts der gesellschaftlichen Diskussion über die Grenzen der Belastbarkeit der Wirtschaft in Bezug auf die Lohnnebenkosten, die – so ein großer Teil der öffentlichen Meinung – die Wettbewerbsfähigkeit der deutschen Industrie gefährden.

Die Antwort der christliberalen Koalition war in ihrer letzten Legislaturperiode von 1994 bis 1998, „mehr Geld ins System" zu bringen (Horst Seehofer). Erreicht wurde dies durch eine massive Erhöhung der Zuzahlungen insbesondere für Arzneimittel, aber auch durch Ausgrenzungen im Bereich anderer Leistungsfelder (z. B. Zahnersatz). Die kostendämpfende Wirkung dieser Maßnahmen erwies sich nach nur kurzer Zeit als begrenzt.

Das Gesundheitsreformgesetz (GRG) von 1988 und das Gesundheitsstrukturgesetz (GSG) von 1992 sahen ursprünglich andere Antworten vor. Ausgehend von der Erkenntnis, dass in einem durch gesetzliche Krankenkassen solidarisch finanzierten System marktwirtschaftliche Steuerungen durch Preise als Signalgeber weitgehend ausfallen, wurden unterschiedliche Instrumente der Steuerung durch die gemeinsame Selbstverwaltung der Ärzte und Krankenkassen installiert:

- Zur Mengensteuerung Prüfungssysteme (GRG) und Budgets (GSG)

- Zur Struktursteuerung gemeinsame Fachausschüsse (GRG), außerdem im Arzneimittel- und Hilfsmittelbereich eine Negativliste (GRG) und später (GSG) eine Positivliste, jeweils durch Verordnung des Gesetzgebers zu erlassen.

- Zur Preissteuerung Vertragslösungen (GRG) und Festbeträge (GRG).

12.9 Preise können auch in Nicht-Markt-Systemen beeinflusst werden

Preise bilden sich im Markt durch Ausgleich von Angebot und Nachfrage. Verbraucher setzen beim Kauf Nutzen und Preis eines Gutes zueinander in Beziehung. Preise zeigen bei einem ungestörten Wettbewerb in einer Marktwirtschaft (Transparenz, vollkommene Konkurrenz) Überfluss oder Knappheit einer bestimmten Ware an. Im Falle relativer Knappheit ergeben sich relativ hohe Preise. Zur Realisierung möglichst hoher Gewinnspannen werden durch Unternehmen Produktionsfaktoren in Bereiche mit hohen Preisen gelenkt, es entsteht oder verstärkt sich Wettbewerb. Bei dann steigendem Warenangebot fallen die Preise, es bildet sich ein Marktgleichgewicht. Kommt es zu einem Überangebot, signalisieren die weiter fallenden Preise, dass es für Unternehmen zunehmend unattraktiv wird, in das jeweilige Marktsegment zu investieren.

Der Preiswettbewerb im zu Lasten der GKV verordneten Arzneimittelmarkt ist insoweit gestört, als dass es den Widerstand des Verbrauchers gegen (zu) hohe Preise nicht gibt – die Krankenkasse zahlt. Die Trennung von Verbrauch und Zahlerfunktion führt in Verbindung mit oligopolistischen oder sogar monopolistischen Teilmarktstrukturen (s. o. Essex) zu einem Marktverhalten der Anbieter, das durch hohe Preisstellungen einerseits und durch Konzentration des Marketings auf die Veranlasser der Leistung (Ärzte) andererseits dominiert wird.

Dieses Marktverhalten ist logisch. Die Signalfunktion der Preise zeigt an, daß es sich lohnt, Ressourcen in solche Marktsegmente zu lenken, die durch hohen Verbrauch (z. B. zunehmende degenerative Erkrankungen der alternden Bevölkerung) und geringen Preiswettbewerb (z. B. patentgeschützte Wirkstoffe) gekennzeichnet sind. Auch die Allokation bedeutender oder sogar exzessiver Beträge in das Marketing bei den Ärzten folgt dieser Logik. Es ist für Oligopolsituationen typisch, dass sich durch einheitliches Verhalten der Anbieter auf dem Markt der Wettbewerb nicht so sehr auf der Preisebene abspielt, vielmehr vollzieht er sich auf der Qualitäts-, Werbe- und Serviceebene.

Die Festbeträge (§ 35 SGB V) haben seit 1989 diesen Mechanismus zumindest für einen Teil des Marktes durchbrochen. Die Krankenkassen zahlen in solchen Marktsegmenten, in denen vergleichbare Arzneimittel angeboten werden, nur noch einen Betrag bis zu einer Indemnitätsgrenze, den darüber hinausgehenden Betrag zahlt im Falle eines höheren Preises der Patient. Die zunächst theoretische Annahme der Gesundheitsökonomie [9], dass die Indemnitätsregelung (Preis-) Wettbewerbselemente in das Gesundheitswesen einführen kann, hat sich in den letzten zehn Jahren eindrucksvoll bestätigt. Die Preiskomponente, wie sie aus den Daten des GKV-Arzneimittelindexes ersichtlich ist, weist in dieser Zeit durchweg nicht kostensteigernde Werte aus (*vgl. Abbildung 12.2*).

Der preissteuernde Einfluss der Festbeträge ist allerdings durch das 7. SGB-V-Änderungsgesetz vom 28.10.1996 (BGBl. 1996 I. 1558) eingeschränkt worden. Arzneimittel mit patentgeschützten Wirkstoffen, die nach dem 31.12.1995 zugelassen worden sind, dürfen nicht in solche Festbetragsgruppen eingehen, die pharmakologisch-therapeutisch vergleichbare Wirkstoffe, insbesondere chemisch verwandte Stoffe (Stufe 2 der Festbeträge) oder Wirkstoffe therapeutisch vergleichbarer Wirkung, insbesondere Arzneimittelkombinationen (Stufe 3 der Festbeträge), zusammenfassen.

Das Ergebnis dieser mit sehr zweifelhaften standortpolitischen Erwägungen begründeten [8] Entscheidung ist ein preislich und auch wettbewerblich zweigeteilter Arzneimittelmarkt: Auf der einen Seite eine funktionierende Preiskonkurrenz im Sektor der weitgehend patentfreien Wirkstoffe bzw. Wirkstoffkombinationen, auf der anderen Seite die Stabilisierung desjenigen Marktsegmentes, das sich durch relative Preisstarrheit der Oligopolisten bei starkem und ökonomisch aufwendigem Qualitäts-, Werbe- und Servicewettbewerb auszeichnet.

Wohin wird die letzte verfügbare Mark aus dem Solidartopf gelenkt? Wenn es klar ist, dass gerade die großen Risiken wie z. B. die oben dargestellten Kosten der Behandlung einer Infektion mit Hepatitis C solidarisch abgesichert werden sollen, dann geht es darum, die vorhandenen Mittel wirtschaftlich einzusetzen. Die hierbei vorzunehmende Auswahl wird sich auf effektive und preiswerte Arzneimittel konzentrieren.

Hinsichtlich des Preises sind die Festbeträge ein nachweislich bewährtes Mittel für die kostenseitige Optimierung des Arzneimitteleinsatzes. Für Analogpräparate mit marginalen Unterschieden zu eingeführten Wirkstoffen (Gruppe C nach Fricke/Klaus) verschenkt die Einschränkung der Festbetrags-Gruppenbildung von 1996 erhebliche Sparmöglichkeiten. Die Substitution pharmakologisch-therapeutisch vergleichbarer Wirkstoffe legt ein Einsparpotential von mehr als 1,6 Mrd. DM frei [11], das mit einer Gruppenbildung im Sinne der ursprünglichen Regelung angesprochen würde.

12.10 Auswählen heißt auch bei Innovationen, Nutzen und Preis in Beziehung zu setzen

In den meisten Fällen betreten neue Wirkstoffe ein Marktsegment, in dem schon vorher medikamentöse Behandlungsverfahren in der zugelassenen Indikation vorhanden sind. Das neue Wirkprinzip muss sich die Frage gefallen lassen, welchen zusätzlichen Nutzen zu dem bereits eingeführten Prinzip es bietet und zu welchem Differenzpreis dieser zusätzliche Nutzen erkauft wird.

Frühzeitig nach Herzinfarkt eingenommene Acetylsalicylsäure (ASS) senkt die Sterblichkeit etwa um ein Viertel [16]. Von 1.000 Patienten, die mit akutem Myokardinfarkt stationär aufgenommen werden, würden ohne Therapie im Laufe eines Monates 100 sterben. Durch Thrombolyse (Streptokinase) können 27 Todesfälle vermieden werden. Die gleichzeitige Einnahme von ASS verhindert etwa 23 weitere Todesfälle. Das Verhältnis des Risikos zu sterben beträgt in diesen drei Gruppen 10 % (Unbehandelte) zu 7,3 % (Streptokinase) zu 5 % (Streptokinase + ASS). Um ein solches Ereignis (Sterblichkeit innerhalb des ersten Monates nach Herzinfarkt) in Bezug auf die obigen Daten zu verhindern, sind ca. 44 Behandlungsmonate (3 Jahre + 8 Monate) ASS mit Gesamtkosten in Höhe von ca. 95,- DM erforderlich bzw. 4 Patienten ein knappes Jahr zu behandeln.

Die im Vergleich zu ASS nur geringe Überlegenheit von Clopidogrel wurde in einer großen Studie zur Sekundärprävention ischämischer Ereignisse an 19.185 Patienten gezeigt. Das jährliche Risiko für Schlaganfall, Myokardinfarkt oder vaskulär bedingte Todesfälle betrug mit ASS 5,82 % und mit Clopidogrel 5,32 % [11]. Um ein Ereignis (nur die Reduktion der Infarkte konnte signifikant gezeigt werden) zusätzlich im Vergleich zu ASS zu verhindern, sind bei Clopidogrel ca. 200 Behandlungsjahre (200 Patienten ein Jahr lang) mit Gesamtkosten von ca. 0,4 Mio. DM erforderlich. Die Umstellung der Therapie bedeutet somit keinen relevanten therapeutischen Vorteil, aber eine Kostensteigerung auf das 70- bis 80fache [13] pro Jahr, berechnet auf die Tagesdosis.

Durch die Verfügbarkeit von Clopidogrel (Plavix®, Iscover®) ist die Behandlung mit Thrombozyten-Aggregationshemmern bei Herzerkrankungen oder Ischämien des Gehirns nicht verändert worden. Acetylsalicylsäure ist weiterhin Standardtherapeutikum. Für ca. 95,- DM rettet ASS ein Menschenleben nach Herzinfarkt. Die Rettung eines weiteren Menschenlebens durch den Einsatz von Clopidogrel anstelle von ASS kostet zusätzlich 400.000,- DM. Wollte man ca. 2 Mio. Patienten unter ASS-Therapie mit Clopidogrel behandeln, so würde dies knapp 10 % des aktuellen GKV-Arzneimittelbudgets auffressen.

Ein Menschenleben ist unbezahlbar – die Suggestivkraft dieser Behauptung aus der Image-Kampagne des Bundesverbandes der pharmazeutischen Industrie (s. o.) darf hinterfragt werden. Dies führt zu zwei Antworten:

1. Die meisten Menschen wären bereit, die oben dargestellten 400.000,- DM für das Überlebens eines geliebten Angehörigen in der Sekundärprävention nach ischämischen Ereignissen durch die Gabe von Clopidogrel aufzuwenden. Die meisten Menschen könnten einen solchen Betrag aus eigener Tasche nicht bezahlen.

2. Die relativ kleine zusätzliche (zu ASS 0,5 %) Chance, im ersten Jahr nach dem gefahrvollen Ereignis nicht erneut Opfer eines sich in irgendeinem Gefäß festsetzenden Blutgerinnsels zu werden, kostet pro Patientenjahr 2.000.- DM. Dieses Geld, so es durch die Solidargemeinschaft der Versicherten aufgebracht werden soll, könnte an anderer Stelle fehlen.

Die Krankenkassen und die Leistungserbringer haben eine bedarfsgerechte und gleichmäßige, dem allgemeinen anerkannten Stand der medizinischen Erkenntnisse entsprechende Versorgung der Versicherten zu gewährleisten. Die Versorgung der Versicherten muss ausreichend und zweckmäßig sein, darf das Maß des Notwendigen nicht überschreiten und muss in der fachlich gebotenen Qualität sowie wirtschaftlich erbracht werden (§ 70, Absatz 1 SGB V). Zusätzlich gilt das Gebot der Beitragssatzstabilität (§ 71 SGB V).

Vor dem Hintergrund begrenzter Mittel führt die Forderung nach Wirtschaftlichkeit in Verbindung mit dem Gebot, die Versorgung bedarfsgerecht und gleichmäßig zu erbringen, zu dem Ergebnis, dass Behandlungsmethoden mit sehr hohem Preis und im Vergleich zu anderen Methoden sehr kleinem Zusatznutzen nicht das Anrecht haben, aus dem Topf der Solidargemeinschaft finanziert zu werden.

12.11 Preise beeinflussen oder rationieren

Über die Fähigkeit der Festbeträge zur Beeinflussung von Preisen dürfte zehn Jahre nach Einführung kein Dissens mehr bestehen. Die Festbeträge können diesen segensreichen Einfluss in einem größeren als gegenwärtig vorgesehenen Feld geltend machen:

A. *Festbeträge für pharmakologisch-therapeutisch vergleichbare Arzneimittel* hat es seit dem Gesundheitsreformgesetz 1988 gegeben, sie sind im Verlaufe der Änderung der Politik der christliberalen Koalition schrittweise eingeschränkt worden. Insoweit es sich bei Arzneimitteln mit patentgeschützten Wirkstoffen um Varianten ohne besonderen Stellenwert (*Me-too*) handelt, bieten die Festbeträge mit Mitteln des Preiswettbewerbs eine gute Möglichkeit, Einsparpotentiale freizusetzen (s. o.).

B. *Festbeträge („premium") für neuartige Wirkstoffe (Wirkprinzipien) mit therapeutisch vergleichbaren Wirkungen* können das System ergänzen. Die tiefe Differenzierung der Gruppen (vgl. § 35 Abs. 1 SGB V) durch den schon seinerzeit im Gesetzgebungsverfahren von interessengeleiteten Argumenten der pharmazeutischen Industrie stark beeinflussten Gesetzgeber ist aus der Sache heraus bei vielen neuartigen Wirkstoffen/Wirkprinzipien schlecht zu begründen. Es gibt nun einmal bei der Senkung des hohen Blutdruckes im Arzneimittelmarkt die Möglichkeit des Preiswettbewerbs z. B. zwischen den „alten" und sehr bewährten Wirkprinzipien der Diuretika, Betablockern oder Calciumantagonisten, den „mittelalten", aber auch schon vielfach patentfreien ACE-Hemmern oder Alphablockern und den „neuen" Angiotensinrezeptorantagonisten. Die „alten" Mittel haben einen Preis pro Tagesdosis zwischen 0,60 DM und 1,00 DM, die „mittelalten" kosten zwischen 0,50 DM und 1,50 DM/Tag, die „neuen" können auch schon einmal über 3,00 DM/Tag verlangen. Insoweit die Notwendigkeit gesehen wird, bei solchen neuen Wirkstoffen die Forschungsleistung besonders zu honorieren, kann ein „Premium"-Festbetrag bestimmt werden, der je nach der Einschätzung der innovativen therapeutischen Wertigkeit einen zu bestimmenden Betrag – z. B. zehn oder zwanzig Prozent – über dem Bezugs-Festbetrag in der gleichen Indikation liegt.

C. *Festbeträge für Sprunginnovationen*, d. h. für Arzneimittel mit Wirkstoffen in therapeutischen Feldern, die bisher nicht erschlossen waren, tragen der Notwendigkeit Rechnung, zu verhindern, dass ein innovativer Preis unangemessen hohe Anteile der begrenzten Mittel der GKV verschlingt. Die Bestimmung eines solchen Festbetrags wird über die relative Vergleichbarkeit von Wirkstoffen oder Wirkstoffgruppen nicht möglich sein, sondern sich auf die Kosten der Produktion, des als angemessen angesehenen Aufwandes für Information und Werbung sowie auf einen angemessenen Anteil (z. B., 15 % s. o.) für die Refinanzierung von Forschung und Entwicklung beziehen müssen. Ein solches System bzw. eine solche Berechnung ist aufwendig, aber nicht unmöglich, wie die im Vereinigten Königreich praktizierte Preisfindung durch das PPRS belegt.

Die Alternative einer Rationierung, d. h. den Zugang für innovative Arzneimittel aus Kostengründen für die Versorgung zu Lasten der GKV zu unterbinden, dürfte in einem Gesundheitswesen, das sich seit mehr als hundert Jahren der Solidarität verpflichtet fühlt, nicht gangbar sein.

Mit Rationierung nichts zu tun haben Steuerungsinstrumente, die den zielgerichteten und gerade dadurch optimalen, d. h. kostengünstigsten Einsatz von besonders teuren Behandlungsmethoden anstreben. Individuelle Arzneimittelinformation des Verordners über seine Verschreibungen, unabhängige (nicht gesponsorte) Therapiezirkel von Ärzten, Case-Management, evidenzbasierte Therapierichtlinien, Empfehlungen unabhängiger Fachgremien (Arzneimittelkommission der deutschen Ärzteschaft) und andere Veranstaltungen können nützliche Hilfen sein auf dem Weg zu einer rationalen, preisgünstigen Pharmakotherapie.

Literatur

[1]   Arzneimittelkursbuch 99/2000 (1999): AVI Verlagsgesellschaft, Berlin.

[2]   Blume H. et al. (1984): Zur pharmazeutischen Qualität von glibenclamidhaltigen Fertigarz-
      neimitteln. PZ 129.

[3]   dpa-Berlin, 30.10.1999.

[4]   Fricke U., Klaus W.: Neue Arzneimittel. Zitiert nach: Schwabe U., Paffrath D. (1987 –
      1999) (Hrsg.): Arzneiverordnungs-Report '87 bis 1999. G. Fischer bzw. Springer, Stuttgart
      bzw. Heidelberg.

[5]   Friedrich, Hehn, Rosenbrock (1977): Neunmal teurer als Gold. Rowohlt Taschenbuch
      Verlag, Hamburg.

[6]   Hartmann-Besche, W. (1986): Gegen die Bioäquivalenzdröselei. DAZ 20.

[7]   Hartmann-Besche W., Reher R. (1984): Bagatellarzneimittel. Die Ortskrankenkasse 18.

[8]   Hartmann-Besche W. (1994): W. Pharmastandort Deutschland, Sozialer Fortschritt 10.

[9]   Münnich Frank E. (1983): Steuerungsmöglichkeiten in der GKV. Schriftenreihe Band 4,
      Hans Neuffer Stiftung, Deutscher Ärzte Verlag.

[10] Paffrath D. (1984): GKV-Arzneimittelindex. Die Ortskrankenkasse Nr. 8/9.

[11] Schwabe U., Paffrath D.(1999): Arzneiverordnungs-Report 1999, Springer Verlag, Heidel-
      berg.

[12] Schwabe U., Paffrath D. (1995): Arzneiverordnungs-Report '95. Gustav Fischer Verlag,
      Stuttgart.

[13] Schönhöfer Peter S. Zentralkrankenhaus St. Jürgen, Bremen, persönliche Mitteilung.

[14] Streit um Gelbsucht-Medikament. Süddeutsche Zeitung, 22.10.1999.

[15] Schweitzer O. (1997): Pharmaceutical Economics and Policy, Oxford University Press.

[16] Therapiekursbuch 94/95 (1994): AVI Verlagsgesellschaft, Berlin.

Kapitel 13
Lebenszyklen von Arzneimittelinnovationen

HELMUT SCHRÖDER UND GISBERT W. SELKE[1]

13.1 Die Relevanz der Diskussion über Innovationen

Innovationen auf dem deutschen Arzneimittelmarkt sind in den letzten Jahren verstärkt in den Fokus der Aufmerksamkeit gerückt, und daran wird sich aller Voraussicht nach auch zukünftig nichts ändern. Die pharmazeutische Industrie sieht darin ein Problem, dass ihrer Meinung nach zu große Teile des Arzneimittelmarktes reglementiert sind. Dabei wird häufig auf Budgets und Richtgrößen hingewiesen, die allerdings nur indirekt auf die Hersteller einwirken. Ausgehend von einer solchen Überlegung wird dann argumentiert, die Arzneimittelausgaben müssten stärker steigen, als Budgetierung oder Richtgrößen es zulassen. Ein Argument zielt dabei auf den Begriff *Innovation*, der seit der Einführung der Arzneimittelbudgets durch das Gesundheitsstrukturgesetz 1993 bedeutsam geworden ist, denn der § 84 Abs. 1 SGB V sieht vor, dass neben Faktoren wie Veränderungen der Zahl und der Altersstruktur der Versicherten, der Morbiditätsentwicklung, der Preisentwicklung etc. auch Innovationen bei der Anpassung der Arzneimittelbudgets zu berücksichtigen sind. Allerdings definiert das Gesetz den verwendeten Begriff nicht.

Einen Hinweis, was man unter dem Begriff „neuartige Wirkstoffe" subsumieren kann, gibt § 35 Abs. 1 SGB V. Dort werden patentgeschützte Wirkstoffe, deren Wirkungsweise neuartig ist und die eine therapeutische Verbesserung – auch wegen geringerer Nebenwirkungen – bedeuten, von der Festbetragsfestsetzung explizit ausgenommen. Als neuartig gilt dabei ein Wirkstoff, solange derjenige Wirkstoff, der als erster dieser Gruppe in Verkehr gebracht worden ist, unter Patentschutz steht. Damit verweigert der Gesetzgeber den Nachahmersubstanzen eindeutig die Anerkennung als neuartig. Me-too-Präparate genießen zwar durch den Patentschutz eine besondere Behandlung bei der Festbetragsfestsetzung, sie jedoch als innovativ zu bezeichnen, würde die Absichten des Gesetzgebers wohl über die Maßen strapazieren.

---

[1] Die Autoren danken den Apothekerinnen Dr. Judith Günther und Claudia Pullwer für die entsprechende Klassifikationen der neuen Wirkstoffe nach dem ATC-Code des Wissenschaftlichen Instituts der AOK (WIdO).

Die verschiedenen Diskussionsbeiträge unter anderem auch in diesem Reader zeigen die Möglichkeiten auf, wie eine inhaltliche Bestimmung des Innovationsbegriffs unter dem Gesichtspunkt umfassender Therapiequalität in Deutschland behandelt werden kann. Dabei wird auch deutlich, dass sowohl der Anspruch der Hersteller auf die Amortisierung der Entwicklungskosten als auch der Anspruch der Patienten auf eine finanzierbare Arzneimittelversorgung berücksichtigt werden muss. Angesichts knapper Ressourcen muss nunmehr überlegt werden, wie in die Preisbildung für Arzneimittel zusätzliche Parameter wie Qualität und Nutzen, mithin Effizienzkriterien, einfließen können.

13.2 Definitionsansätze für den Begriff Innovation

In zwei von Seiten der pharmazeutischen Industrie finanzierten Studien wurde versucht, die Innovationskomponente vor dem Hintergrund der Festlegung von Arzneimittelbudgets sowie der Diskussion um Arzneimittelrichtgrößen zu quantifizieren. Diese beiden Gutachten mit unterschiedlichen Herangehensweisen haben den Versuch unternommen, eine Innovationskomponente zu begründen, die Eingang in die Budget- und Richtgrößenverhandlungen auf der Ebene der Kassenärztlichen Vereinigungen finden sollen. Beide Ansätze bieten Anlass zur Kritik:

Eine Studie unternimmt den Versuch, Innovation anhand einer normativen Festsetzung von therapeutischen Innovationen zu berechnen [8]. Die Kritik an diesem Ansatz entzündete sich an der methodischen Vorgehensweise, da der Umsatzzuwachs von spezifischen Wirkstoffen per se als Innovation definiert wird, ohne zu berücksichtigen, in welcher Innovationsphase sich diese Wirkstoffe befinden. Insbesondere in einer späten Phase des Lebenszyklus einer Innovation greift eine Strukturinnovation, die durch Generika- und sogenannte Me-too-Präparate (Nachahmerpräparate) durchaus auch dazu führen kann, dass die Versorgung der Patienten mit diesem Wirkstoff kostengünstiger sichergestellt werden kann.

In dieser Studie wurde deutlich, dass neben den methodischen Problemen die Innovationskriterien hinsichtlich ihrer therapeutischen Relevanz nicht hinreichend präzisiert wurden (vgl. [7]). Unklar blieb,

- welche Therapieprinzipien wirklich als Innovation zu behandeln sind,

- ob neue Darreichungsformen ein bekanntes Wirkprinzip verbessern können und wann dies als therapeutisch innovativ einzustufen ist,

- nach welchen Kriterien eine neue Indikation für ein bereits eingeführtes Arzneimittel als Innovation zu werten ist,

- welche Kriterien erfüllt sein müssen, damit einem neuen Herstellungsverfahren bedeutsame und nicht nur geringe Vorteile für den Patienten zugeschrieben werden, und

- was an einer Verlagerung bereits praktizierter Therapieformen vom Krankenhaus in den ambulanten Bereich innovativ ist.

Dieser Kritik schließen sich auch die Autoren eines weiteren Beitrags zu Innovationsberechnung an [4]. Diese Autoren (siehe auch *Kapitel 10* im vorliegenden Buch) gehen davon aus, dass in einem solchen primär pharmakologischen Ansatz der Sprengsatz bereits im System implementiert ist: Eine Beurteilung eines Arzneimittels als innovativ anhand seines therapeutischen Nutzens scheint grundsätzlich angreifbar zu sein. Da keine konsentierte Liste innovativer Produkte als Grundlage für diese Berechnung von Innovation herangezogen werden kann, wählen die Autoren eine mikroökonomische Herangehensweise. Damit werden alle auf den deutschen Markt gekommenen *new chemical entities* (NCEs) berücksichtigt. Dabei wird nicht der Frage nachgegangen, ob diese Wirkstoffe nach medizinischen oder pharmakologischen Kriterien wirklich als Innovation anzusehen sind. An sich ist selbst die Auswahl der NCEs ab einem gewissen Zeitpunkt innerhalb dieses mikroökonomischen Ansatzes willkürlich, da dieser Ansatz jede Marktveränderung an sich als Innovation interpretiert. Letztlich sind alle Wirkstoffe einmal NCEs gewesen. Dabei muss sich auch dieser Ansatz fragen lassen, ob er den vom Gesetzgeber in § 84 Abs. 1 SGB V gemeinten Innovationsbegriff trifft. Mit der sozialrechtlichen Fixierung der Innovation sind sicherlich nicht jegliche Marktänderungen von NCEs ab einem gewissen Zeitpunkt gemeint, vielmehr sollte wohl eher die Frage nach dem therapeutischen Fortschritt beantwortet werden, den ein Arzneimittel beim Markteintritt darstellt.

Unser nationales Zulassungsverfahren schreibt seit Inkrafttreten des Arzneimittelgesetzes (AMG) 1978 fest, dass neue Fertigarzneimittel durch das Bundesinstitut für Arzneimittel und Medizinprodukte (BfArM) zugelassen werden müssen, bevor sie auf den Markt kommen. Dabei wird ausschließlich der Nachweis der Wirksamkeit, Unbedenklichkeit und der angemessenen pharmazeutischen Qualität des Produktes verlangt. Beim Kriterium der therapeutischen Wirksamkeit wird ausschließlich geprüft, ob sich mit dem zuzulassenden Arzneimittel nach dem jeweils gesicherten Stand der wissenschaftlichen Erkenntnis ein therapeutisches Ergebnis erzielen lässt. Das Bestehen eines Zulassungsverfahrens für ein neues Arzneimittel als hinreichendes Kriterium für Innovation anzusehen scheint eine normative Festsetzung zu sein, die wohl kaum mit der gesetzlichen Regelung intendiert gewesen sein kann.

Zweifellos ist also die Bestimmung als „neu" ein notwendiges, aber sicher kein hinreichendes Kriterium für Innovation. Bevor eine Innovation quantifiziert werden kann, müssen medizinisch-therapeutische Kriterien nach wissenschaftlichen Standards entwickelt werden. Dabei sollte auch die Molekülinnovation berücksichtigt werden, die dann greift, wenn die Therapie mit einem Analogpräparat eines innovativen Wirkstoffs kostengünstiger ist. Die Begründung für einen über die Patentlaufzeit hinausgehenden Innovationszuschlag, der von Herstellern gefordert wird, ist marktwirtschaftlich nicht nachvollziehbar.

13.3 Die Kosten der Produktentwicklung und das Problem der *free rider*

Betrachtet man den Arzneimittelmarkt und insbesondere das Marktsegment der neuen Wirkstoffe, so wird deutlich, dass eine Verteilungsdiskussion über die Finanzierbarkeit von Innovationen für die Gesellschaft und den ökonomischen Nutzen des pharmazeutischen Herstellers eines innovativen Arzneimittels geführt werden muss. Die zentrale Frage ist dabei, ob der neue Wirkstoff einen Zusatznutzen gegenüber der bisherigen Therapie für den Patienten generiert, unabhängig davon, wie groß die tatsächlichen Forschungskosten des Innovators waren.

Sowohl die Gesellschaft als auch die forschenden Arzneimittelhersteller müssen ein Interesse daran haben, Präparate zu schaffen, die im Vergleich zu herkömmlichen Therapien als echte Fortschritte zu bewerten sind. Strebt eine Gesellschaft nach dem Ziel, dass Krankheit und Gebrechen in ihrer Bevölkerung minimiert werden, sind Innovationen im Arzneimittelmarkt eine wichtige Möglichkeit zur Erreichung dieses Ziels. Die pharmazeutischen Hersteller müssten – trotz der größeren Unsicherheit bezüglich des Ausgangs der Forschung nach einem innovativen Wirkstoff – ebenfalls ein großes Forschungsinteresse haben, da zu erwarten ist, dass durch hohe Preise und hohen Abverkauf dieses neuen Arzneimittels große Gewinne einzufahren sind.[2] In der Realität weist jedoch gerade die große Anzahl der als Me-too-Präparate klassifizierten neuen Wirkstoffe darauf hin, dass die individuelle Rationalität der Hersteller Resultate erzeugt, die aus kollektiver Sicht irrational sind. Da das Risiko eines pharmazeutischen Herstellers, ein Produkt bis zur Marktreife zu entwickeln, bei der Entwicklung eines Me-too-Präparats deutlich geringer ist als bei einer wirklichen Innovation, handelt der pharmazeutische Hersteller unter der Maxime des *shareholder value* durchaus rational, wenn er sich gegen die echte Innovation entscheidet. Hier taucht das auch aus anderen sozialen Kontexten bekannte Problem der *free rider* auf, das darin begründet liegt, dass der Einzelbeitrag bei der Schaffung eines öffentlichen Gutes weniger wichtig ist und starke Anreize vorhanden sind, Trittbrettfahrer zu werden [11].

Verdeutlichen wir uns dies vor dem Hintergrund der Produktentwicklung eines neuen Arzneimittels. Dabei wird nach Screening und Synthese die vorklinische Phase durchlaufen und dann die klinischen Phasen I bis III. Danach findet der Markteintritt statt. Vor mehr als dreizehn Jahren wurden für die Entwicklung eines neuen Wirkstoffs knapp zehn Jahre benötigt bei einem finanziellen Aufwand von knapp 231 Millionen US-Dollar [10]. Für 1995 wird dort ein Aufwand von 302 Millionen US-Dollar geschätzt. Dabei wird davon ausgegangen, daß von 5.000 Substanzen im Screening nur eine Substanz die Marktreife erlangt [2]. Diese drei Parameter (Zeit, Geld und Anzahl der Substanzen) sind in *Abbildung 13.1*

---

[2] Wegen des überragenden gesellschaftlichen Interesses an der Forschung nach so genannten *orphan drugs*, die aufgrund der geringen Anzahl der Erkrankten für die pharmazeutische Industrie nur eine kleine Chance für die Amortisation ihrer Forschungskosten bieten, sind andere Förderungsmöglichkeiten wie durch entsprechende Förderungsgesetze denkbar.

dargestellt. Dabei muss einschränkend erwähnt werden, dass aufgrund von neuen Technologien wie der kombinatorischen Chemie und dem Hochdurchsatz-Sreeening – die seit Mitte der 90er Jahre angewendet werden – der Forschungs- und Screeningprozess mit deutlich geringeren zeitlichen und personellen Ressourcen bewerkstelligt werden kann. Diese technische Innovation im Forschungsprozess macht sich allerdings bisher noch nicht in den Einführungspreisen bemerkbar.

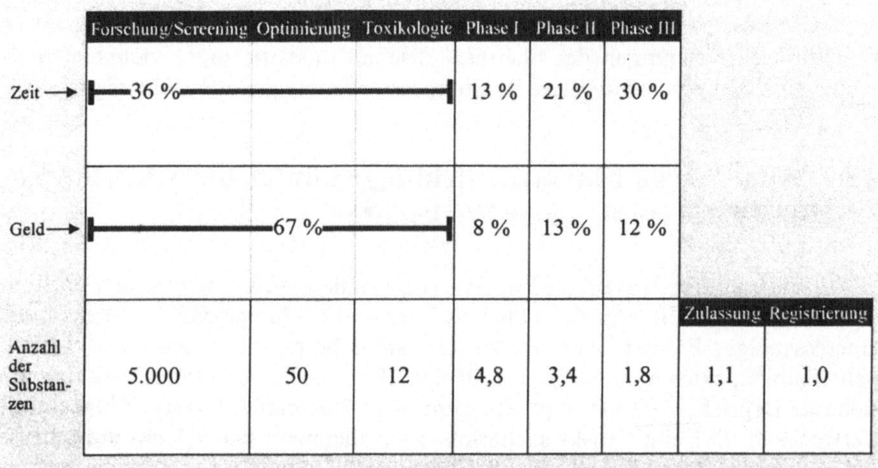

Datenquelle: Schweitzer (1997), The Boston Consulting Group (1998)

Abbildung 13.1 Der Prozess der Forschung nach neuen Arzneimitteln

Die Entwicklung eines Präparats, das einen bereits bekannten Wirkstoff in Wirkmechanismus und chemischer Struktur nachahmt, wird schneller und preiswerter zu gestalten sein, da sehr zielgenau nur solche Wirkstoffvarianten in das Screeningverfahren einfließen, die mit einer relativ hohen Wahrscheinlichkeit bis zur Marktreife weiterentwickelt werden können. Diese Effizienzsteigerung ist nicht nur in der Arzneimittelforschung anzutreffen, sondern betrifft auch andere Entwicklungen, in denen neue Technologien zu einer Verbesserung der Effizienz in der Arzneimittelentwicklung beitragen [2].

Allem Anschein nach werden diese Effizienzsteigerungen, die zu einem geringeren zeitlichen und finanziellen Ressourceneinsatz beitragen, bisher nicht an den Endverbraucher weitergegeben. Der einzufordernde Zusatznutzen von Nachahmerprodukten kann jedenfalls nicht im therapeutischen, sondern nur noch im wirtschaftlichen Bereich liegen. „Im Unterschied zu innovativen Arzneimitteln beeinflussen ‚imitierende Produkte', wie Analogpräparate und Generika, nicht die gesundheitlichen Wirkungsziele, ihnen fällt vielmehr die Aufgabe zu, bei schon existierenden Produkten über Preissenkungen die Effizienz der Gesundheitsversorgung zu verbessern." [12].

Zwar zeichnet sich mittlerweile zwischen den Marktbeteiligten Einigkeit darüber ab, dass innovative Arzneimittel faktisch zu Umsatzsteigerungen beitragen. Stark unterschiedlich werden jedoch die beträchtlichen Ineffizienzen im Marktsegment der Neueinführungen bewertet. Im Bereich der Me-too-Entwicklungen scheinen die erheblichen Anstrengungen der Außendienst-, Marketing- und Forschungsabteilungen der pharmazeutischen Hersteller dahingehend Erfolge zu zeitigen, dass die Ärzte davon überzeugt werden, „neu" sei gleichzusetzen mit „innovativ" und demzufolge mit „gut". Innovationsbedingte Budgeterhöhungsansprüche können sich allerdings damit letztlich nicht begründen lassen. Angesichts der Werbeaufwendungen der pharmazeutischen Industrie muss vielmehr gefragt werden, ob hier eine sinnvollere Ressourcenverwendung angebracht wäre.

13.4 Analyse von Marktentwicklungen unter Berücksichtigung der Bewertung neuer Wirkstoffe

Welchen neu eingeführten Wirkstoffen zugestanden wird, einen positiven Beitrag zur Behandelbarkeit von Krankheiten darzustellen, unterscheidet sich je nach Interessenlage. Einigen Autoren zufolge stellt bereits jede Änderung im Verschreibungsspektrum einen Fortschritt dar. Hier wird jedoch vorschnell der wertneutrale Begriff „Veränderung" mit dem positiv bewerteten Begriff „Fortschritt" verwechselt. Bei einer strikt sachorientierten therapeutischen Bewertung besteht hingegen weitgehend Einigkeit in der Fachwelt. In ähnlicher Weise, wie die Food and Drugs Administration (FDA) in den USA Neuerungen bewertet, nehmen die Professoren Fricke und Klaus für den deutschen Markt mit ihrer anerkannten Klassifikation eine unabhängige Beurteilung der therapeutischen Wertigkeit neuer Wirkstoffe vor (vgl. *Kapitel 5*). Sie klassifizieren anhand von pharmakologisch-therapeutischen Kriterien Jahr für Jahr die neu in den Markt gelangenden Wirkstoffe und unterscheiden zwischen Arzneimitteln mit einem neuartigen Wirkstoff/Wirkprinzip (Kategorie **A**), der Verbesserung pharmakodynamischer und pharmakokinetischer Qualitäten bereits bekannter Wirkprinzipien (Kategorie **B**), Analogpräparaten mit marginalen Unterschieden zu eingeführten Wirkstoffen (Kategorie **C**) und Neueinführungen ohne ausreichend gesichertes Therapieprinzip (Kategorie **D**). Damit wird eine neue qualitative Dimension bei der Arzneimittelbewertung eröffnet, denn die mengenmäßige Analyse der Marktveränderungen unter Nutzung dieser Klassifikation zeigt, dass bei weitem nicht jede Neueinführung im Sinne des Patentrechts zugleich einen therapeutischen Fortschritt für den Patienten bedeutet.

Für das Jahr 1998 beträgt der zahlenmäßige Anteil der im eigentlichen Sinne innovativen Präparate an allen neu auf den deutschen Markt gekommenen Wirkstoffen seit 1986 gerade einmal 34 %, während weitere 29 % zumindest eine spürbare Verbesserung bieten. Die Anwendung dieser Bewertung auf die Wirkstoffe, die in den letzten dreizehn Jahren zugelassen wurden, zeigt, dass 46 % der Neueinführungen einen klaren therapeutischen Fortschritt im Sinne einer **A**- oder **B**-Klassifikation bieten (*Abbildung 13.2*). Der größte Teil der Marktneueinführungen entfällt jedoch auf Präparate ohne therapeutischen Fortschritt, denn fast 53 % der

Wirkstoffe seit 1986 stellen reine Nachahmerentwicklungen dar, die sich in geringfügigen Molekülvariationen erschöpfen.

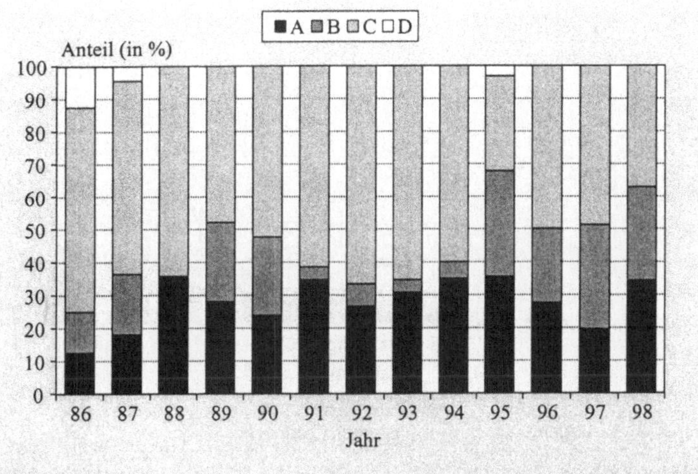

Datenbasis: GKV-Arzneimittelindex im Wissenschaftlichen Institut der AOK (WIdO)

Abbildung 13.2 Bewertung neuer Wirkstoffe nach Fricke und Klaus 1986 bis 1998

(A) Innovative Struktur bzw. neuartiges Wirkprinzip mit therapeutischer Relevanz, **(B)** Verbesserung pharmakodynamischer oder pharmakokinetischer Eigenschaften bereits bekannter Wirkprinzipien, **(C)** Analogpräparat mit keinen oder nur marginalen Unterschieden zu bereits eingeführten Präparaten, **(D)** Neueinführungen ohne ausreichend gesichertes Therapieprinzip.

Analysiert man die neuen Wirkstoffe nach ihrem Umsatzanteil in den einzelnen Jahren, so wird deutlich, dass diese Präparate 1986 knapp 45 Mio. DM, 1998 aber bereits fast 10 Mrd. DM umsetzten (*Abbildung 13.3*). Die deutlichsten Zuwachsraten finden sich interessanterweise im Segment der Me-too-Präparate (**C**-Segment), die 1998 55 % des Umsatzes aller neuen Wirkstoffe der Jahre 1986 bis 1998 ausmachen. Nur jede vierte Mark, die für neue Wirkstoffe ausgegeben wird, refinanziert die Forschung nach wirklich innovativen Arzneimitteln (**A**-Segment). Für 1998 bedeutet dies, dass der Umsatzanstieg im Segment der Me-too-Wirkstoffe knapp 70 % des Umsatzanstiegs im Gesamtmarkt ausmacht (*Abbildung 13.4*). Diese neuen Analogpräparate, die letztlich keinen Mehrnutzen in der Arzneimitteltherapie zeitigen, haben im Jahre 1998 im Vergleich zum Vorjahr eine um 54 % höhere Steigerung erfahren. Die Schwäche der gesetzlichen Regelungsmechanismen für dieses Marktsegment wird von den pharmazeutischen Herstellern allem Anschein nach gezielt ausgenutzt.

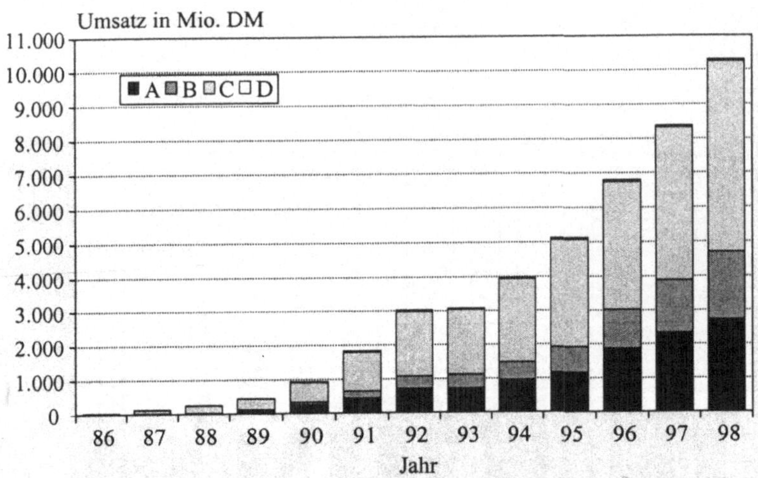

Datenbasis: GKV-Arzneimittelindex im Wissenschaftlichen Institut der AOK (WIdO)

Abbildung 13.3 Umsätze neuer Wirkstoffe nach Qualitätskriterien1986 bis 1998 (ab 1991 mit den neuen Bundesländern; Legende siehe *Abbildung 13.2*)

Das von der pharmazeutischen Industrie vielfach hervorgebrachte Argument, die Erforschung und Entwicklung von bisher unbekannten Wirkstoffen brächten hohe Kosten mit sich, die am Markt refinanziert werden müssen, ist für wirklich neuartige Arzneistoffe in gewissen Grenzen durchaus nachvollziehbar. Die *windfall profits* durch Nachahmerentwicklungen sind für die pharmazeutische Industrie jedoch mit geringerem Personal- und Finanzeinsatz verbunden. Es ist vielmehr anzunehmen, dass die überteuerte Refinanzierung von Me-too-Entwicklungen eine Aushöhlung des Forschungsstandortes Deutschland darstellen, denn sie steigern die Wettbewerbsfähigkeit und die Zukunftssicherheit der Unternehmen nicht.

Die Preisgestaltung neuer Arzneimittel unterliegt im übrigen nicht den Gesetzmäßigkeiten anderer Märkte. „Die ‚Preise' im Gesundheitswesen entstehen nicht als Ergebnis von Angebot und Nachfrage auf den anonymen Märkten der Ökonomielehrbücher, sondern resultieren aus Machtverhältnissen." [3]. Das Märchen von der Kostenexplosion. Fischer, Frankfurt/Main). Diese Machtverhältnisse resultieren ganz entscheidend aus den gesetzlichen Regelungslücken, die es der pharmazeutischen Industrie ermöglichen, Preise festzulegen, ohne dass ein wie auch immer gearteter vernünftiger Ausgleich zwischen dem Herstellerinteresse nach Amortisation der Forschungskosten und dem Interesse der Patienten und ihrer Krankenkassen nach einer Preisbildung in Abhängigkeit von Kosten und Nutzen ermöglicht wird. Würden beispielsweise vergleichbare, therapeutisch gleichwertige Wirkstoffe zu Hilfe genommen werden, könnten erhebliche Wirtschaftlichkeitspotentiale freigesetzt werden.

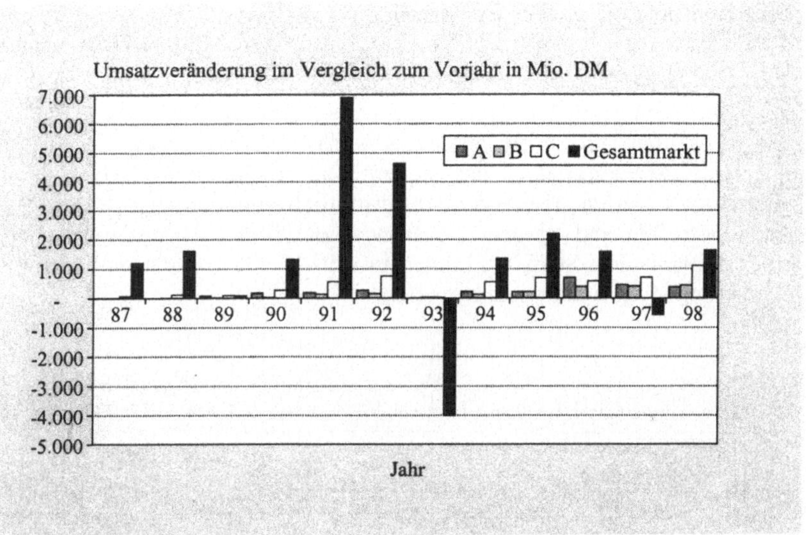

Datenbasis: GKV-Arzneimittelindex im Wissenschaftlichen Institut der AOK (WIdO)

Abbildung 13.4 Umsatzveränderung 1987 bis 1998 nach Qualitätskriterien (ab 1991 mit den neuen Bundesländern; Legende siehe *Abbildung 13.2*)

So könnte man eine Substitution der nach Fricke und Klaus als Me-too-Präparate klassifizierten Arzneimittel entsprechend der dokumentierten Leitsubstanz [5]; vgl. auch *Kapitel 5* im vorliegenden Buch) beziehungsweise auf Grundlage der vorläufigen Bewertungen von Markteinführungen anhand aktueller Empfehlungen aus dem Arzneimittelkursbuch 99/2000 vornehmen [1]. Dann wäre bei der jeweiligen preiswertesten Substitution eines Me-too-Präparates im Jahre 1998 eine Einsparung in Höhe von 2,6 Mrd. DM möglich gewesen (*Abbildung 13.5*), wenn zur Berechnung jeweils die Tagestherapiekosten auf der Grundlage der DDD-Empfehlungen der WHO verwendet werden.

Die Berechnungsweise sei an einem Beispiel verdeutlicht: Pantoprazol (ATC-Code: A02BC02) ist seit August 1994 unter den Handelsnamen Pantozol® und Rifun® zugelassen. Pantoprazol wird pharmakologisch therapeutisch den Protonenpumpenhemmern zugeordnet und ist chemisch strukturell wie Omeprazol ein substituiertes Benzimidazolderivat. Sowohl Pantozol® als auch Rifun® sind zur Behandlung und zur Rezidivprophylaxe des Ulcus duodeni (Zwölffingerdarmgeschwür), des Ulcus ventriculi (Magengeschwür) und bei mittelschweren und schweren Formen der Refluxösophagitis sowie in Kombination mit zwei geeigneten Antibiotika zur Eradikation von Helicobacter pylori zugelassen. Bei den genannten Indikationen unterscheiden sich Omeprazol und Pantoprazol praktisch nicht in ihrer klinischen Wirksamkeit [5], [6], [1]. Ein Austausch von Pantoprazol gegen Omeprazol (ATC: A02BC01) erscheint bei den oben angegebenen Indikationen nach dem bisherigen Kenntnisstand ohne Qualitätsverlust möglich.

Bei einer solchen Berechnung könnten die Ausgaben für neue Wirkstoffe der Klassifikation **C** nach Fricke und Klaus auf knapp die Hälfte reduziert werden, ohne dass pharmakologisch-therapeutisch dagegen etwas einzuwenden wäre. Darüber hinaus muss gerade bei neu eingeführten Wirkstoffen aufgrund der kürzeren klinischen Erfahrung mit bis dahin unbekannten und nicht selten schwerwiegenden unerwünschten Wirkungen gerechnet werden. Zum Zeitpunkt der Markteinführung neuer Arzneimittel ist das Sicherheitsprofil dieser Wirkstoffe nicht abschließend zu bewerten. Hiervon sind vermutlich vor allem neuartige Molekülstrukturen betroffen und weniger Neuentwicklungen mit geringfügigen Veränderungen der chemischen Struktur. Immerhin sind 12,4% der neuen Wirkstoffe seit 1978 von einer Marktrücknahme betroffen.

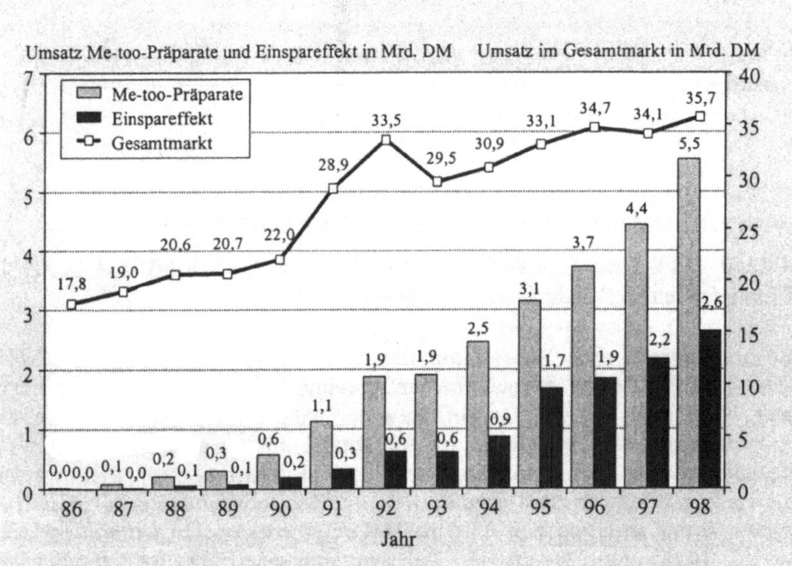

Datenbasis: GKV-Arzneimittelindex im Wissenschaftlichen Institut der AOK (WIdO)

Abbildung 13.5 Einspareffekte seit 1987 bei pharmakologisch-therapeutisch sinnvoller Substitution von Me-too-Präparaten seit 1987 (ab 1991 mit den neuen Bundesländern)

13.5 Lebenszyklen neuer Wirkstoffe

Es ist wie erwähnt verlockend, in einem zunehmend von ökonomischem Denken geprägten Gesundheitssystem die Innovativität eines Wirkstoffs nicht nomologisch, d. h. anhand von immer schon angreifbaren ärztlichen Qualitätskriterien festzumachen, sondern „den Markt sprechen zu lassen" und mikroökonomisch zu definieren, was „neuartig" ist. Ein solcher Ansatz lehnt sich an aus anderen Bereichen des Marktes wohlbekannte Betrachtungen zum Lebenszyklus eines Produkts an. Eine gängige Beschreibung besteht darin, dass nach der Entwicklung und dem darauf folgenden Markteintritt der Markt zunehmend durchdrungen wird, bis eine Phase der Sättigung folgt. Schließlich veraltet das Produkt, es wird von besseren Nachfolgeprodukten verdrängt oder kommt schlicht aus der Mode.

Freilich gelten derartige Modelle nur in Bereichen, die aus intrinsischen Gründen eine hohe Dynamik aufweisen, sei es, weil es ein Diktat der Mode gibt, das Produkte veralten lässt, sei es, weil es eine stürmische Entwicklung immer besserer Erzeugnisse gibt. Ein Musterbeispiel für beide Kriterien gleichermaßen bildet die Computerbranche der vergangenen zwanzig Jahre. Hingegen liefern derartige Modelle beispielsweise für Grundnahrungsmittel wenig brauchbare Erkenntnisse.

Will man Lebenszyklusmodelle auf Arzneimittel anwenden, steht man letztlich also doch wieder vor der wertenden Frage, ob man das Gesundheitssystem eher wie den Markt für Grundnahrungsmittel betrachtet, der in erster Linie von sachbezogenen Entscheidungen geprägt ist und in vielen Bereichen hohe Nachfragestabilität aufweist, oder ob man Arzneimittel als der Mode unterworfen betrachtet. Dabei soll keineswegs behauptet werden, es gebe keinen Fortschritt in der Arzneimitteltherapie. Die Frage ist nur, ob beispielsweise die Marktentwicklung im hochdynamischen Antibiotikasegment letztlich von therapeutischen Entwicklungen vorangetrieben wurde oder von eher sachfremden Motiven. Der Versuch, ohne vorgefasste Wertungen den Begriff der Innovation zu definieren, führt also letztlich doch immer wieder zu unhintergehbaren wertenden Fragen zurück.

Dennoch hätten ökonomistische Definitionsversuche einen großen Reiz, wenn sich die von der Theorie vorhergesagten Lebenszykluskurven tatsächlich auch bei Arzneimitteln nachweisen lassen würden. Unbestritten ist dabei, dass Arzneimittel tatsächlich veralten können, und dies mit gutem Grund; man denke etwa an die zahlreichen Mittel mit bedenklichen Kombinationen oder unwirksamen Bestandteilen, die im Zuge einer rationaler werdenden Arzneimitteltherapie in den vergangenen Jahren stark an Boden verloren haben. An dieser Stelle geht es jedoch um stärkere, konkretere Aussagen. Will man zudem nicht nur eine (behauptetermaßen beliebige) Definition von „Innovativität" durch eine andere, ebenso beliebige ersetzen, sollten Analysen, die sich aus einem Lebenszyklusmodell ableiten lassen, mit der einen oder anderen Grundintuition zur Deckung bringen lassen. Um im politischen Rahmen verwertbare Ergebnisse zu liefern, sollten nicht nur vage Vorhersagen über zahlreiche Jahrzehnte hinweg möglich sein, sondern auch konkretere kürzerfristige Projektionen.

Zu diesem Zweck sind in der *Abbildung 13.6* und *Abbildung 13.7* die Umsatzentwicklungen der relevantesten Neueinführungen der Jahre 1986 bis 1989 aufgetragen.[3] Diese Produkte sind somit alle seit mindestens zehn Jahren im Markt verfügbar und müssten Ansätze eines Lebenszyklus erkennen lassen. Um solche typischen Lebenszyklenverläufe besser erkennen zu können, ist die Zeitskala nicht auf feste Jahre geeicht. Stattdessen beginnt jede Kurve an der gleichen Stelle im Diagramm, nämlich mit dem Jahr der jeweiligen Markteinführung. In *Abbildung 13.6* sind die Wirkstoffe zusammengefasst, die in der Bewertung von Fricke und

---

[3] Alle Umsatzzahlen beziehen sich dabei nur auf die alten Bundesländer, um die Betrachtung von vereinigungsbedingten Effekten freizuhalten.

Klaus als mehr oder minder innovativ bewertet wurden (Kategorien **A** und **B**) und von daher einen gewissen A-priori-Anspruch auf Innovativität haben. In *Abbildung 13.7* sind von den übrigen Neueinführungen diejenigen aufgeführt, die 1998 den größten GKV-Umsatz hatten.

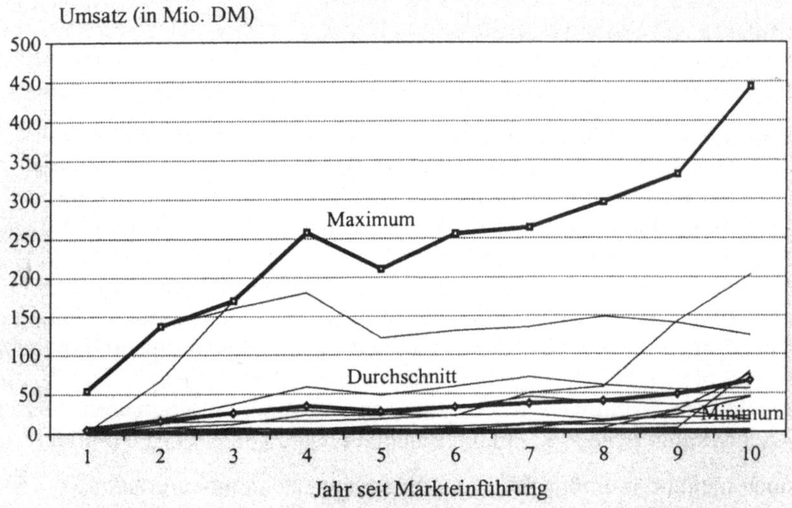

Datenbasis: GKV-Arzneimittelindex im Wissenschaftlichen Institut der AOK (WIdO)

Abbildung 13.6 Fertigarzneimittelumsatz der von Fricke und Klaus als **A** oder **B** klassifizierten Wirkstoffe nach ihrem Alter im Markt (alte Bundesländer)[4].

Es zeigt sich, dass keine in irgendeiner Weise typischen Verlaufskurven auftreten. Einige Wirkstoffe zeigen durchaus einen relativ schnellen Anstieg und danach ein Abflachen (etwa Lovastatin). Zahlreiche andere Wirkstoffe zeigen jedoch ein mehr oder minder langsames, stetiges Wachstum, das bei einigen bereits kurz nach der Markteinführung einsetzt, bei anderen hingegen erst relativ spät, also zu einem Zeitpunkt, an dem der gesunde Menschenverstand das Präparat gar nicht mehr als innovativ betrachten würde. Wieder andere Präparate zeigen eher wellenförmige Verläufe, wie sie auch aus dem „Altmarkt" an Arzneimitteln hinreichend bekannt sind. Damit kann die vielfach zitierte Vermutung eines typischen Lebenszyklus von neuen Arzneimitteln verworfen werden, denn die „typischen" Verläufe, ausgehend von der Markteinführungs- über die Expansions- und die Stagnations- bis hin zur Rückbildungsphase, treten empirisch nicht in Erschei-

---

[4] Aus systematischen Gründen müssen Innovationen der vor 1986 liegenden Jahre im folgenden außer Betracht bleiben. Wirkstoffe, die weniger als drei Jahre lang marktrelevant waren, wurden weggelassen. Betrachtete Wirkstoffe: Omeprazol, Erythropoetin, Lovastatin, Interferon alfa-2b, Interferon alfa-2a, Cefuroximaxetil, Zidovudin, Selegilin, Prednicarbat, Ganciclovir, Olsalazin, Misoprostol, Cicletanin, Teicoplanin, Wismut(III)citrat, Mefloquin und Mupirocin.

nung. Allem Anschein nach werden die Lebenszyklen neuer Arzneimittel von anderen Faktoren bestimmt, da die zu vermutenden Produktlebensphasen in diesem Markt nicht zu finden sind.

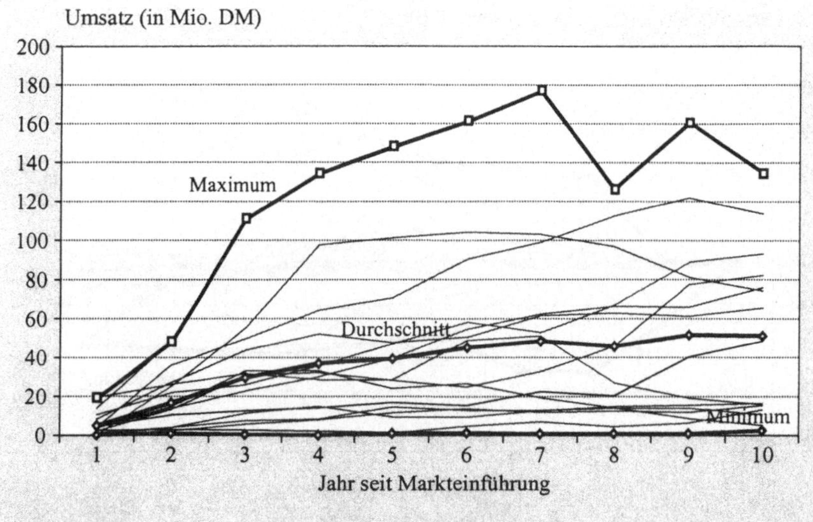

Datenbasis: GKV-Arzneimittelindex im Wissenschaftlichen Institut der AOK (WIdO)

Abbildung 13.7 Fertigarzneimittelumsatz der von Fricke und Klaus als **C** klassifizierten Wirkstoffen nach ihrem Alter im Markt (alte Bundesländer)[5]

Angesichts dieser disparaten Verläufe stellt sich die Frage, ob der Versuch, auf diese Weise den Begriff „Innovation" brauchbar zu operationalisieren, tatsächlich zielführend ist. Auch die Bewertung anhand therapeutischer Kriterien (beispielsweise der von Fricke und Klaus vertretenen) hat offensichtlich keinen Einfluss auf die Entwicklung eines Wirkstoffs im Markt. Vielmehr scheint die Entwicklung bei den einzelnen Wirkstoffen durchaus von anderen, dem Arzneimittel extrinsischen Faktoren bestimmt zu werden. Ob diese Faktoren nun aber vom Gesetzgeber intendiert waren, als er sie als Budgetanpassungskriterium genannt hat, ist weiterhin unklar.

Eine andere Art der Betrachtung, die auf einer ähnlichen grafischen Darstellung beruht, liefert jedoch zumindest einen schwachen Hinweis darauf, als wie innovativ ein Arzneimittel im Markt betrachtet wird. Tatsächlich wäre ja zu erwarten, dass ein neues Produkt, das keine Vorteile gegenüber bereits bekannten und gut eingeführten Artikeln aufweist, im Markt nur schlecht angenommen wird. Dies

---

[5] Die betrachteteten Me-too-Präparate sind diejenigen, die 1998 den größten GKV-Fertigarzneimittelumsatz hatten. Betrachtete Wirkstoffe: Doxazosin, Ciprofloxacin, Bisoprolol, Goserelin, Lisinopril, Loratadin, Clodronsäure, Famotidin, Triptorelin, Perindopril, Celiprolol, Nizatidin, Nedocromil, Enoxacin und Roxatidin.

müsste dann zu Preissenkungen führen, sobald der Hersteller dessen gewahr wird. Die *Abbildung 13.8* und *Abbildung 13.9* zeigen die Entwicklung der DDD-Kosten bei den bereits vorher besprochenen Neueinführungen.

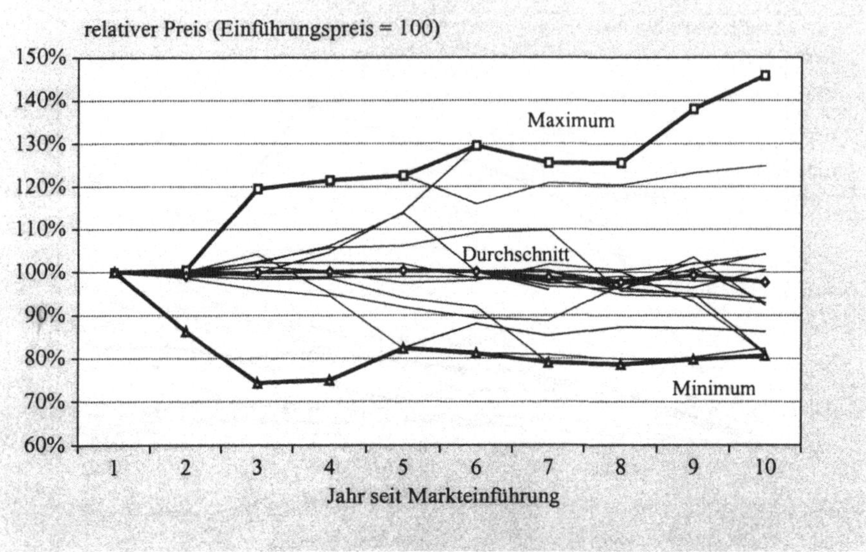

Datenbasis: GKV-Arzneimittelindex im Wissenschaftlichen Institut der AOK (WIdO)

Abbildung 13.8 Wert je Tagesdosis (DDD) der von Fricke und Klaus als **A** oder **B** klassifizierten Wirkstoffe nach ihrem Alter im Markt relativ zum Einführungspreis (alte Bundesländer; berücksichtigte Wirkstoffe siehe Legende *Abbildung 13.6*)

Während die Preise der im Sinne von Fricke und Klaus innovativen Präparate im Verlauf der zehn betrachteten Jahre in der Regel relativ stabil bleiben (mit zwei Ausreißern nach oben und einem unregelmäßigen Verlauf), sinken bei einer größeren Anzahl von **C**-Präparaten relativ bald nach Markteinführung die Preise, z. T. allerdings erst nach einem Versuch des Herstellers, sogar noch höhere Preise zu erzielen. Hieraus mag man ableiten, dass sich in vielen Fällen für diese Nachahmerpräparate tatsächlich die Gewinnerwartungen der Hersteller nicht am Markt haben realisieren lassen. Auch hier gilt allerdings, wie bereits weiter oben erwähnt, dass die geringeren Entwicklungskosten und vor allem die relativ klar vorweg kalkulierbare Größe des angestrebten Marktes das Risiko des nachahmenden Herstellers gegenüber dem eigentlichen Innovator deutlich reduzieren.

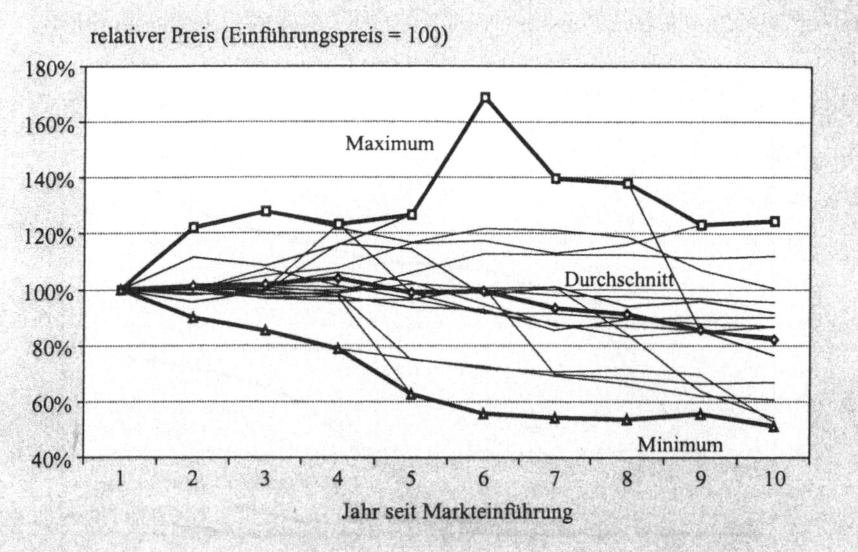

Datenbasis: GKV-Arzneimittelindex im Wissenschaftlichen Institut der AOK (WIdO)

Abbildung 13.9 Wert je Tagesdosis (DDD) der von Fricke und Klaus als **C** klassifizierten Wirkstoffe nach ihrem Alter im Markt relativ zum Einführungspreis (alte Bundesländer, berücksichtigte Wirkstoffe siehe Legende *Abbildung 13.7*)

Im einzelnen kann es gleichwohl geschehen, dass sich derartige Strategiespiele von Herstellern nicht in die Wirklichkeit umsetzen lassen. Zur Illustration seien im folgenden die fünf umsatzstärksten innovativen Wirkstoffe seit 1986 (Klassifikation **A** oder **B**) des Jahres 1998 zusammen mit ihren Analogpräparaten (Klassifikation **C**) herangezogen (*Abbildung 13.10*). Bei Lovastatin haben die Analogpräparate den weitaus größten Teil des Marktes erobert, bei Omeprazol immerhin fast die Hälfte, während bei Filgrastim, Acarbose und Amlodipin der Anteil der Me-too-Präparate deutlich unter 10 % geblieben ist.

Eine Korrelation zur Preispolitik lässt sich in dieser Betrachtungsweise jedoch nicht ableiten, wenn man die Tagestherapiekosten vergleicht: Zwar liegen im Falle von Lovastatin die Analoga im Preis unter dem der früheren Innovation; allerdings ist dies auch für Filgrastim der Fall, für Omeprazol hingegen nicht. Typische Muster, die eine Gesetzmäßigkeit nahe legen würden, sind also auch in dieser Betrachtungsweise nicht festzustellen. In jedem Falle bleibt festzuhalten, dass zwar nicht durchweg, aber doch in vielen Fällen Analogpräparate trotz fehlendem therapeutischem Zusatznutzen zu Preisen angeboten werden, die auch einen von der Sache her möglichen wirtschaftlichen Nutzen vermissen lassen. Als Konsequenz für zukünftige Modelle der Preisbildung lässt sich hieraus ableiten, dass Me-too-Präparate von vornherein mit einem Preisabschlag belegt werden sollten. Zum einen gäbe es hierfür zahlreiche sachliche Gründe, zum anderen würde dies lediglich eine Entwicklung festschreiben, die häufig ohnedies – wenn auch mit

Verspätung – vom Markt erzwungen wird. In Japan beispielsweise wird eine solche Regelung bereits seit längerem praktiziert (vgl. *Kapitel 1* in diesem Buch).

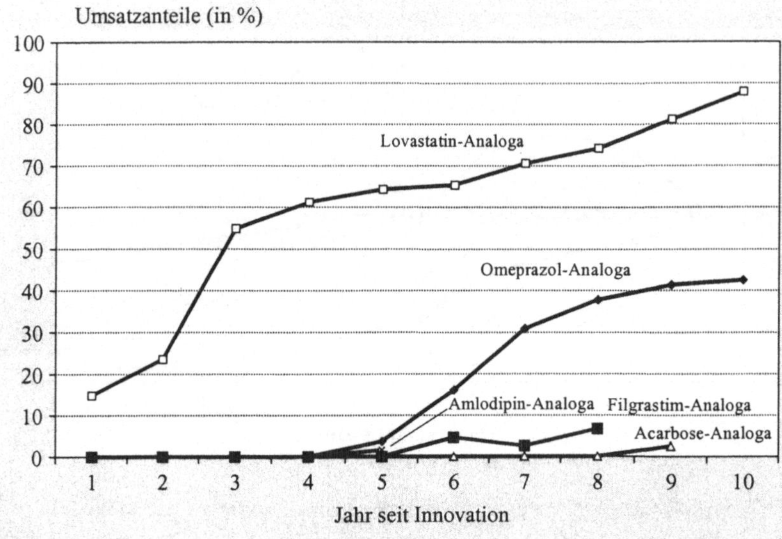

Datenbasis: GKV-Arzneimittelindex im Wissenschaftlichen Institut der AOK (WIdO)

Abbildung 13.10 Umsatzanteile der von Fricke und Klaus als **C** klassifizierten Wirkstoffe an der Wirkstoffgruppe (alte Bundesländer)[6]

Verlässt man die Wirkstoffebene und betrachtet spezifische Wirkstoffgruppen wie beispielsweise die der Dihydroyridine[7], so wird deutlich, dass das Marktgeschehen in Teilen erklärt werden kann, andererseits aber zumeist von nicht marktintrinsischen Faktoren bestimmt wird bzw. diese Faktoren zumindest nicht erkannt werden können. In der Wirkstoffgruppe der Dihydropyridine hat sich der Wirkstoff Nifedipin zwischen 1981 und 1984 mit seinem einzigen Vertreter Adalat® bei knapp 2,00 DM je Tagesdosis eingependelt (*Abbildung 13.11*). Die Tagestherapiekosten des langsam freisetzenden Adalat® lag mit 1,50 DM deutlich darunter. Nach Ablauf der Patentzeit im Jahre 1985 wurde durch die generische Konkurrenz ein deutlicher Preiswettbewerb in Gang gesetzt, der dazu führte, dass der Wert je Tagesdosis ab 1988 für den Originalanbieter Adalat® sukzessive nach unten angepasst wurde, um keine zu große Diskrepanz zwischen den Kosten einer generischen Substitution entstehen zu lassen. Mit der ersten Festbetragstranche im Jahre 1989 wurde für Nifedipin eine Festbetragsgruppe nach Stufe 1 gebildet. Dabei wurde bei Ablauf des Patents für Nifedipin vom gleichen Hersteller ein neues hochpreisiges Arzneimittel Bayotensin® mit dem Wirkstoff Nitrendipin

---

[6] Die fünf innovativen Wirkstoffe seit 1986 mit dem höchsten Umsatz im Jahre 1998.
[7] Diese Wirkstoffgruppe wird zur Behandlung der essentiellen Hypertonie, der koronaren Herzkrankheit und der chronischen stabilen bzw. vasospastischen Angina pectoris eingesetzt.

eingeführt. Dieser Originalanbieter hat seit 1997 generische Konkurrenz, was allerdings beim Originalanbieter nicht zu Preisabsenkungen geführt hat. Im Jahre 1998 kostete die Tagesdosis des preiswertesten Generikums nur 14 Prozent des Originalanbieters. 1990 wurden die neuen Wirkstoffe Nicardipin und Nisoldipin mit deutlich unterschiedlichen Markteinführungspreisen angeboten. Dabei wurde Nicardipin 1990 mit 2,50 DM eingeführt und verteuerte sich innerhalb der nächsten 8 Jahre auf 3,50 DM je Tagesdosis, wohingegen Nisoldipin einen Rückgang von 3,60 DM auf 2,70 DM je Tagesdosis innerhalb des gleichen Zeitraums zu verzeichnen hat. Dieser Anstieg bei dem Wirkstoff Nicardipin ist insofern überraschend, da er gegenüber der alten Ursprungssubstanz Nifedipin (preiswertester Anbieter 1998 mit 0,56 DM je Tagesdosis) ähnliche unerwünschte Wirkungen sowie einen geringeren Erprobungsgrad zeigt [1].

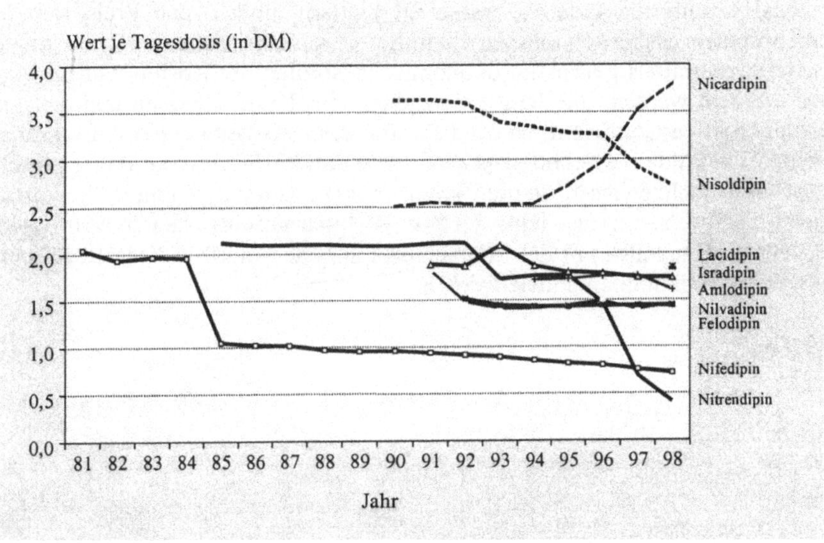

Datenbasis: GKV-Arzneimittelindex im Wissenschaftlichen Institut der AOK (WIdO)

Abbildung 13.11 Tagestherapiekosten für die Wirkstoffgruppe der Dihydropyridine seit 1981 (ab 1991 mit den neuen Bundesländern)

Soweit zu den mehr oder weniger nachvollziehbaren Marktstrategien der pharmazeutischen Hersteller, wobei deutlich wird, dass es einerseits durchaus nachvollziehbare Marktprozesse nach einer Festbetragsfestsetzung oder dem Ende der Patentlaufzeit zu verzeichnen gibt. Dagegen scheinen die meisten Marktbewegungen den Preis betreffend nicht erklärbar zu sein und es kann angenommen werden, dass dafür andere Marktstrategien der pharmazeutischen Hersteller verantwortlich sind. Da sich die Preisfindung der pharmazeutischen Industrie für diese neuen Arzneimittel allem Anschein nach nicht an dem Nutzen des neuen Produkts orientiert, muss darüber nachgedacht werden, wie diese scheinbar willkürlichen Marktprozesse – die gerade nicht dem typischen Bild eines angenommenen Lebenszyklus entsprechen – durch andere Steuerungsmechanismen reguliert werden können.

Eine Möglichkeit stellt dabei eine unabhängige Kosten-Nutzen-Analyse als Parameter für die Preisfestsetzung eines neuen Arzneimittels dar.

13.6 Fazit

Allem Anschein nach können keine Lebenszyklen bei neuen Wirkstoffen auf dem bundesdeutschen Arzneimittelmarkt beobachtet werden. Dies lässt vermuten, dass andere, marktexogene Faktoren zum Zuge kommen. Damit diese Faktoren zukünftig nicht das solidarisch finanzierte Krankenkassensystem in der Bundesrepublik Deutschland sprengen, muss die Frage nach dem Nutzen von Arzneimittelinnovationen thematisiert werden. Wie sich in anderen Ländern (vgl. die *Kapitel 1 bis 3* dieses Buches) zeigt, stehen verschiedene Mechanismen zur Verfügung, um die pharmazeutische Industrie daran zu hindern, überzogene Preise am Markt durchzusetzen. Sicherlich müssen zukünftig neben einer formalen Zulassung eines neuen Arzneimittels pharmako-ökonomische Studien mit Kosten-Nutzen-Vergleichen erbracht werden, die dem Gesetzgeber, den Krankenkassen und den Patienten glaubhaft verdeutlichen, wieso die geforderten Kosten bei der Anwendung des neuen Arzneimittels gerechtfertigt sind. Arzneimittel, für die kein therapeutischer Zusatzwert nachgewiesen werden kann, müssen zumindest einen ökonomischen Nutzen nachweisen. Angesichts der von der pharmazeutischen Industrie genannten neuen Arzneimittel in der „Forschungspipeline" müssen diese Regelungsmechanismen rasch implementiert werden.

Literatur

[1] Arznei-telegramm-Publikation (1999): Arzneimittelkursbuch 99/2000. Arzneimittel-Verlags GmbH, Berlin.

[2] The Boston Consulting Group (1998): Innovationskraft.

[3] Braun B., Kühn H., Reiners H. (1998): Das Märchen von der Kostenexplosion. Fischer, Frankfurt/Main.

[4] Erbsland M., Ulrich V., Wille E. (1998): Zur Berechung einer Innovationskomponente auf dem Arzneimittelmarkt.

[5] Fricke U., Klaus W. (1986 bis 1999): Neue Arzneimittel. Fortschritte für die Arzneimitteltherapie? Wissenschaftliche Verlagsgesellschaft mbH, Stuttgart.

[6] Kilbinger H. (2000): Gastroenterologische Krankheiten, pp 39-40. In: Scholz H., Schwabe U. Taschenbuch der Arzneibehandlung. Angewandte Pharmakologie, 12. Auflage, Urban Fischer, München, Jena, Wissenschaftliche Verlagsgesellschaft, Stuttgart.

[7] Klauber J., Schröder H. (1997): Innovationskomponente im GKV-Arzneimittelmarkt. Eine Studie des Instituts für medizinische Statistik auf dem Prüfstand. Bonn.

[8] Meiner E., Dellinger B. (1997): Die Innovationskomponente 1990-1996. Eine Studie von IMS zur Entwicklung von Innovation im deutschen Arzneimittelmarkt. Institut für medizinische Statistik.

[9] Scholz H., Schwabe U. (2000): Taschenbuch der Arzneibehandlung. Angewandte Pharmakologie, 12. Auflage, Urban Fischer, München, Jena, Wissenschaftliche Verlagsgesellschaft, Stuttgart.

[10] Schweitzer S. O., (1997): Pharmaceutical Economics and Policy, Oxford University Press, New York.

[11] Weede E. (1984): Kosten-Nutzen-Kalküle als Grundlage einer allgemeinen Konfliktsoziologie. In: Zeitschrift für Soziologie, Jg. 13, Heft 1: 3-19.

[12] Wille E. (1994): Zum gesellschaftlichen Nutzen pharmazeutischer Innovationen. Frankfurt am Main.

Die Autoren und Mitarbeiter

Dr. Jürgen Bausch
Kassenärztliche Vereinigung Hessen
Georg-Voigt-Str. 15
60325 Frankfurt
Tel.: 069/9502-512
Fax: 069/9502-590

wurde 1937 in Dillenburg geboren. Staatsexamen und Promotion 1962; seit 1970 Kinderarzt. 1975 Niederlassung in einer fachübergreifenden Gemeinschaftspraxis in Bad Soden-Salmünster (Allgemeinmedizin, Kinder, Innere). Von 1985 bis 1987 Landesvorsitzender beim Hartmannbund Hessen, seit 1997 1. Vorsitzender der Kassenärztlichen Vereinigung Hessen.

Ehrenamtliche Tätigkeiten: Sprecher der Abgeordnetenversammlung der Kassenärztlichen Vereinigung Hessen (1985 – 1987); Ehrenvorsitzender, Landesverband des Marburger Bundes Bayern; Abgeordneter der Abgeordnetenversammlung der Kassenärztlichen Vereinigung Hessen, Altkreis Schlüchtern.

Prof. Dr. Manfred Erbsland
Fachhochschule Neubrandenburg
Brodaer Str. 2
17033 Neubrandenburg
Tel.: 0395/4513-0
Fax: 0395/4513-212

wurde 1956 in Mannheim geboren. Studium der Volkswirtschaftslehre und Promotion (1992) an der Universität Mannheim, wissenschaftlicher Mitarbeiter und Projektleiter am Zentrum für Europäische Wirtschaftsforschung (ZEW) in Mannheim. Seit 1998 Professor an der Fachhochschule Neubrandenburg im Studiengang Pflege und Gesundheit mit dem Fachgebiet Gesundheitsökonomie. Forschungsgebiete: Gesundheitsökonomie, demographische Entwicklung, Ausgabenstruktur öffentlicher Haushalte und Zeitreihenverfahren in der Ökonometrie.

PD Dr. Liselotte von Ferber
Klinik und Poliklinik für Kinder-
und Jugendpsychiatrie zu Köln
Robert-Koch-Str. 10
50937 Köln
Tel.: 0221/478-6547
Fax: 0221/478-6766

PD Dr. med., habilitiert für Sozialmedizin. Leiterin der Forschungsgruppe Primärmedizinische Versorgung an der Klinik und Poliklinik für Psychiatrie und Psychotherapie des Kindes- und Jugendalters der Universität zu Köln (Direktor

Univ. Prof. Dr. G. Lehmkuhl). Arbeitsschwerpunkte: Methodik der Sekundärdatenforschung, Versorgungsforschung auf der Basis von GKV-Daten; Entwicklung und Durchführung berufsgruppenspezifischer Gesundheitszirkel, Konzeption und Durchführung ärztlicher Pharmakotherapiezirkel, wissenschaftliche Begleitung der Entwicklung und Implementation hausärztlicher Leitlinien.

Prof. Dr. Uwe Fricke
Institut für Pharmakologie
der Universität Köln
Gleueler Str. 24
50931 Köln
Tel.: 0221/478-6058
Fax: 0221/478-5022
E-mail: Uwe.Fricke@medizin.uni-koeln.de

wurde 1942 in Helmstedt geboren. Studium der Pharmazie an der Universität Hamburg. Promotion (1970) im Fach Pharmakologie an der Universität Mainz, Habilitation (1975) an der Medizinischen Hochschule Hannover. Seit 1981 Professor für Pharmakologie und Toxikologie an der Universität zu Köln. Mitglied der Deutschen Arzneibuch-Kommission, a.o. Mitglied der Arzneimittelkommission der deutschen Ärzteschaft. Forschungsgebiete: Pharmakologie Herz-Kreislauf-wirksamer Pharmaka.

Dr. Ingeborg Geisler
Bundesministerium für Gesundheit
Dienstsitz Berlin
Mohrenstr. 62
10117 Berlin
Tel.: 0228/941-0
Fax: 0228/20640-4977

wurde 1949 geboren. Studium der Pharmazie in Berlin (Approbation 1973), Studium der Medizin in Bonn (Approbation 1981, Promotion 1983). Von 1983 bis 1993 wissenschaftliche Mitarbeiterin der Transparenzkommission beim Bundesgesundheitsamt, 1993 bis 1995 des Instituts „Arzneimittel in der Krankenversicherung" beim Bundesministerium für Gesundheit (BMG). Seit 1997 Referentin im BMG, Arbeitsschwerpunkt europäische Richtlinien und Rechtsverordnungen zu Arzneimitteln.

Mag. Claudia A. Habl
Österreichisches Bundesinstitut für Gesundheitswesen (ÖBIG)
Stubenring 6
A-1010 Wien
Tel.: +43 1 51561 - 61
Fax: +43 1 513 8472
E-mail: habl@oebig.at

Forschungsschwerpunkte: Pharma-Ökonomie – Regulierungs- und Erstattungssysteme in Europa, Steuerungsinstrumente und Einsparpotentiale am Arzneimittelsektor. Analyse von Gesundheitssystemen in der Europäischen Union, der Schweiz sowie in Mittel- und Osteuropa. Untersuchungen zum Gesundheitszustand und -verhalten sozial benachteiligter Gruppen.

Wolfgang Hartmann-Besche
Volksgartenstr. 36
50677 Köln
Tel.: 0221/31 67 41
Fax: 0221/31 67 41

Nach Pharmaziestudium und Approbation in Frankfurt bis 1981 in Apotheken tätig; Belegung von Vorlesungen (BWL, VWL, Soziologie) an der Universität zu Köln. Referent beim AOK-Bundesverband (bis 1987), beim BMA und BMG in Zeiten von GRG und GSG; als Referatsleiter im MAGS/Düsseldorf (1993) und später im BMG bis Juni 1997 zuständig für GKV-Arzneiversorgung (Positivliste, Negativliste, Festbeträge, Richtlinien) Arzneimittelsicherheit und Grundsatzfragen.

Wolfgang Kaesbach
BKK-Bundesverband
Kronprinzenstr. 6
45128 Essen
Tel.: 0201/179-1280
Fax: 0201/179-1022

ist Mitglied in Gremien der gemeinsamen Selbstverwaltung von Ärzten und Krankenkassen, in Sachverständigenausschüssen des Bundesinstitutes für Arzneimittel und Medizinprodukte sowie in Expertengruppen der AIM (Association Internationale de la Mutualité) und von ESIP (European Social Insurance Partners).

Angelika Kiewel
IKK-Bundesverband
Friedrich-Ebert-Str.
(Technologie-Park)
51429 Bergisch Gladbach
Tel.: 02204/44-170
Fax.: 02204/44-206

Geboren 1952. Studium der Volkswirtschaftslehre an der Universität Köln. Von 1978 bis 1988 in der Forschung und Lehre in den Bereichen Arbeitsmarkt-, Sozial- und Gesundheitspolitik tätig. Seit 1989 Referatsleiterin beim IKK-Bundesverband; Arbeitschwerpunkte: Heilmittel, Hilfsmittel und Arzneimittelversorgung.

Jürgen Klauber
Wissenschaftliches Institut
der AOK (WIdO)
Kortrijker Str. 1
53177 Bonn
Tel.: 0228/843-137
Fax: 0228/843-144
E-Mail: juergen.klauber@wido.bv.aok.de

Geboren 1961 in Bonn. Studium der Mathematik und Sozialwissenschaften in Bonn. Während des Studiums Tätigkeiten in der Mathematikausbildung für Volkswirte und in der Wahlforschung. Seit 1990 im Wissenschaftlichen Institut der AOK (WIdO) zunächst mit Fragen der ambulanten Versorgung beschäftigt. Nach der Projektleitung im GKV-Arzneimittelindex von 1992 bis 1996 und der anschließenden Leitung des Referats Marktanalysen im AOK-Bundesverband seit Ende 1999 als kommissarischer Institutsleiter tätig. In dieser Funktion mit Fragen aus unterschiedlichsten Leistungsbereichen der Kranken- und Pflegeversicherung befasst.

Heidi Klinger
Wissenschaftliches Institut der AOK (WIdO)
Kortrijker Str. 1
53177 Bonn
Tel.: 0228/843-393
Fax: 0228/843-144
E-Mail: heidi.klinger@wido.bv.aok.de

Nach der Geburt in Köslin 1943, Jugendzeit in Berlin, Mittlerer Reife, Ausbildung als Apothekenhelferin und Umschulung zur Bürokauffrau. Seit 1981 im Wissenschaftlichen Institut der AOK. Seit etwa 8 Jahren und, wie das Wort schon sagt, für unsere „Abteilungsmannschaft" zuständig. Betreuung unseres Institutsleiters und seines Stellvertreters bei der Organisation der Arbeitsabläufe, der Terminüberwachung und der Abwicklung von Dienstreisen. Unterstützung der WIdO-Mitarbeiter zum Beispiel bei der Layoutgestaltung unserer Publikationen, der CD-gerechten Gestaltung von Fragebögen und Tabellen oder der Erstellung von Folien.

Ingrid Köster
Forschungsgruppe Primärmedizinische Versorgung
Herderstrasse 52-54
50931 Köln
Tel.: 0221/478–6548
Fax: 0221/478–6766
E-mail:Ingrid.Koester@medizin.uni-koeln.de

Statistikerin, Gesundheitsplanerin; seit 1985 wissenschaftliche Mitarbeiterin der Forschungsgruppe Primärmedizinische Versorgung (PMV); Arbeitsschwerpunkte: Auswertung von Gesundheits- und Sozialdaten der GKV, Epidemiologie, Versorgungsforschung und Gesundheitsberichterstattung.

Donald Macarthur
4 Boytons Acre
Saffron Walden
Essex
CB11 4FS
England
Tel.: +44/1799/524 405
Fax: +44/1799/526 431
E-mail: don.macarthur@tinyonline.co.uk

Donald Macarthur hat sich als selbständiger Industrie-Consultant auf den internationalen pharmazeutischen Markt mit den Schwerpunkten Arzneimittelpreise und Erstattung spezialisiert. Als ausgebildeter Pharmazeut hat er eine 16-jährige Berufserfahrung vorzuweisen. Er hat 39 größere Berichte geschrieben (darunter acht über den japanischen Arzneimittelmarkt) und war in den ersten vier Jahren ihres Erscheinens Herausgeber der *Pharma Pricing Review*. Unter seinen Kunden waren unter anderem EFPIA und PhRMA.

Hans-Peter Metzger
Wissenschaftliches Institut der AOK (WIdO)
Kortrijker Str. 1
53177 Bonn
Tel.: 0228/843-130
Fax: 0228/843-144
E-Mail: hans-peter.metzger@wido.bv.aok.de

Geboren 1954 in Heilbronn. Studium der Geographie und Städtebau in Mainz und Bonn. Seit 1984 Mitarbeiter im Wissenschaftlichen Institut der AOK (WIdO). Mitarbeit in verschiedenen Projekten, redaktionelle Betreuung von Publikationen, zuständig für die Finanzierung und Verwaltung des Instituts.

Ulla Mielke
Wissenschaftliches Institut der AOK (WIdO)
Kortrijker Str. 1
53177 Bonn
Tel.: 0228/843-154
Fax: 0228/843-144
E-Mail: ulla.mielke@wido.bv.aok.de

Geboren am 18.06.1965 in Andernach. 1981 bis 1983 Ausbildung zur Apothekenhelferin in Neuwied. Anschließend zwei Jahre tätig im Beruf der Apothekenhelferin in Mendig. 1985 Umschulung zur Bürokauffrau im AOK-Bundesverband. Nach zweijähriger Umschulung bis 1991 als Sekretärin im damaligen Selbstverwaltungsbüro, dem heutigen Direktionsbüro tätig. Oktober 1991 Wechsel ins Wissenschaftliche Institut der AOK (WIdO). Ihre Tätigkeiten in den verschiedenen Projektbereichen des WIdO umfasst u. a. folgende Aufgaben: Eigenständige Gestaltung und Erstellung von Mulitmedia-Präsentationen bei Einzelvorträgen bis hin zu mehrtägigen Veranstaltungen, Eigenständige Aufbereitung und Betreuung der Gestaltung von WIdO-Publikationen (Graphik und Layout), Allgemeine Unterstützungsaufgaben in den verschiedenen Projektbereichen, Entwicklung von graphischen Software-Oberfächen in Access, Pflege und Weiterentwicklung der Adressdatenbank, Neugestaltung des Internetauftritts (http://www.wido.de) und Betreuung der web site des WIdO. Außerdem Lehr- und Schulungserfahrung in den Bereichen des Microsoft-Office.

Prof. Frank W. Münnich
Im Taufenbachsgarten 7
53639 Königswinter-Vinxel
Tel:. 02223/911946
http://www.gesysfo.de
frank.e.muennich@gesysfo.de

Diplomvolkswirt, Dr. rer. pol., Gesundheitsökonom. Publizist, Journalist und freiberuflich tätiger Berater auf den Gebieten der Gesundheitsökonomie und der

Gesundheitssystemforschung. Mitherausgeber des „Gesundheitspolitischen Informationsdienstes".

Früher Hauptgeschäftsführer des Verbandes Forschender Arzneimittelhersteller (VFA) e.V., Bonn, der Medizinisch Pharmazeutischen Studiengesellschaft e.V., Mainz, und Geschäftsführer der Paul-Martini-Stiftung. Von 1968 bis 1988 o. Professor für Volkswirtschaftslehre, Wirtschaftstheorie und Ökonometrie an den Universitäten München, Innsbruck, Essen und Dortmund mit Forschungsschwerpunkt auf dem Gebiet der Gesundheitsökonomik (seit 1974).

Derzeitige Arbeitsgebiete sind Gesundheitspolitik als Teilgebiet der Sozialpolitik/Sozialversicherung; Gesundheitssysteme (auch: im internationalen Vergleich); Innovation/Innovationspolitik sowie Globalisierung/Europäisierung.

Prof. Dr. Klaus Quiring
Bundesministerium für Gesundheit
Dienstsitz Berlin
Mohrenstr. 62
10117 Berlin
Tel.: 0228/941-1160
Fax: 0228/20640-4977

wurde 1940 in Heidelberg geboren. Studium der Medizin, Promotion (1968), Habilitation (1975) und Honorarprofessur (1980) im Fach Pharmakologie und Toxikologie an der Universität Frankfurt am Main. Von 1978 bis 1995 Geschäftsführer der Transparenzkommission beim Bundesgesundheitsamt und des Instituts „Arzneimittel in der Krankenversicherung" beim Bundesministerium für Gesundheit (BMG). Seit 1996 Referatsleiter im BMG, Arbeitsschwerpunkt medizinische Fragen der Arzneimittelanwendung und systematische Arzneimittelbewertung.

Mag. Ingrid Rosian
Österreichisches Bundesinstitut für Gesundheitswesen (ÖBIG)
Stubenring 6
A-1010 Wien
Tel.: +43 1 51561 – 59
Fax: +43 1 513 8472
E-mail: rosian@oebig.at

Forschungsschwerpunkte: Pharma-Ökonomie – Internationale Preisvergleiche, Steuerungsinstrumente und Einsparpotentiale am Arzneimittelsektor, Regulierungs- und Erstattungssysteme in Europa. Vergleich von Gesundheitssystemen in Europa, Gesundheitsausgaben und Finanzierung, Ressourceneinsatz im Gesundheitswesen.

Birger Rostalski
VdAK/Verband der
Angestellten-Krankenkassen e.V.
AEV-Arbeiter-Ersatzkassen-Verband e.V.
Fankfurter Str. 84
53721 Siegburg
Tel.: 02241/108-215
Fax: 02241/108-248

Geboren 1956 in Köln; Ausbildung zum biologisch-technischen Assistenten, Studium der Pharmazie in Bonn (Approbation als Apotheker 1984); nach mehrjähriger Tätigkeit in öffentlichen Apotheken seit 1987 in verschiedenen Positionen und Funktionen im Bereich der gesetzlichen Krankenversicherung tätig; z. Zt. Arzneimittelreferent beim VdAK/AEV in Siegburg.

Norbert Schleert
AOK-Bundesverband
Abteilung Arzneimittel, Heil- und Hilfsmittel
Kortrijker Str. 1
53177 Bonn
Tel.: 0228/843-373
Fax: 0228/843-726
E-mail: norbert.schleert@bv.aok.de

(1960) ist Volkswirt und Leiter der Abteilung Arzneimittel, Heil- und Hilfsmittel beim AOK-Bundesverband und Sachverständiger in Gremien der gemeinsamen Selbstverwaltung von Ärzten und Krankenkassen.

Dr. Sebastian Schneeweiß
Divison of Pharmacoepidemiology and Pharmacoeconomics, Brigham and Women's Hospital and Harvard Medical School, 221 Longwood Ave, Boston, MA 02115
Tel.: 001 617 278-0937
Fax: 001 617 232-8602
E-mail: schneeweiss@post.harvard.edu

Dr. Schneeweiß ist promovierter Mediziner (Ludwig-Maximilians-Universität München) und promovierter Epidemiologe (Harvard University). Als wissenschaftlicher Assistent am Institut für Med. Informationsverarbeitung, Biometrie und Epidemiologie der LMU München beschäftigte er sich mit epidemiologischen Methoden, insbesondere im Rahmen von Studien zur Medikamentensicherheit. Derzeit ist er Dozent an der Harvard Medical School, Division of Pharmacoepidemiology and Pharmacoeconomics und der Harvard School of Public Health, Department of Epidemiology. Er beschäftigt sich mit Fragen zur Kosten-Effektivität und Sicherheit von Kostendämpfungs-Maßnahmen im Arzneimittelbereich.

Helmut Schröder
Wissenschaftliches Institut der AOK (WIdO)
Kortrijker Str. 1
53177 Bonn
Tel.: 0228/843-115
Fax: 0228/843-144
E-mail: helmut.schroeder@wido.bv.aok.de

Geboren 1965 in Neunkirchen/Saar, Abschluss als Diplom-Soziologe an der Universität Mannheim. Während des Studiums Tätigkeiten unter anderem beim Zentrum für Umfragen und Analysen (ZUMA) in der Abteilung Allgemeine Bevölkerungsumfrage der Sozialwissenschaften (ALLBUS). Nach dem Studium verschiedene berufliche Stationen beim Wissenschaftszentrum Berlin für Sozialforschung (WZB), dem Zentrum für Umfragen, Methoden und Analysen e.V. (ZUMA) in Mannheim sowie dem Institut für Sozialforschung der Universität Stuttgart unter anderem in den Forschungsbereichen Umfragemethoden, Sozialberichterstattung, Transformationsforschung und Organisationssoziologie. Seit 1996 Projektleiter des GKV-Arzneimittelindex im Wissenschaftlichen Institut der AOK (WIdO).

Dr. Ingrid Schubert
Klinik und Poliklinik für Kinder-
und Jugendpsychiatrie zu Köln
Robert-Koch-Str. 10
50937 Köln
Tel.: 0221/478-6547
Fax: 021/478-6766
E-mail: Ingrid.Schubert@medizin.uni-koeln.de

Apothekerin, Dr. rer soc.; Studium der Pharmazie; Promotionsstudium Soziologie. Seit 1980 Tätigkeit in der Gesundheits- und Sozialforschung; seit 1993 wissenschaftliche Mitarbeiterin in der Forschungsgruppe Primärmedizinische Versorgung an der Universität zu Köln. Arbeitsschwerpunkte: Versorgungs- und Qualitätsforschung auf der Basis von Primär- und Sekundärdaten, Arzneimittelepidemiologie, Durchführung von Qualitätszirkeln für verschiedene Berufsgruppen (Ärzte, Apotheker, Sozialberufe), Lehrtätigkeit.

Gisbert W. Selke
Wissenschaftliches Institut der AOK (WIdO)
Kortrijker Str. 1
53177 Bonn
Tel.: 0228/843-114
Fax: 0228/843-144
E-Mail: gisbert.selke@wido.bv.aok.de

Geboren 1958 in Gummersbach. Nach Studium von Mathematik und Philosophie in Bonn und Edinburgh Tätigkeit in verschiedenen Projekten des Wissenschaftlichen Instituts der AOK (WIdO), seit 1989 im GKV-Arzneimittelindex und dort ab 1996 Projektleiter. Mitglied des European Health Policy Research Network der London School of Economics and Political Science, Mitglied des Editorial Board von eurohealth, Gründungsmitglied des Bonner Halbkreises. Expertentätigkeit für die EU-Kommission. Autor von Übersetzungen, Artikeln und Büchern sowie Fachgutachten in den Bereichen Gesundheitsökonomie und Informatik. Geschäftsführer des Consulting-Unternehmens TapirSoft Selke und Selke GbR.

Susanne Sollmann
Wissenschaftliches Institut der AOK (WIdO)
Kortrijker Str. 1
53177 Bonn
Tel.: 0228/843-118
Fax: 0228/843-144
E-Mail: susanne.sollmann@wido.bv.aok.de

Geboren 1959 in Recklinghausen. Studium der Anglistik und Kunsterziehung in Bonn und London. Danach zwei Jahre als Wissenschaftliche Hilfskraft am Institut für Informatik an der Universität Bonn und Weiterbildung in der EDV. Seit 1989 Mitarbeiterin im Wissenschaftlichen Institut der AOK (WIdO). Dort zunächst im Projekt „Krankenhausbetriebsvergleich", seit 1994 im Bereich „Krankenhausforschung und -entwicklung" sowie als Übersetzerin tätig.

Prof. Dr. Volker Ulrich
Ernst-Moritz-Arndt-Universität
Lehrstuhl f. Allg. Volkswirtschaftslehre
Friedrich-Loeffler-Str. 79
17489 Greifswald
Tel.: 0383/86-2467
Fax: 0383/86-2465
E-mail: ulrich@rz.uni-greifswald.de

wurde 1958 in Ludwigshafen geboren. Studium der Volkswirtschaftslehre, Promotion (1989) und Habilitation (1995) an der Universität Mannheim. Seit 1997 Professor für Volkswirtschaftslehre und Finanzwissenschaft an der Ernst-Moritz-

Arndt-Universität Greifswald. Mitglied u.a. des gesundheitsökonomischen Ausschusses des Vereins für Socialpolitik. Forschungsgebiete: Umstrukturierung der Sozialhaushalte, Gesundheitsökonomie, angewandte Wirtschaftsforschung.

Dr. Sabine Vogler
Österreichisches Bundesinstitut für Gesundheitswesen (ÖBIG)
Stubenring 6
A-1010 Wien
Tel.: +43 1 51561 – 47
Fax: +43 1 513 8472
E-mail: vogler@oebig.at

Forschungsschwerpunkte: Pharma-Ökonomie – Regulierungs- und Erstattungssysteme in Europa, Steuerungsinstrumente und Einsparpotentiale am Arzneimittelsektor. Analyse von Gesundheitssystemen in der Europäischen Union, der Schweiz sowie in Mittel- und Osteuropa.

Prof. Dr. Eberhard Wille
Universität Mannheim
Seminar für Volkswirtschaftslehre
Schloss
68163 Mannheim
Tel.: 0621/292-2956/-5219
Fax: 0621/292-5714

wurde 1942 in Berlin geboren. Studium der Volkswirtschaftslehre an der Universität Bonn, Promotion (1969) und Habilitation (1973) an der Universität Mainz. Seit 1975 Professor für Volkswirtschaftslehre und Finanzwissenschaft an der Universität Mannheim. Mitglied u.a. des gesundheitsökonomischen Ausschusses des Vereins für Socialpolitik, des Wissenschaftlichen Beirats beim Bundesministerium für Wirtschaft und des Sachverständigenrates für die Konzertierte Aktion im Gesundheitswesen. Forschungsgebiete: öffentliche Aus- und Aufgabenstruktur, Gesundheitsökonomie, Probleme der sozialen Sicherung.

Sachverzeichnis